标准经络穴位图谱

（大字真人版）

主　编　郭长青　刘乃刚　郭　妍
副主编　张慧方　李　辉　李　勇

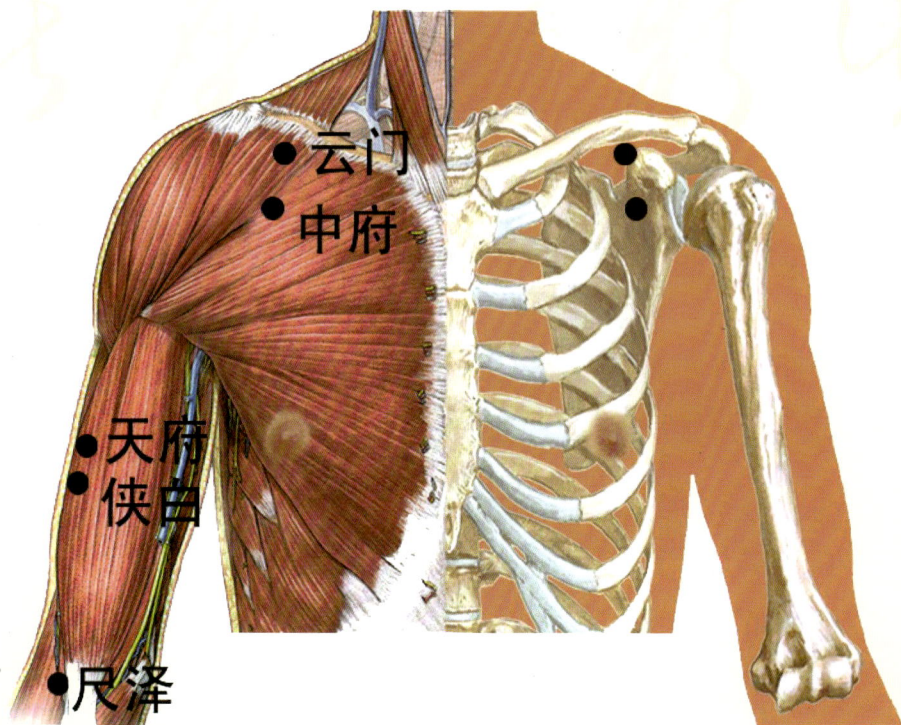

中国健康传媒集团
中国医药科技出版社

内 容 提 要

本书收纳十四经所属腧穴 361 个，对每一个穴位的穴名来源、定位、功能、主治、刺灸法都做了详细的介绍。同时，为了让读者能准确地找到穴位，不仅介绍了快速简便的取穴技巧，还在文字旁配上相应的图示，图文并茂，无论是有专业基础的大中专院校师生还是零起点的中医爱好者都能从中受益。

为适应广大的中老年朋友对经络穴位的学习要求，本书采用解剖图和真人图对应的形式，方便读者一一对照，并采用大开本、大字号、大图片，让您摘掉老花眼镜也能一目了然，轻松阅读。

图书在版编目（CIP）数据

标准经络穴位图谱：大字真人版 / 郭长青，刘乃刚，郭妍主编 . -- 北京：中国医药科技出版社，2014.2（2024.12重印）

ISBN 978-7-5067-6615-9

Ⅰ.①标… Ⅱ.①郭… ②刘… ③郭… Ⅲ.①经络–图解 ②穴位–图解

Ⅳ.①R224.4

中国版本图书馆CIP数据核字（2014）第005946号

美术编辑　陈君杞

版式设计　郭小平

出版　**中国健康传媒集团**｜中国医药科技出版社

地址　北京市海淀区文慧园北路甲22号

邮编　100082

电话　发行：010-62227427　邮购：010-62236938

网址　www.cmstp.com

规格　A4

印张　10

字数　189千字

版次　2014年2月第1版

印次　2024年12月第9次印刷

印刷　北京盛通印刷股份有限公司

经销　全国各地新华书店

书号　ISBN 978-7-5067-6615-9

定价　**39.80** 元

前　言

　　经络是人体的金矿，五脏六腑通过经络紧密相连，相互影响，对健康起着重要作用。为了让更多的人熟悉、学习经络穴位，并为己所用，北京中医药大学针推学院知名教授郭长青老师积几十年的临床和教学经验编写成此书。本书用简单明确的语言描述人体经络的各种保健作用，倡导通过刺激经络穴位来治疗预防疾病的养生手段，让读者能发现蕴藏在自己身体里的"医疗系统"，把自己培养成半个医生。

　　本书收纳十四经所属腧穴361个，对每一个穴位的穴名来源、定位、功能、主治、刺灸法都做了详细的介绍。同时，为了让读者能准确地找到穴位，不仅介绍了快速简便的取穴技巧，还在文字旁配上相应的图示，图文并茂，无论是有专业基础的大中专院校师生还是零起点的中医爱好者都能从中受益。

　　为适应广大的中老年朋友对经络穴位的学习要求，本书采用解剖图和真人图对应的形式，方便读者一一对照，并采用大开本、大字号、大图片，让您摘掉老花眼镜也能一目了然，轻松阅读。本书不仅是读者的良师益友，精美的纸张，清新的版式也能使您的阅读成为一种享受。

编者

2014年1月

目　录

第一章　腧穴的定位

常用的定位法，有骨度分寸法，体表标志法，手指比量法和简易取穴法。

一、骨度分寸法

骨度分寸法，古称"骨度法"，即以体表骨节为主要标志折量周身各部的长度和宽度，定出分寸，并依次作为定穴标准的方法。此法最早见于《灵枢·骨度》。现代常用骨度分寸是根据《灵枢·骨度》，并在长期医疗实践中经过修改和补充而来的。

常用骨度表

部位	起止点	折量分寸	度量法	作用
头部	前发际正中至后发际正中	12	直寸	确定头部腧穴的纵向距离
	眉间（印堂）至前发际正中	3	直寸	确定前或后发际及其头部腧穴的纵向距离
	两额角发际（头维）之间	9	横寸	确定头前部腧穴的横向距离
	耳后两乳突（完骨）之间	9	横寸	确定头后部腧穴的横向距离
胸腹胁部	胸骨上窝（天突）至胸剑结合中点（歧骨）	9	直寸	确定胸部任脉穴的纵向距离
	胸剑结合中点（歧骨）至脐中	8	直寸	确定上腹部腧穴的纵向距离
	脐中至耻骨联合上缘（曲骨）	5	直寸	确定下腹部腧穴的纵向距离
	两肩胛骨喙突内侧缘之间	12	横寸	确定胸部腧穴的横向距离
	两乳头之间	8	横寸	确定胸腹部腧穴的横向距离
背腰部	肩胛骨内侧缘至后正中线	3	横寸	确定背腰部腧穴的横向距离
上肢部	腋前、后纹头至肘横纹（平尺骨鹰嘴）	9	直寸	确定上臂部腧穴的纵向距离
	肘横纹（平尺骨鹰嘴）至腕掌（背）侧远端横纹	12	直寸	确定前臂部腧穴的纵向距离
下肢部	耻骨联合上缘至髌底	18	直寸	确定大腿部腧穴的纵向距离
	髌底至髌尖	2	直寸	
	髌尖（膝中）至内踝尖	15	直寸	确定小腿内侧部腧穴的纵向距离
	胫骨内侧髁下方阴陵泉至内踝尖	13	直寸	
	股骨大转子至腘横纹（平髌尖）	19	直寸	确定大腿部前外侧部腧穴的纵向距离
	臀沟至腘横纹	14	直寸	确定大腿后部腧穴的纵向距离
	腘横纹（平髌尖）至外踝尖	16	直寸	确定小腿外侧部腧穴的纵向距离
	内踝尖至足底	3	直寸	确定足内侧腧穴的纵向距离

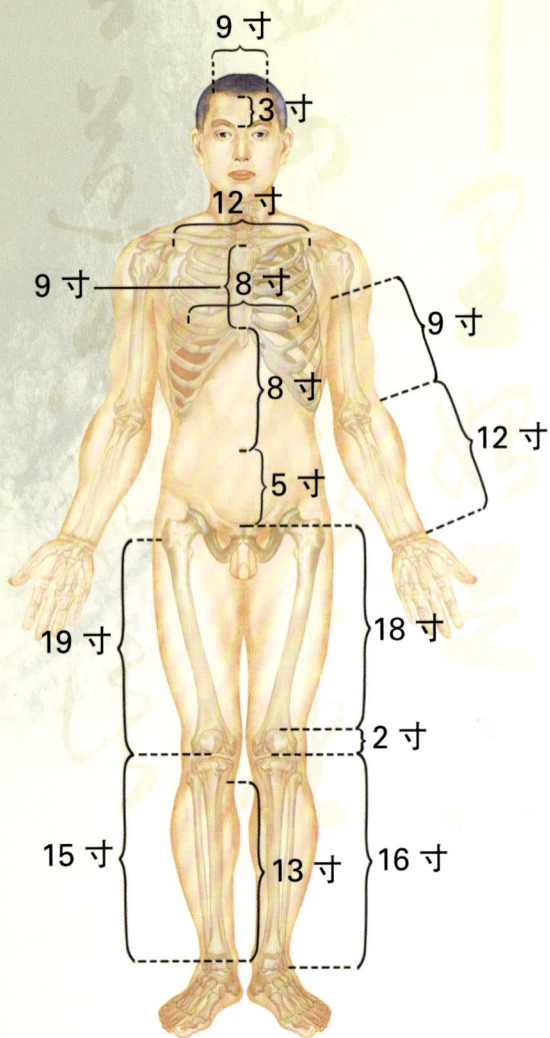

9寸

3寸

12寸

9寸　8寸

8寸

5寸

9寸

12寸

19寸　18寸

2寸

15寸　13寸　16寸

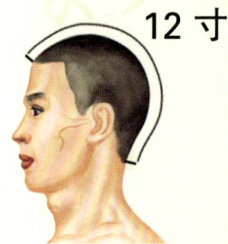

12寸

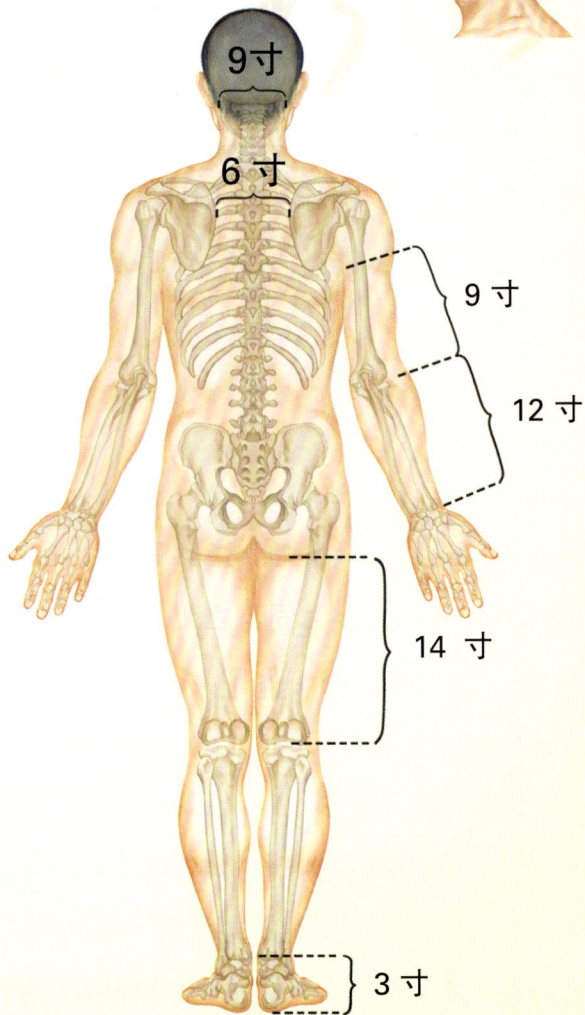

9寸

6寸

9寸

12寸

14 寸

3寸

二、手指比量法

手指比量法,是用手指某局部之长度代表身体局部之长度而选取穴位的方法,又称"指寸法"或"同身寸法"。由于生长相关律的缘故,人类机体的各个局部间是相互关联而生长发育的。因此人的手指与身体其他部位在生长发育过程中,在大小、长度上有相对的比例。这样选定同一人体的某手指一部分来作长度单位,量取本身其他部位的长度是合理可行的。故这种方法称"同身寸法"。由于选取的手指不同,节段亦不同,可分为以下几类:

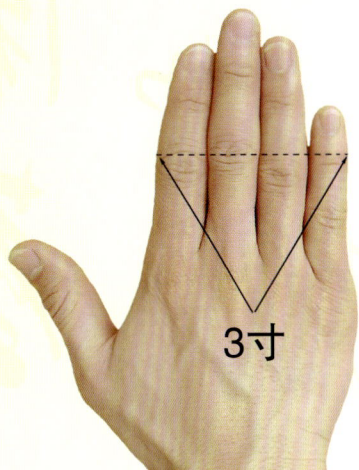

1. 横指同身寸法,又称"一夫法":将食、中、无名、小指相并拢,以中指中节横纹处为准,量取四横指之横向长度,定为3寸。此法多用于腹、背部及下肢部的取穴。

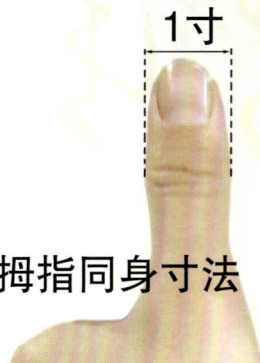

3寸

横指同身寸法

1寸

2. 拇指同身寸法:将拇指伸直,横置于所取部位之上下,依拇指指间关节的横向长度为1寸,来量取穴位。

拇指同身寸法

1寸

3. 中指同身寸法:将患者的中指屈曲,以中指指端抵在拇指指腹,形成一环状,将食指伸直,显露出中指的桡侧面,取其中节上下两横纹头之间的长度,即为同身之1寸。这种方法较适用于四肢及脊背横量取穴。

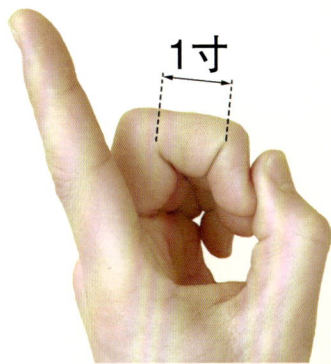

中指同身寸法

手指比量法在应用时较为便利,但取穴的准确性稍差。因此,该法必须在骨度分寸规定的基础上加以运用,不可以指寸法悉量全身各部,否则会导致长短失度。因此,手指比量法必须结合骨度分寸法运用,而作为骨度分寸法的补充。

三、简易取穴法

简易取穴法，是总结历代医家在临床实践中所积累经验而形成的简便易行的量取穴位的方法。这种方法多用于较为主要的腧穴取法上。如列缺，可以病人左右两手之虎口交叉，一手食指压在另一手腕后高骨之正中上方，当食指尖到达处的小凹陷处即为本穴。又如劳宫，半握掌，以中指的指尖切压在掌心的第一节横纹上，就是本穴。再如风市，患者两手臂自然下垂，于股外侧中指尖到达处就是本穴。又如垂肩屈肘，肘尖到达躯干侧面的位置即是章门穴。这些取穴方法虽不十分精确，但由于腧穴并非针尖大的范围，所以完全可以寻找到有较强的感应处，因此是实用的。

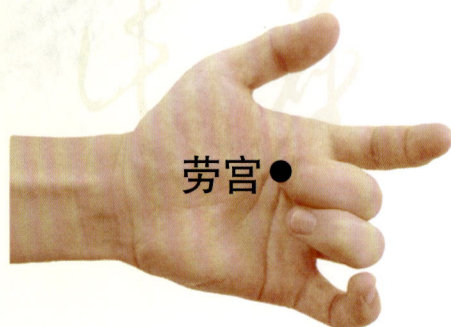

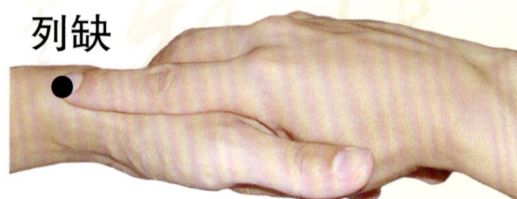

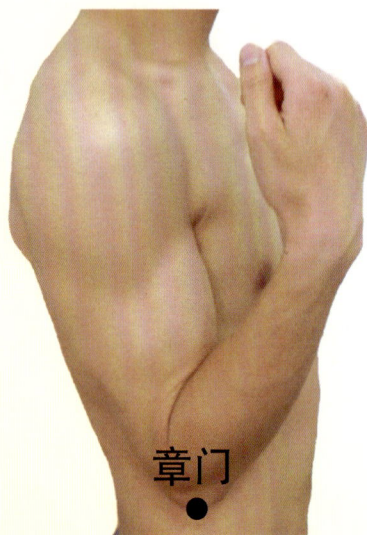

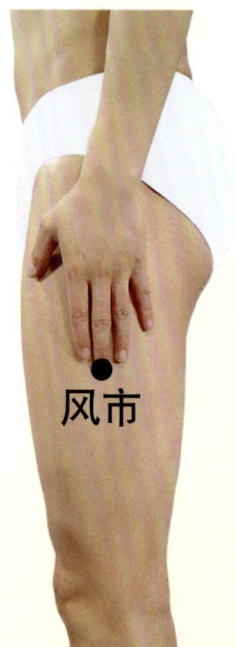

列缺

劳宫

章门

风市

第二章　手太阴肺经

经脉循行

肺手太阴之脉，起于中焦，下络大肠，还循胃口，上膈属肺。从肺系，横出腋下，下循臑内，行少阴、心主之前，下肘中，循臂内上骨下廉，入寸口，上鱼，循鱼际，出大指之端。

其支者：从腕后，直出次指内廉，出其端。

循行白话解

手太阴肺经：起始于中焦胃部，向下络于大肠，回过来沿着胃上口，穿过膈肌，属于肺脏。从肺系——气管、喉咙部横出腋下（中府、云门），下循上臂内侧，走手少阴，手厥阴经之前（天府、侠白），下向肘中（尺泽），沿前臂内侧桡骨边缘（孔最），进入寸口——桡动脉搏动处（经渠、太渊），上向大鱼际部，沿边际（鱼际），出大指的末端（少商）。

它的支脉：从腕后（列缺）走向食指内（桡）侧，出其末端，接手阳明大肠经。

主治病候

本经腧穴主治咽喉、胸、肺部疾病，以及经脉循行位置的病症。如咳嗽，气喘，少气不足以息，咳血，伤风，胸部胀满，咽喉肿痛，缺盆部及手臂内侧前缘痛，肩背部寒冷疼痛等症。

经穴歌诀

LU十一是肺经，起于中府少商停，胸肺疾患咳嗽喘，
咯血发热咽喉痛，中府云门下一寸，云门锁骨下窝寻，
二穴相差隔一肋，距胸中线六寸平，天府腋下三寸取，
侠白府下一寸擒，尺泽肘中肌腱处，孔最腕上七寸凭，
列缺交叉食指尽，经渠一寸突脉中，太渊纹上动脉动，
鱼际大鱼骨边中，少商指甲根外角，去指甲角芫叶明。

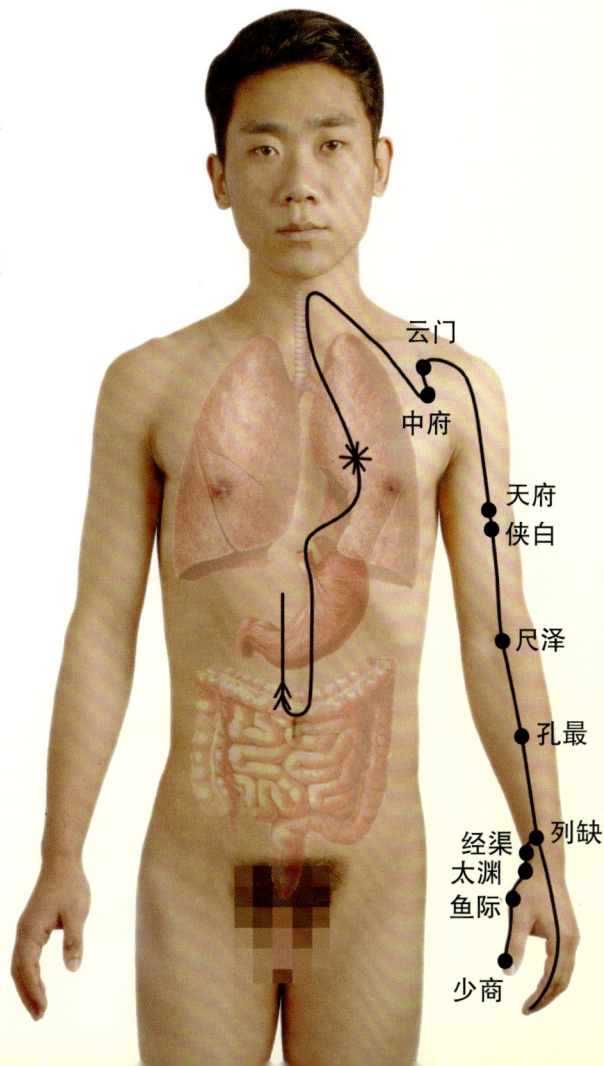

云门
中府
天府
侠白
尺泽
孔最
列缺
经渠
太渊
鱼际
少商

中府（Zhóngfǔ）（LU 1 肺募穴）

【穴名来源】中，中间，指中焦；府，处所。手太阴肺经起于中焦。穴当中焦脾胃之气聚汇肺经的处所。

【定　　位】在胸部，横平第1肋间隙，锁骨下窝外侧，前正中线旁开6寸。

【功　　能】止咳平喘，清肺泻热，补气健脾。

【主　　治】咳嗽，气喘，咳吐脓血，胸膈胀满。

【刺 灸 法】刺法：直刺0.3～0.5寸或向外斜刺0.5～0.8寸。局部酸胀，可向前胸及上肢放散。灸法：艾炷灸3～5壮，艾条灸10～20分钟。

【备　　注】不宜直针深刺或向内斜刺，以免刺伤肺脏，造成意外。

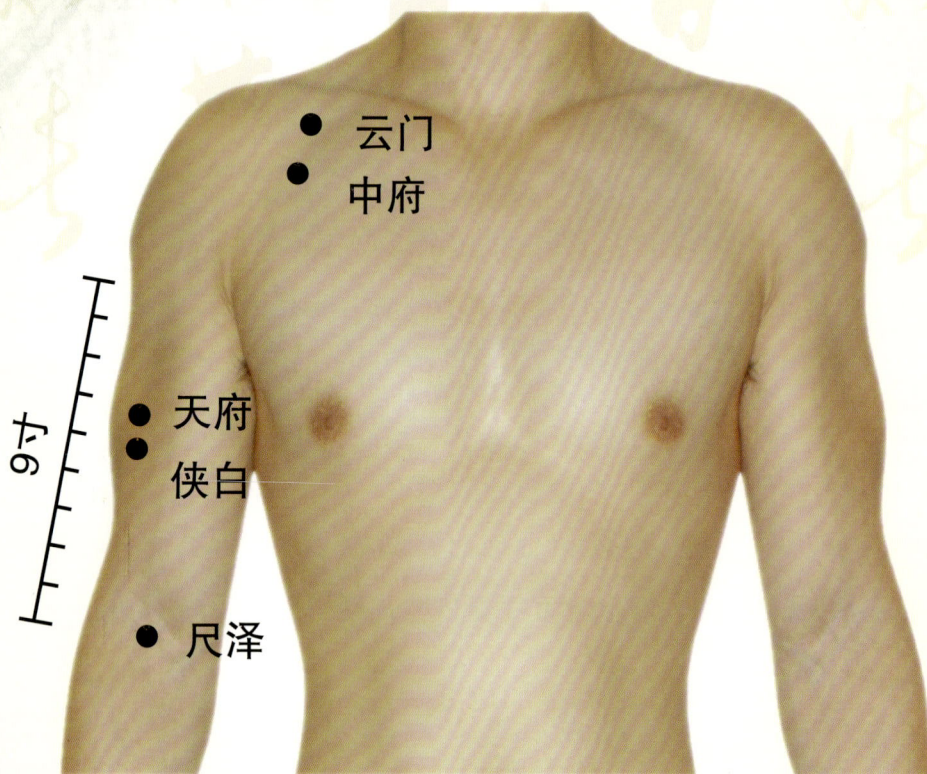

云门
中府

6寸

天府
侠白

尺泽

云门（Yúnmén）（LU 2）

【穴名来源】云，云雾的云，指肺之气；门，门户。穴在胸廓上部，如肺气出入的门户。

【定　　位】在胸部，锁骨下窝凹陷中，肩胛骨喙突内缘，前正中线旁开6寸。

【功　　能】肃肺理气，泻四肢热。

【主　　治】咳嗽，气喘，胸痛。肩痛。

【刺 灸 法】刺法：向外斜刺0.5～1.0寸。局部酸胀，可向前胸及腋下放散。灸法：艾炷灸3～7壮，艾条灸5～15分钟。

【备　　注】不宜直针深刺或向内斜刺，以免刺伤肺脏，造成意外。

天府（Tiānfǔ）（LU 3）

【穴名来源】天，天空，指上而言；府，
处所。穴在臂之上部，是肺
气聚集处。

【定　　位】在臂前区，腋前纹头
下3寸，肱二头肌桡侧
缘处。

【功　　能】疏调肺气，镇惊止血。

【主　　治】咳嗽，气喘。健忘，煤气中
毒。鼻出血，吐血，肩臂部
疼痛。

【刺 灸 法】刺法：直刺0.5～1.0寸。局
部酸胀，可向臂部或肘部放
散。灸法：艾炷灸3～5壮，
艾条灸5～10分钟。

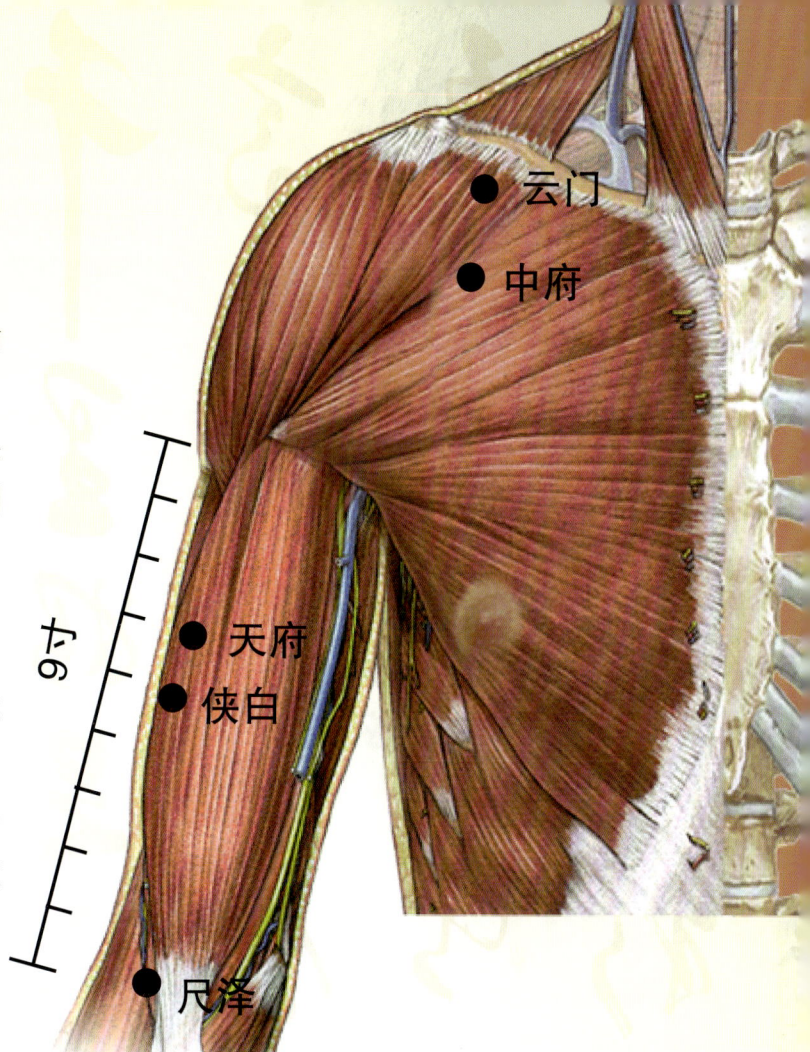

侠白（Xiábái）（LU 4）

【穴名来源】侠，通"夹"；白，白色。白色属肺。两臂下垂，本穴夹于肺之两旁。

【定　　位】在臂前区，腋前纹头下4寸，肱二头肌桡侧缘处。

【功　　能】宣肺理气，宽胸和胃。

【主　　治】咳嗽，气喘，烦满。上臂内侧神经痛。

【刺 灸 法】刺法：直刺0.5～1.0寸。灸法：艾炷灸3～5壮，艾条灸5～10分钟。

尺泽（Chǐzé）（LU 5 合穴）

【穴名来源】尺，尺寸的尺，长度单位，10寸为一尺，也指尺肤部，即肘关节内侧及前
臂上部；泽，沼泽。穴在尺肤部肘窝陷中，脉气流注于此，如水注沼泽。

【定　　位】在肘区，肘横纹上，肱二头肌腱桡侧缘凹陷中。

【功　　能】滋阴润肺，止咳降逆。

【主　　治】咳嗽，气喘，咯血，胸部胀满。咽喉肿痛，小儿惊风。吐泻。肘臂挛痛。

【刺 灸 法】刺法：直刺0.5～1.0寸。局部酸胀，或者触电样感向前臂或手部放散；用于
急性吐泻，可用三棱针或粗毫针点刺出血。灸法：艾炷灸5～7壮，艾条灸
5～10分钟。

云门
中府
天府
侠白
尺泽

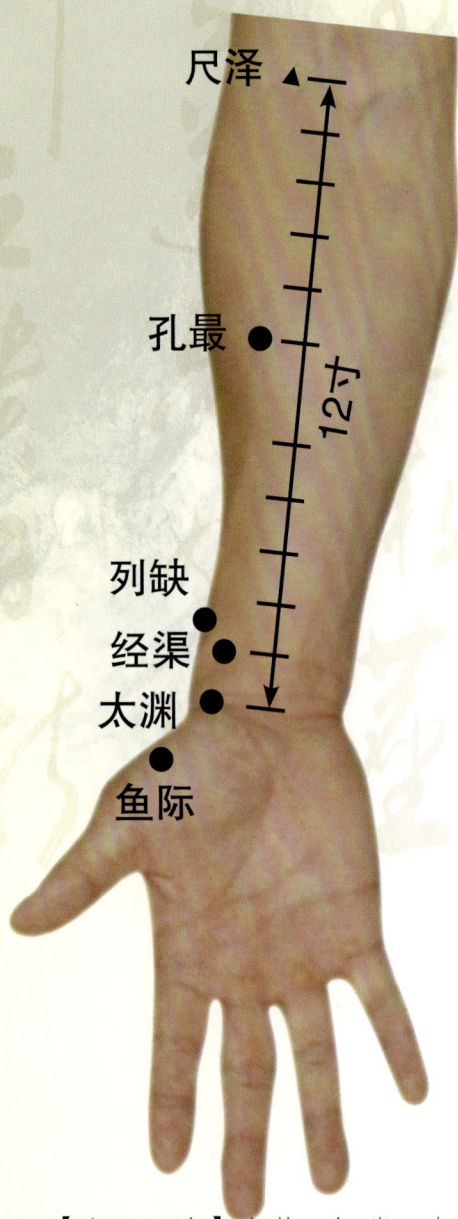

孔最（Kǒngzuì）（LU 6 郄穴）

【穴名来源】孔，孔隙；最，甚、极。意指本穴孔隙最深。

【定　位】在前臂前区，腕掌侧远端横纹上7寸，尺泽(LU 5)与太渊(LU 9)连线上。

【功　能】清热解毒，降逆止血

【主　治】咯血，衄血，失音，咽喉肿痛，咳嗽气喘。

【刺灸法】刺法：直刺0.5～0.8寸，局部酸胀沉重，有针感向前臂放散。灸法：艾炷灸5～7壮，艾条灸10～20分钟。

列缺（Lièquē）（LU 7 络穴、八脉交会穴通任脉）

【穴名来源】列，排列，缺，凹陷，古代称闪电和天际裂缝为列缺。手太阴脉从这里别走手阳明脉。本穴位于桡骨茎突上方凹陷处。如天际之裂缝。

【定　位】在前臂，腕掌侧远端横纹上1.5寸，拇短伸肌腱与拇长展肌腱之间，拇长展肌腱沟的凹陷中。

【功　能】祛风散邪，通调任脉。

【主　治】咳嗽，气喘，少气不足以息。偏正头痛，项强，咽喉痛。掌中热，上肢不遂，手腕无力。

【刺灸法】刺法：向上斜刺0.2～0.3寸，局部酸胀、沉重。灸法：艾炷灸3～5壮，艾条灸5～10分钟，此处皮薄，不宜瘢痕灸。

经渠（Jīngqú）（LU 8 经穴）

【穴名来源】经，经过；渠，沟渠。经气流注于此，如水经过沟渠。

【定　位】在前臂前区，腕掌侧远端横纹上1寸，桡骨茎突与桡动脉之间。

【功　能】宣肺平喘，开胸顺气。

【主　治】咳嗽，气喘，喉痹。胸部胀满，胸背痛。掌中热。无脉症。

【刺灸法】刺法：直刺0.1～0.3寸，局部酸胀。针刺时应避开桡动脉。灸法：艾炷灸3～5壮，艾条灸5～10分钟。因靠近桡动脉，不宜瘢痕灸。

尺泽
孔最
12寸
列缺
经渠
太渊
鱼际

太渊（Tàiyuān）（LU 9 输穴、原穴、脉会穴）

【穴名来源】太，甚大，有旺盛的意思；渊，深潭。穴位局部脉气旺
盛如深渊。

【定　　位】在腕前区，桡骨茎突与舟状骨之间，拇长展肌腱尺侧凹陷中。

【功　　能】止咳化痰，通调血脉，健脾益气。

【主　　治】咳嗽，气喘，咯血，喉痹，失音，胸闷，心痛。头痛，
牙痛，目生翳膜，口眼歪斜。手腕疼痛无力，掌中热，
缺盆中痛。狂言，热病汗不出，噫气，呕吐，痿证，遗
尿，消渴，无脉症。

【刺 灸 法】刺法：直刺0.2～0.3寸，局部麻胀。针刺时避开桡动脉。
灸法：艾炷灸1～3壮，艾条灸5～10分钟，因靠近桡动
脉，不宜瘢痕灸。

鱼际（Yújì）（LU 10 荥穴）

【穴名来源】鱼，鱼腹；际，边际。掌中鱼际肌隆起似鱼腹，该
穴位于鱼际肌的边际。鱼际现用作解剖学名词。

【定　　位】在手外侧，第一掌骨桡侧中点赤白肉际处。

【功　　能】疏风清热，宣肺利咽。

【主　　治】咳血，失音，喉痹，咽干，咽喉肿痛。身热头痛，
乳痛，掌中热。肘挛，指痛。目眩，腹满，腹痛食
不下，心悸，小儿单纯性消化不良。

【刺 灸 法】刺法：直刺0.3～0.5寸，局部胀痛向拇指放散，或
用三棱针点刺出血或挑治。灸法：艾炷灸3～5壮，
艾条灸3～5分钟。

少商（Shàoshāng）（LU 11 井穴）

【穴名来源】少，幼小，有少量的意思；商，五音之一，属金。肺属金，在五音为商。
此系肺经井穴，为本经经气出生之处。

【定　　位】在手指，拇指末节桡侧，指甲根角侧上方0.1寸(指寸)。

【功　　能】清热解表，通利咽候，醒神开窍。

【主　　治】咳嗽，气喘，喉痹，鼻衄。中风昏迷，癫狂，小儿惊风。指腕挛急。热
病，中暑呕吐，心下满。

【刺 灸 法】刺法：浅刺0.1～0.2寸，或用三棱针点刺出血。灸法：米粒灸1～3壮，艾条
灸5～10分钟。

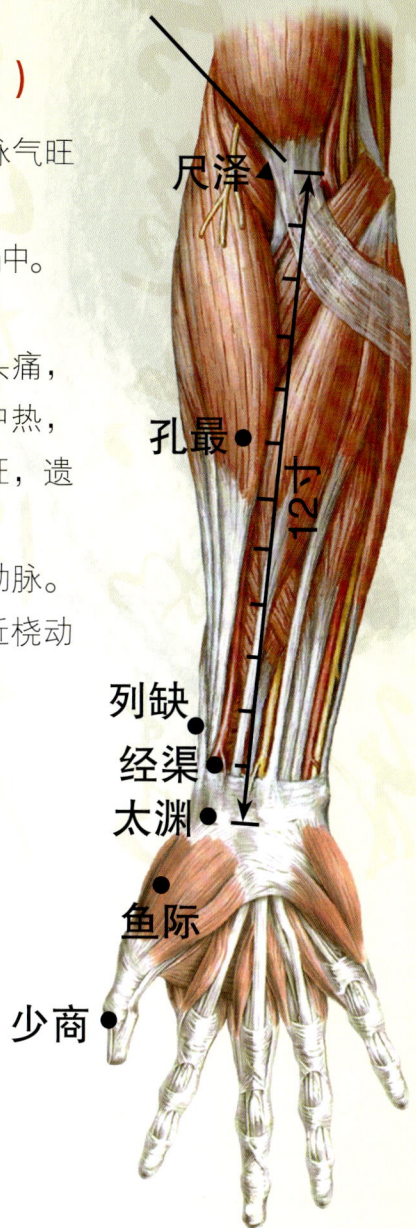

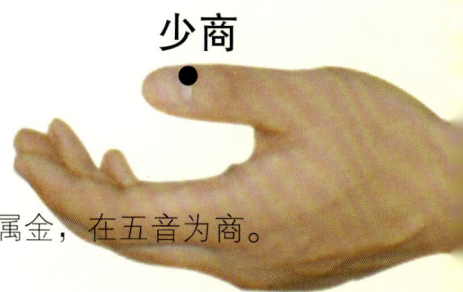

肱二头肌肌腱

尺泽

孔最

12寸

列缺

经渠

太渊

鱼际

少商

少商

第三章 手阳明大肠经

经脉循行

大肠手阳明之脉，起于大指次指之端，循指上廉，出合谷两骨之间，上入两筋之中，循臂上廉，入肘外廉，上臑外前廉，上肩，出髃骨之前廉，上出于柱骨之会上，下入缺盆，络肺，下膈，属大肠。

其支者：从缺盆上颈，贯颊，入下齿中；还出挟口，交人中——左之右、右之左，上挟鼻孔。

循行白话解

手阳明大肠经：从食指末端起始（商阳），沿食指桡侧缘（二间、三间），出第一、二掌骨间（合谷）、进入两筋（拇长伸肌腱和拇短伸肌腱）之间（阳溪），沿前臂桡侧（偏历、温溜、下廉、上廉、手三里），进入肘外侧（曲池、肘髎），经上臂外侧前边（手五里、臂臑），上肩，出肩峰部前边（肩髃、巨骨，会秉风），向上交会颈部（会大椎），下入缺盆（锁骨上窝），络于肺，通过横膈，属于大肠。

它的支脉：从锁骨上窝上行颈旁（天鼎、扶突），通过面颊，进入下齿槽，出来挟口旁（会地仓），交会人中部（会水沟）——左边的向右，右边的向左，上夹鼻孔旁（锁骨上窝），络于肺，通过横膈，属于大肠。

主治病候

本经腧穴主治头面部、五官、咽喉等疾病，热病及经脉循行位置的病症。如腹痛，肠鸣，泄泻，便秘，痢疾，咽喉肿痛，齿痛，鼻流清涕或出血以及本经循行位置疼痛热肿或寒冷等病症。

经穴歌诀

LI二十手大肠，起于商阳止迎香，头面眼鼻口齿喉，

皮肤神热与胃肠，商阳食指外侧取，二间握拳节前方，

三间握拳节后取，合谷虎口岐骨当，阳溪腕上两筋陷，

偏历腕上三寸良，温溜腕后上五寸，池前四寸下廉乡，

池下三寸上廉穴，三里池下二寸长，曲池尺泽髁中央，
肘髎肱骨内廉旁，池上三寸寻五里，臂臑三角肌下方，
肩髃肩峰举臂取，巨骨肩尖骨陷当，天鼎扶下一寸取，
扶突肌中结喉旁，禾髎孔外平水沟，鼻旁唇沟取迎香。

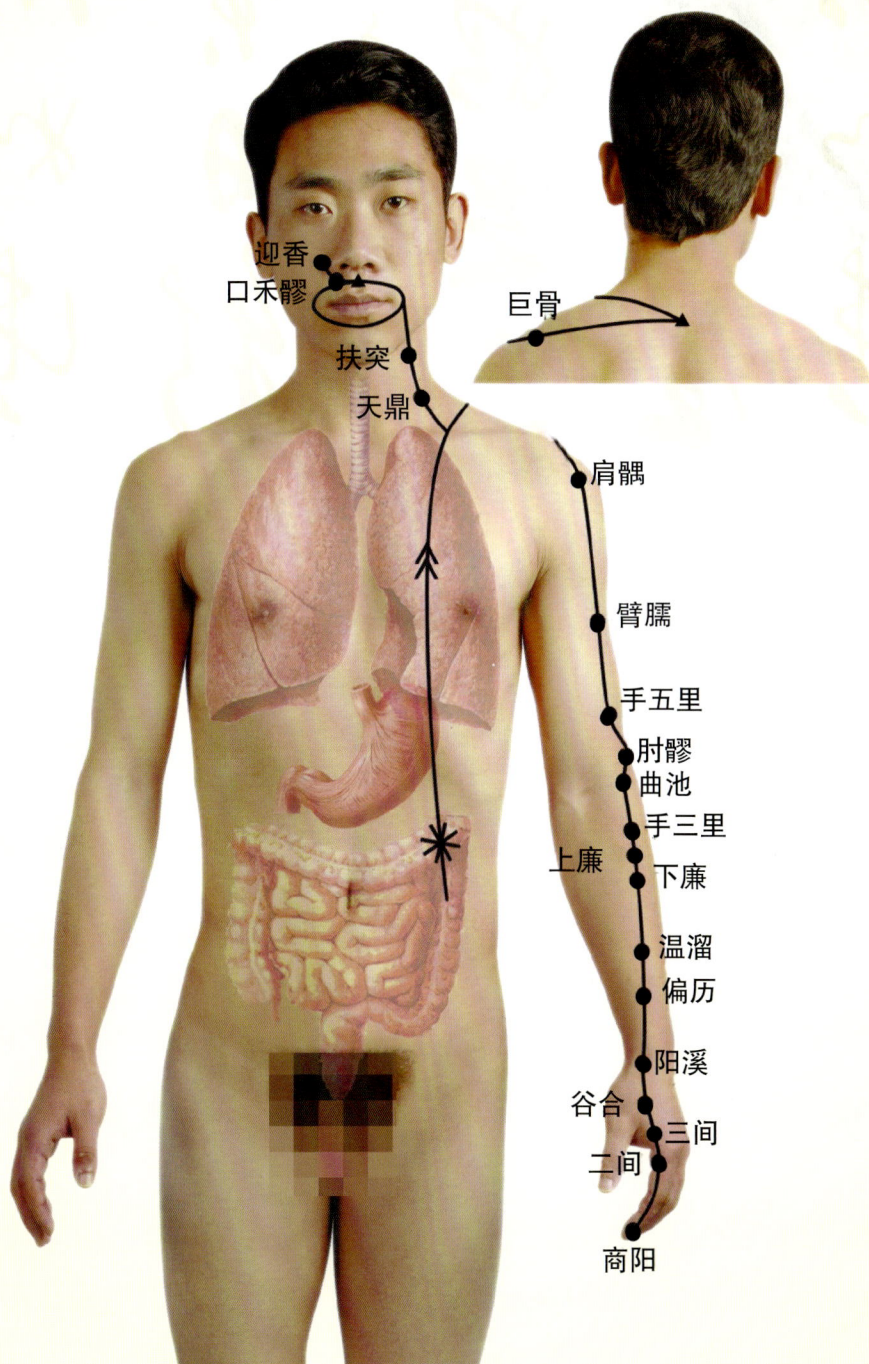

迎香
口禾髎
扶突
天鼎
巨骨
肩髃
臂臑
手五里
肘髎
曲池
手三里
上廉
下廉
温溜
偏历
阳溪
谷合
三间
二间
商阳

商阳（Shāngyáng）（LI 1 井穴）

【穴名来源】商，五音之一，属金；阳，阴阳之阳，指
阳经。大肠属金，在音为商

【定　　位】在手指，食指末节桡侧，指甲根角侧上方
0.1寸(指寸)。

【功　　能】清热解表，开窍苏厥。

【主　　治】喉痹。昏厥，中风昏迷。热病汗不出。

【刺 灸 法】刺法：直刺0.1～0.2寸，或用三棱针点
刺出血。灸法：米粒灸1～3壮，艾条灸
5～10分钟。

二间（Erjiān）（LI 2 荥穴）

【穴名来源】二，第2；间，间隙。此为大肠经的第
2穴。

【定　　位】在手指，第2掌指关节桡侧远端赤白肉
际处。

【功　　能】解表清热，通利咽喉。

【主　　治】喉痹，颔肿，鼽衄，目痛，目黄，齿痛口
干，口眼歪斜。食指屈伸不利，疼痛，肩
背痛。大便脓血，身热，嗜睡。

【刺 灸 法】刺法：直刺0.2～0.4寸。灸法：麦粒灸3～5壮，艾条灸5～10分钟。

三间（Sānjiān）（LI 3 输穴）

【穴名来源】三，第3；间，间隙。此为大肠经的第3穴

【定　　位】在手指，第2掌指关节桡侧近端凹陷中。

【功　　能】清泄热邪，止痛利咽。

【主　　治】目眦急痛，齿龋痛，舌卷不能言，咽喉肿痛。身热胸闷，气喘，腹满肠
鸣，洞泄，下痢脓血。手背，手指肿痛。

【刺 灸 法】刺法：直刺0.3～0.5寸。灸法：艾炷灸3～5壮，艾条灸5～10分钟。

合谷（Hégǔ）（LI 4 原穴）

【穴名释义】合，结合；谷，山谷。穴在第1、2掌骨之间，局部呈山谷样凹陷。

【定　　位】在手背，第2掌骨桡侧的中点处。

【功　　能】镇静止痛，通经活络，解表泄热。

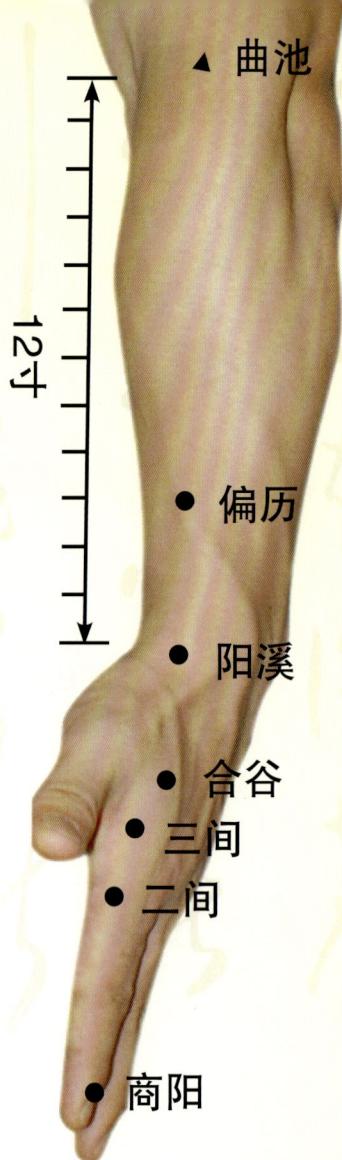

▲ 曲池

12寸

● 偏历

● 阳溪

● 合谷
● 三间
● 二间

● 商阳

【主　　治】热病无汗。头痛目眩，鼻塞，鼻衄，鼻渊，耳聋耳鸣，目赤肿痛，眼睑下垂，牙痛，龋肿，咽喉肿痛，口疮，口噤，口眼歪斜，舌痛。胃腹痛，便秘，痢疾。月经不调，痛经，经闭，滞产，恶露不止，乳少。瘾疹，皮肤瘙痒，荨麻疹。

【刺 灸 法】刺法：直刺0.5～1.0寸，局部酸胀，扩散至肘、肩、面部。或向后溪方向深刺2.0寸左右，出现手掌酸麻并向指端入散。灸法：艾炷灸5～9壮，艾条灸10～20分钟。

阳溪（Yángxī）（LI5 经穴）

【穴名来源】阳，阴阳之阳，指阳经；溪，沟溪。穴属于阳明经，局部呈凹陷，好象山间沟溪。

【定　　位】在腕区，腕背侧远端横纹桡侧，桡骨茎突远端，解剖学"鼻烟窝"凹陷中。

【功　　能】清热散风，舒筋利节。

【主　　治】头痛厥逆，目赤肿痛，耳聋，耳鸣，鼻衄，齿痛，咽喉肿痛，舌本痛，吐舌。热病心烦，癫狂，痫证，狂言，善笑，妄见。手腕痛，五指拘急。胸满不得息，瘾疹。

【刺 灸 法】刺法：直刺0.5～0.8寸，局部酸胀。灸法：艾炷灸3～5壮，艾条灸10～20=分钟。

偏历（Piānlì）（LI6 络穴）

【穴名来源】偏，偏离；历，行经。手阳明大肠经从这里分出络脉偏行肺经。

【定　　位】在前臂，腕背侧远端横纹上3寸，阳溪与曲池连线上。

【功　　能】清热利尿，通经活络。

【主　　治】头痛厥逆，目赤肿痛，耳聋，耳鸣，鼻衄，齿痛，咽喉肿痛，舌本痛。热病心烦，癫狂，痫证，狂言，善笑，妄见。手腕痛，五指拘急。胸满不得息，瘾疹。

【刺 灸 法】刺法：直刺0.3～0.5寸，局部酸胀。灸法：艾炷灸3～5壮，艾条灸5～10分钟。

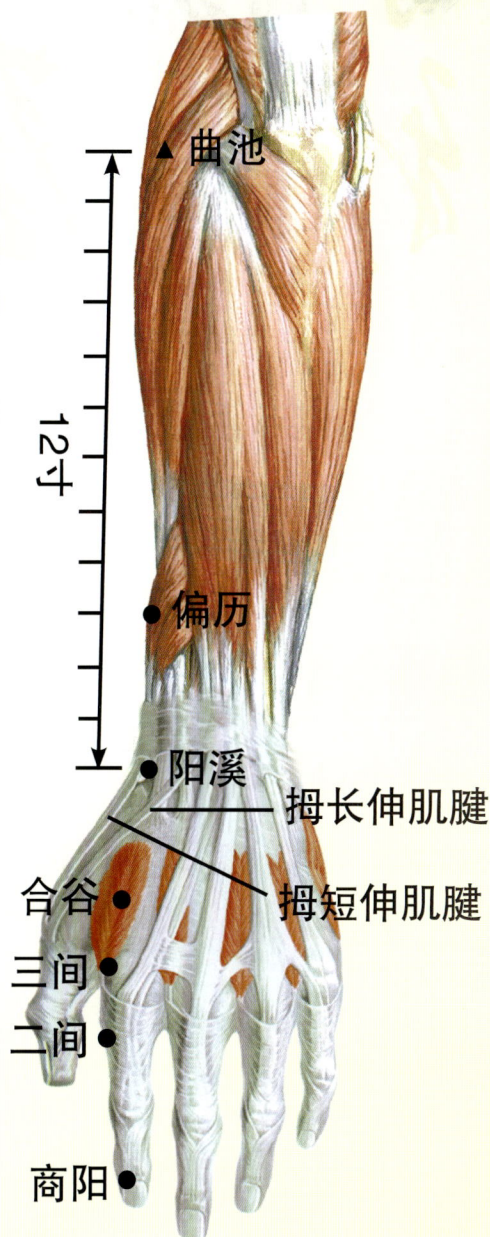

▲ 曲池

12寸

● 偏历

● 阳溪　——拇长伸肌腱

合谷 ●　——拇短伸肌腱

三间 ●

二间 ●

商阳 ●

温溜（Wēnliū）（LI 7 郄穴）

【穴名来源】温，温暖；溜，流通。本穴有温通经脉之功，能治肘臂寒痛。

【定　　位】在前臂，腕横纹上5寸，阳溪与曲池连线上。

【功　　能】理肠胃，清邪热。

【主　　治】寒热头痛，伤寒身热。肩背痛，上肢不遂，腕臂痛，肠鸣腹痛。疟疾，癫、狂、痫。

【刺 灸 法】刺法：直刺0.5～1.0寸，局部酸胀。灸法：艾炷灸3～5壮，艾条灸5～10分钟。

下廉（Xiàlián）（LI 8）

【穴名来源】下，下方；廉，边缘。穴在前臂背面近桡侧缘，上廉穴之下方。

【定　　位】在前臂，肘横纹下4寸，阳溪与曲池连线上。

【功　　能】调肠胃，清邪热，通经络。

【主　　治】腹痛，腹胀，吐泻。上肢不遂，手肘肩无力。气喘，尿血，乳痛。

【刺 灸 法】刺法：直刺1.0～1.5寸，局部酸胀，针感可向手臂及手指放散。灸法：艾炷灸3～5壮，艾条灸5～10分钟。

上廉（Shànglián）（LI 9）

【穴名来源】上，上方；廉，边缘。穴在前臂背面近桡侧缘，下廉穴之上方。

【定　　位】在前臂，肘横纹下3寸，阳溪与曲池连线上。

【功　　能】调肠腑，通经络。

【主　　治】腹痛，腹胀，吐泻，肠鸣。头痛，眩晕。手臂肩膊肿痛，上肢不遂，手肘肩无力。气喘，尿难。

【刺 灸 法】刺法：直刺1.0～1.5寸，局部酸胀向下放散至手。灸法：艾炷灸3～5壮，艾条灸5～10分钟。

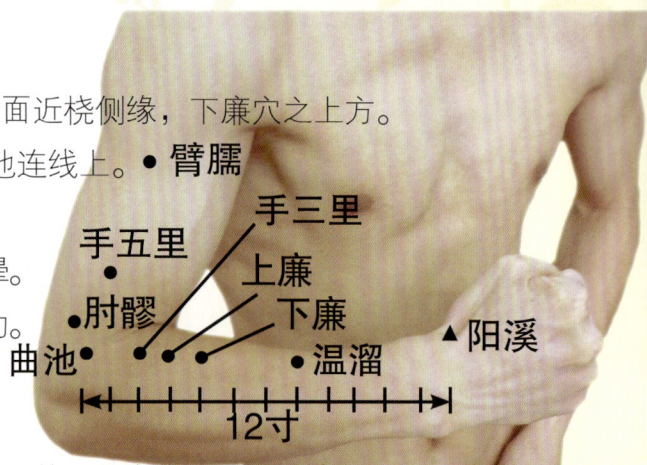

手三里（Shǒusānlǐ）（LI 10）

【穴名来源】手，上肢；三，第三；里，古代有以里为寸之说。穴在上肢，若直臂取穴，当肘尖下3寸。

【定　　位】在前臂，肘横纹下2寸，阳溪与曲池连线上。

【功　　能】通经活络，清热明目，理气通腑。

【主　　治】腹痛，腹胀，呕吐，泄泻。齿痛，失音，颊肿，舌痛，目赤痛，目不明。手臂肿痛，手肘肩无力，腰痛，肩臂痛。

【刺 灸 法】刺法：直刺0.5～1.5寸，局部酸胀沉重，针感可向手背部扩散。灸法：艾炷灸5～7壮，艾条灸10～20分钟。

曲池（Qǔchí）（LI 11 合穴）

【穴名来源】曲，弯曲；池，池塘，指体表凹陷。屈肘取穴、肘横纹桡侧端凹陷如池，穴在其中。

【定　　位】在肘区，尺泽与肱骨外上髁上连线的中点处。

【功　　能】清热祛风，调和营血，降逆活络。

【主　　治】咽喉肿痛，咳嗽，气喘，热病。腹痛，吐泻，痢疾，肠痛，便秘。齿痛，目赤痛，目不明。疮，疥，瘾疹，丹毒。心中烦满，癫狂，善惊，头痛。手臂肿痛，上肢不遂，手肘肩无力，臂神经疼痛。高血压。

【刺 灸 法】刺法：直刺1.0～2.5寸，或向少海穴透刺，局部酸胀或向上放散至肩部或向下放散至手指，或三棱针点刺放血。灸法：艾炷灸5～7壮，艾条灸5～20分钟。

肘髎（Zhǒuliáo）（LI 12）

【穴名来源】肘，肘部；髎，骨隙。穴在肘部，靠近骨隙处。

【定　　位】在肘区，肱骨外上髁上缘，髁上嵴的前缘。

【功　　能】通经活络。

【主　　治】肩臂肘疼痛，上肢麻木，拘挛，嗜卧。

【刺 灸 法】刺法：直刺0.5～0.8寸，局部酸胀，可向前臂或肘部放射。灸法：艾炷灸3～7壮，艾条灸5～20分钟。

手五里（Shǒuwǔlǐ）（LI 13）

【穴名来源】手，上肢；五，第五；里，古代有以里为寸之说。穴在上肢，当肘尖上3寸。

【定　　位】在臂部，肘横纹上3寸，曲池与肩髃连线上。

【功　　能】理气散结，通经活络。

【主　　治】胃脘胀满，胃痛，吐血。善惊，嗜卧。手臂痛，上肢不遂。咳嗽，疟疾。

【刺 灸 法】刺法：直刺0.5～1寸，局部酸胀，可传至肩部或肘部。灸法：艾炷灸3～5壮，艾条灸5～20分钟。

臂臑（Bìnáo）（LI 14）

【穴名来源】臂，通指上肢肘以上；臑，上臂肌肉隆起处。穴在上肢臂部肌肉隆起处。

【定　　位】在臂部，曲池上7寸，三角肌前缘处。

【功　　能】清热明目，祛风通络。

【主　　治】目赤痛，目不明。肩臂疼痛，上肢不遂，颈项拘急。瘰疬。

【刺 灸 法】刺法：直刺0.5～1寸，局部酸胀，可向前臂传导。灸法：艾炷灸3～5壮，艾条温灸10～20分钟。

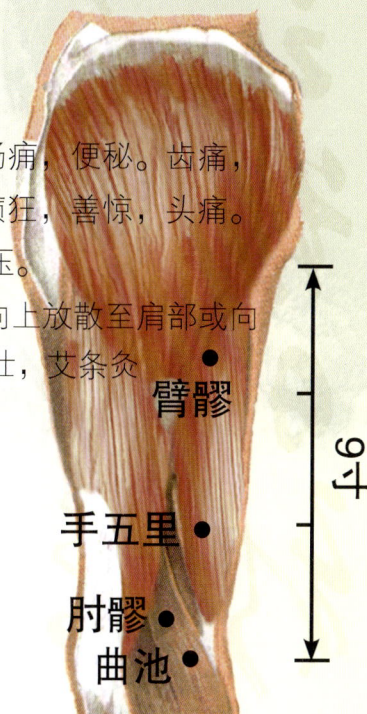

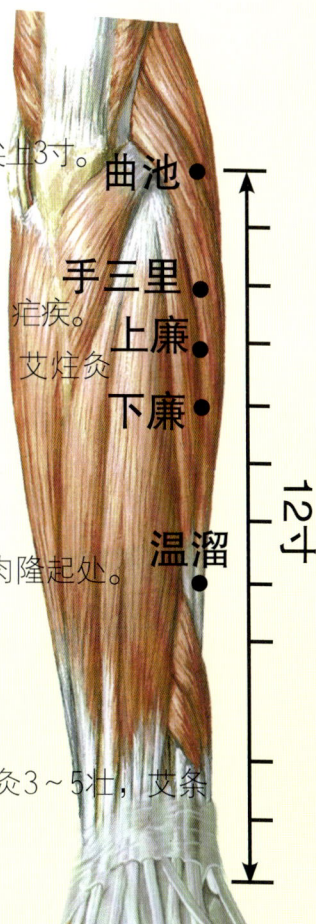

臂臑

手五里

肘髎

曲池

9寸

曲池

手三里

上廉

下廉

温溜

12寸

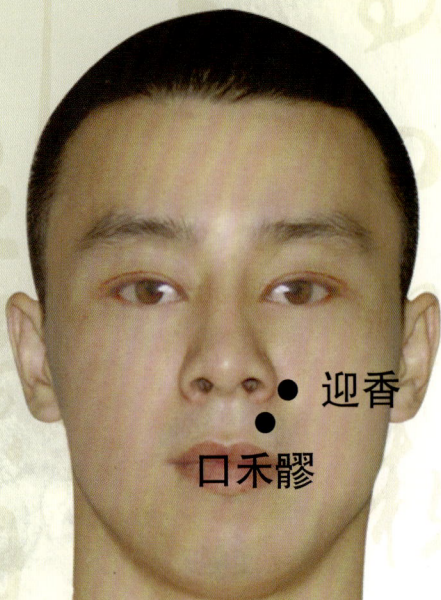

肩髃（Jiānyú）（LI 15）

【穴名来源】肩，肩部；髃，隅角；肩髃，指肩头。本穴因其位置而得名。

【定　　位】在肩峰前下方，当肩峰与肱骨大结节之间凹陷处。

【功　　能】通利关节，疏散风热。

【主　　治】肩臂痛，手臂挛急，半身不遂。乳痈，风热瘾疹。

【刺 灸 法】刺法：直刺0.5～1寸，局部酸胀，或向极泉穴透刺2～3寸，酸胀感扩散至肩关节周围。灸法：艾炷灸5～7壮，艾条灸5～15分钟。

巨骨（Jùgǔ）（LI 16）

【穴名来源】巨，巨大；骨，骨骼。古称锁骨为巨骨，该穴位靠近锁骨肩峰端。

【定　　位】在肩胛区，锁骨肩峰端与肩胛冈之间凹陷中。

【功　　能】通经活络。

【主　　治】肩臂痛，手臂挛急，半身不遂。吐血，风热瘾疹。

【刺 灸 法】刺法：直刺0.5～1.0寸，肩关节周围酸胀。灸法：艾炷灸5～7壮，艾条灸5～15分钟。

【备　　注】不可深刺，以免刺入胸腔造成气胸。

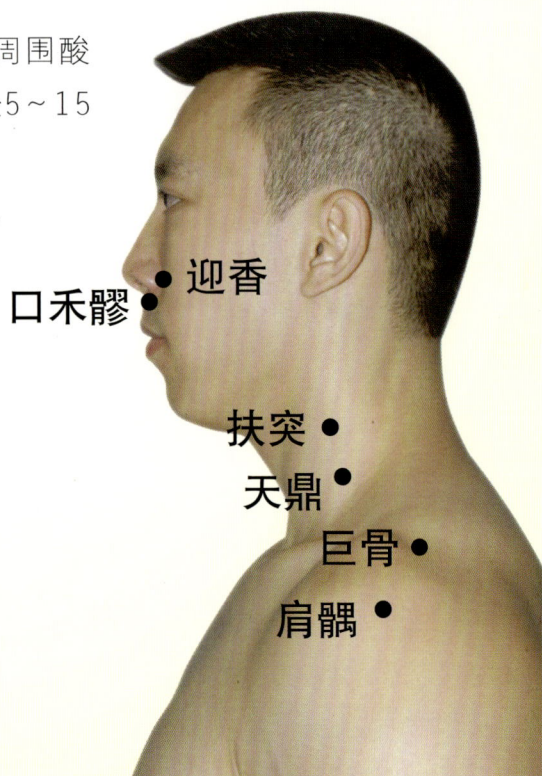

天鼎（Tiāndǐng）（LI 17）

【穴名来源】天，天空，指上而言；鼎，古器物名。头形似鼎。穴在耳下颈部，相当于鼎足之处。

【定　　位】在颈部，横平环状软骨，胸锁乳突肌后缘。

【功　　能】清咽，散结，理气，化痰。

【主　　治】咳嗽，气喘，咽喉肿痛，暴喑。梅核气。

【刺 灸 法】刺法：直刺0.3～0.5寸，局部酸胀并向咽喉放散。灸法：艾炷灸3～5壮，艾条灸5～10分钟。

【注意事项】针刺天鼎穴时应避开血管和神经。

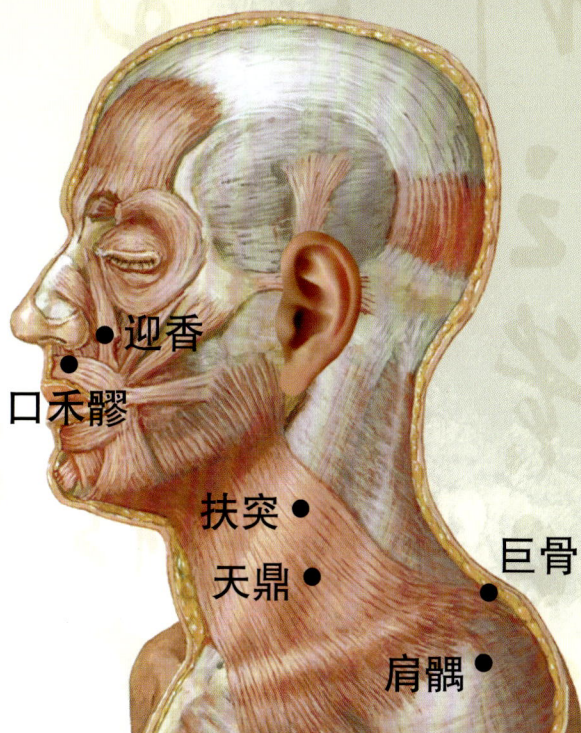

扶突（Fútū）（LI 18）

【穴名来源】扶，旁边；突，隆起，指结喉。穴在结喉旁。

【定　　位】在胸锁乳突区，横平喉结，当胸锁乳突肌的前、后缘中间。

【功　　能】清咽，散结，理气，化痰。

【主　　治】咳嗽，气喘，咽喉肿痛，暴喑。梅核气，呃逆。

【刺 灸 法】刺法：直刺0.5～0.8寸，局部酸胀，可向咽喉部放散，出现发紧发胀之感。灸法：艾炷灸3～5壮，艾条灸5～10分钟。

【注意事项】针刺扶突穴时，要避开血管和神经。

口禾髎（Kǒuhéliáo）（LI 19）

【穴名来源】口，口部；禾，谷物；髎，骨隙。食物从口入胃，穴在口旁骨隙中。

【定　　位】在面部，横平人中沟上1/3与下2/3交点，鼻孔外缘直下。

【功　　能】祛风开窍。

【主　　治】鼻塞流涕，鼻衄，口㖞，口噤不开，面瘫，面肌痉挛，腮腺炎。

【刺 灸 法】刺法：直刺0.3～0.5寸，局部胀痛。灸法：艾条灸5～10分钟。

迎香（Yíngxiāng）（LI 20）

【穴名来源】迎，迎接；香，香气。此穴在鼻旁，治鼻病，改善嗅觉，能迎接香气。

【定　　位】在面部，鼻翼外缘中点，鼻唇沟中。

【功　　能】通窍祛风，理气止痛。

【主　　治】鼻塞，不闻香臭，鼻衄，鼻渊。面瘫，面肌痉挛，面痒。胆道蛔虫，便秘。

【刺 灸 法】刺法：向内上平刺0.5～1.0寸，透鼻通穴，局部酸胀，可扩散至鼻部，有时有眼泪流出。灸法：艾条灸5～10分钟。

第四章 足阳明胃经

经脉循行

胃足阳明之脉：起于鼻，交頞中，旁约太阳之脉，下循鼻外，入上齿中，还出挟口，环唇，下交承浆，却循颐后下廉，出大迎，循颊车，上耳前，过客主人，循发际，至额颅。

其支者：从大迎前，下人迎，循喉咙，入缺盆，下膈，属胃，络脾。

其直者：从缺盆下乳内廉，下挟脐，入气街中。

其支者：起于胃口，下循腹里，下至气街中而合。——以下髀关，抵伏兔，下膝髌中，下循胫外廉，下足跗，入中指内间。

其支者，下膝三寸而别，下入中指外间。

其支者：别跗上，入大指间，出其端。

循行白话解

足阳明胃经：从鼻旁开始（会迎香），交会鼻根中，旁边会足太阳经（会睛明），向下沿鼻外侧（承泣、四白），进入上齿槽中（巨髎），回出来夹口旁（地仓）环绕口唇（会人中），向下交会于颏唇沟（会承浆）；退回来沿下颌出面动脉部（大迎），再沿下颌角（颊车），上耳前（下关），经颧弓上（会上关、悬厘、颔厌），沿发际（头维），至额颅中部（会神庭）。

它的支脉：从大迎前向下，经颈动脉部（人迎），沿喉咙（水突、气舍），进入缺盆（锁骨上窝部），通过膈肌，属于胃（会上脘、中脘），络于脾。

外行的主干：从缺盆向下，经乳中（气户、库房、屋翳、膺窗、乳中、乳根），向下夹脐两旁（不容、承满、梁门、关门、太乙、滑肉门、天枢、外陵、大巨、水道、归来），进入气街（气冲穴）。

它的支脉：从胃口向下，沿腹里，至腹股沟动脉部与前者会合。——由此下行经髋关节前（髀关），到股四头肌隆起处（伏兔、阴市、梁丘），下向膝髌中（犊鼻），沿胫骨外侧（足三里、上巨虚、条口、下巨虚），下行足背（解溪、冲阳），进入中趾内侧趾缝（陷谷、内庭），出次趾末端（厉兑）。

它的支脉：从膝下三寸处（足三里）分出（丰隆），向下进入中趾外侧趾缝，出中趾末端。

它的支脉：从足背部（冲阳）分出，进大趾趾缝，出大趾末端，接足太阴脾经。

主治病候

本经腧穴主治胃肠病，头面、五官病，神志病及经脉循行所经过部位的病症，如肠鸣腹泻，水肿，胃痛，咽喉肿痛，呕吐，口渴，消谷善饥，鼻衄，热病，癫狂痫以及本经所经过部位的疼痛等病症。

经穴歌诀

ST四五是胃经，起于承泣厉兑停，胃肠血病与神志，头面热病皮肤病，承泣下眶边缘上，四白穴在眶下孔，巨髎鼻旁直瞳子，地仓吻旁四分灵，大迎颔前寸三陷，颊车咬肌高处迎，下关张口骨支起，头维四五旁神庭，人迎结喉旁动脉，水突人迎气舍中，肌间气舍平天突，缺盆锁骨上窝中，气户锁下一肋上，相去中线四寸平，库房屋翳膺窗接，都隔一肋乳中停，乳根乳下一肋处，胸部诸穴要记清，不容巨阙旁二寸，其下承满与梁门，关门太乙滑肉门，天枢脐旁二寸平，外陵大巨水道穴，归来气冲曲骨邻，髀关髂下平会阴，伏兔膝上六寸中，阴市膝上方三寸，梁丘膝上二寸呈，膝外下陷是犊鼻，膝下三寸三里迎，膝下六寸上巨虚，膝下八寸条口行，再下一寸下巨虚，条外一指是丰隆，解溪跗上系鞋处，冲阳跗上动脉凭，陷谷跖趾关节后，次中指缝寻内庭，厉兑次指外甲角，四十五穴要记清。

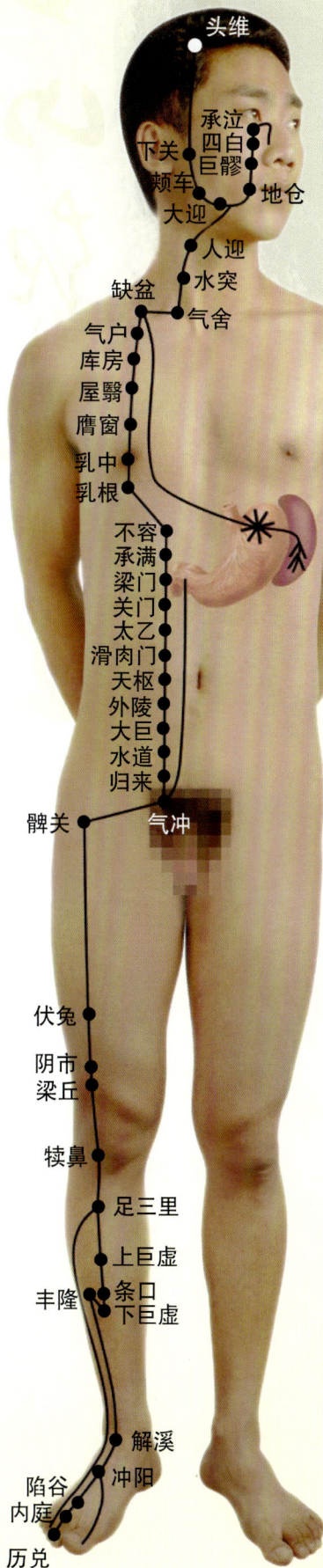

头维
承泣
四白
巨髎
下关
颊车
地仓
大迎
人迎
缺盆
水突
气舍
气户
库房
屋翳
膺窗
乳中
乳根
不容
承满
梁门
关门
太乙
滑肉门
天枢
外陵
大巨
水道
归来
髀关
气冲
伏兔
阴市
梁丘
犊鼻
足三里
上巨虚
丰隆
条口
下巨虚
解溪
陷谷
冲阳
内庭
厉兑

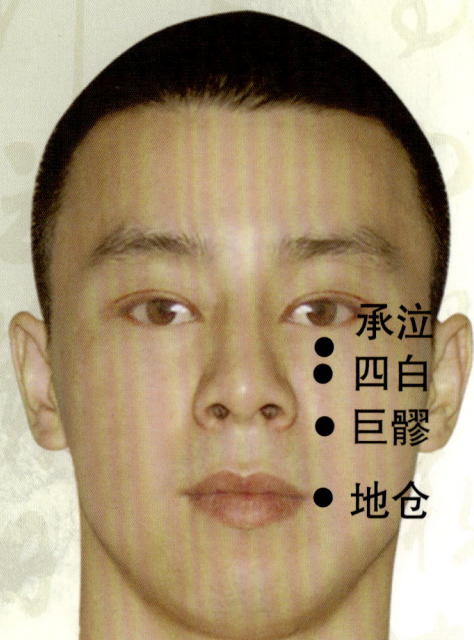

承泣
四白
巨髎
地仓

承泣（Chéngqì）（ST 1）

【穴名来源】承，承受，泣，泪水。穴在目下，如承受泪水之部位。

【定　　位】在面部，眼球与眶下缘之间，瞳孔直下。

【功　　能】散风清热，明目止泪。

【主　　治】目赤肿痛，迎风流泪，口眼㖞斜。

【刺 灸 法】刺法：直刺0.5～0.8寸，左手推动眼球向上固定，右手持针沿眶下缘缓慢刺入，不宜提插、捻转。灸法：艾条温和灸5～10分钟。

【备　　注】本穴进针要缓慢，不宜提插捻转，避免深刺。

四白（Sìbái）（ST 2）

【穴名来源】四，四方；白，光明。穴在目下，能治眼病，改善视觉以明见四方。

【定　　位】在面部，眶下孔处。

【功　　能】祛风明目，通经活络。

【主　　治】目赤痛痒，迎风流泪，眼睑瞤动，口眼㖞斜。

【刺 灸 法】刺法：直刺0.5～0.8寸，局部酸胀。灸法：艾条温和灸5～10分钟。

巨髎（Jùliáo）（ST 3）

【穴名来源】巨，巨大；髎，骨隙。穴在上颌与颧骨交接处的巨大缝隙处。

【定　　位】在面部，横平鼻翼下缘，瞳孔直下。

【功　　能】清风熄风，明目退翳。

【主　　治】口眼㖞斜，眼睑瞤动，鼻衄，齿痛，唇颊肿，目翳。

【刺 灸 法】刺法：直刺0.3～0.6寸，局部酸胀。灸法：温针灸3～5壮，艾条灸5～10分钟。

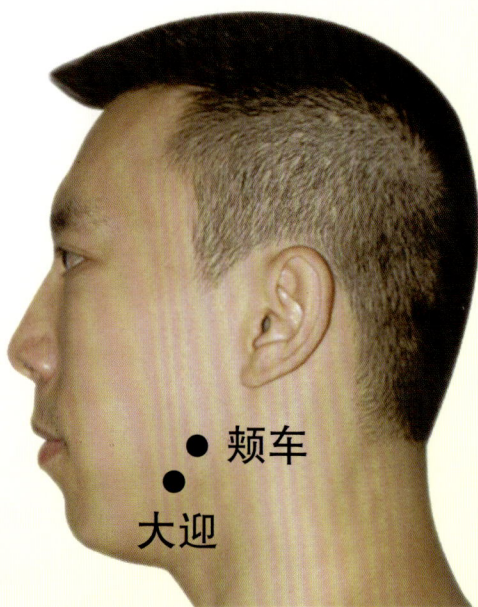

颊车
大迎

地仓（Dìcāng）（ST 4）

【穴名来源】地，土地；仓，粮仓。土生五谷，谷从口入，如进粮仓。

【定　　位】在面部，当口角旁开0.4寸（指寸）。

【功　　能】祛风止痛，舒筋活络。

【主　　治】口角㖞斜，唇缓不收，流涎，齿痛颊肿，眼睑眴动。

【刺 灸 法】刺法：直刺0.2寸，局部酸胀。或向颊车方向平刺1.0～2.5寸，局部酸胀，可扩散至半侧面部。灸法：艾炷灸3～5壮，艾条灸5～10分钟。

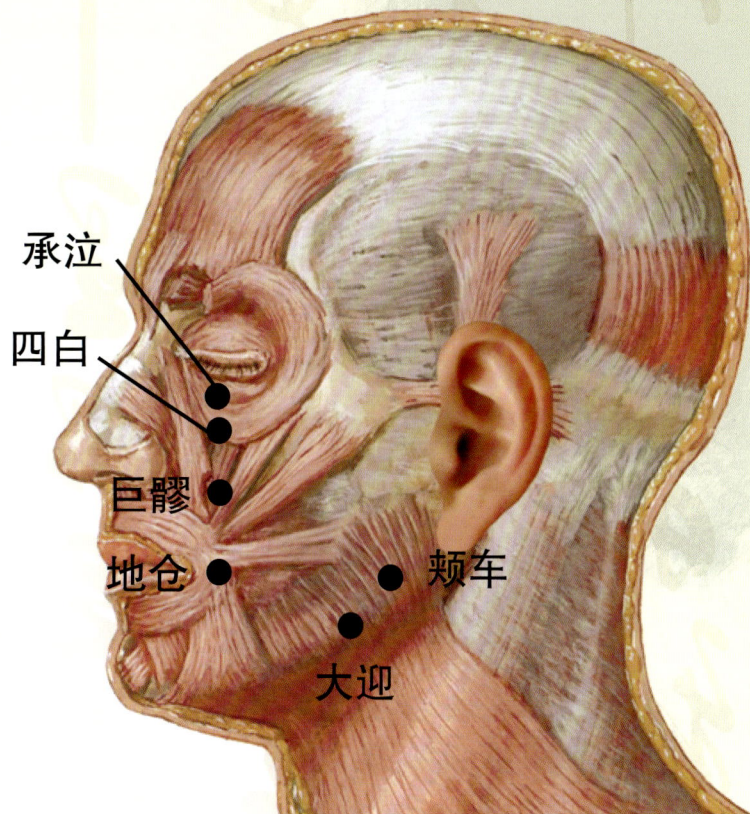

承泣
四白
巨髎
地仓
颊车
大迎

颊车（Jiáchē）（ST 6）

【穴名来源】颊，颊部；车，车辆，指牙车，即下颌骨。穴在颊部，近下颌角。

【定　　位】在面部，下颌角前上方一横指(中指)。

【功　　能】祛风清热，开关通络。

【主　　治】口眼㖞斜，牙关紧闭，颊肿，齿痛，颈项强痛。

【刺 灸 法】刺法：直刺0.5～0.8寸，局部酸胀。或平刺1.0～2.0寸透地仓穴，灸法：温针灸3～5壮，艾条灸10～20分钟。

大迎（Dàyíng）（ST 5）

【穴名来源】大，大小之大；迎，迎接。穴在大迎脉(面动脉)搏动处，故称大迎。

【定　　位】在面部，下颌角前方，咬肌附着部的前缘凹陷中，面动脉搏动处。

【功　　能】祛风通络，消肿止痛。

【主　　治】唇缓不收，口角㖞斜，失音，牙关紧闭，唇眴动，颊肿，齿痛，颈痛。

【刺 灸 法】刺法：直刺0.2～0.5寸，局部酸胀，可扩散至半侧面部。灸法：温针灸3～5壮，艾条灸10～20分钟。

下关（Xiàguān）（ST 7）

【穴名来源】下，下方；关，关界。在此指颧骨弓，穴在其下缘。

【定　　位】在面部，颧弓下缘中央与下颌切迹之间凹陷处。

【功　　能】消肿止痛、益气聪耳、通关利窍。

【主　　治】口眼歪斜，面疼。齿痛，牙关开合不利，口噤。耳聋，耳鸣，聤耳，眩晕，中耳炎，聋哑。

【刺 灸 法】刺法：直刺1.0～1.5寸，周围酸胀。灸法：温针灸3～5壮，艾条灸10～20分钟。

头维（Tóuwéi）（ST 8）

【穴名来源】头，头部；维，隅角。穴在头之额角部位。

【定　　位】在头部，额角发际直上0.5寸，头正中线旁开4.5寸处。

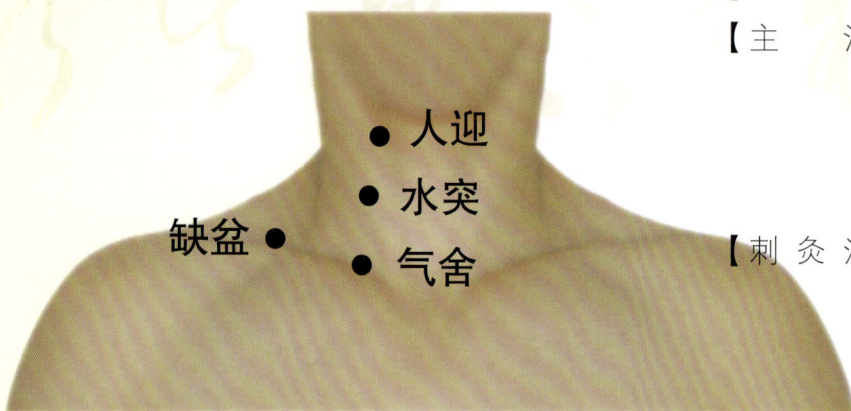

人迎
水突
缺盆
气舍

【功　　能】清头明目，止痛镇痉。

【主　　治】偏正头痛，目眩，目痛，迎风流泪，视物不明，眼睑眴动。呕吐，喘逆，心胸烦满。

【刺 灸 法】刺法：向后平刺0.5～1.0寸，局部胀痛，可向周围扩散。灸法：艾炷灸3～5壮，艾条灸5～10分钟。

人迎（Rényíng）（ST 9）

【穴名来源】人，人类；迎，迎接。穴在人迎脉(颈总动脉)旁，故名。

【定　　位】在颈部，横平喉结，胸锁乳突肌前缘，颈总动脉搏动处。

【功　　能】利咽散结，理气降逆。

【主　　治】胸满气逆，呼吸喘鸣，咳嗽喘息。咽喉肿痛，瘰气，吐逆，饮食难下。狂言，妄见妄闻。头痛，眩晕。

【刺 灸 法】刺法：避开动脉直刺0.2～0.4寸，局部酸胀，有时向肩部放散。灸法：艾条灸5～10分钟。

【备　　注】针刺时宜采用仰卧位，避开颈总动脉，不宜多提插。

水突（Shuǐtū）（ST 10）

【穴名来源】水，水谷；突，穿过。穴在颈部喉结外下方，邻近食管。

【定　　位】在颈部，横平环状软骨，胸锁乳突肌的前缘。

【功　　能】清热利咽，降逆平喘。

【主　　治】胸满气逆，呼吸喘鸣，咳嗽喘息。咽喉肿痛，瘿气，吐逆，饮食难下。

【刺灸法】刺法：直刺0.3～0.4寸，局部酸胀。灸法：艾炷灸3～5壮，艾条灸5～10分钟。

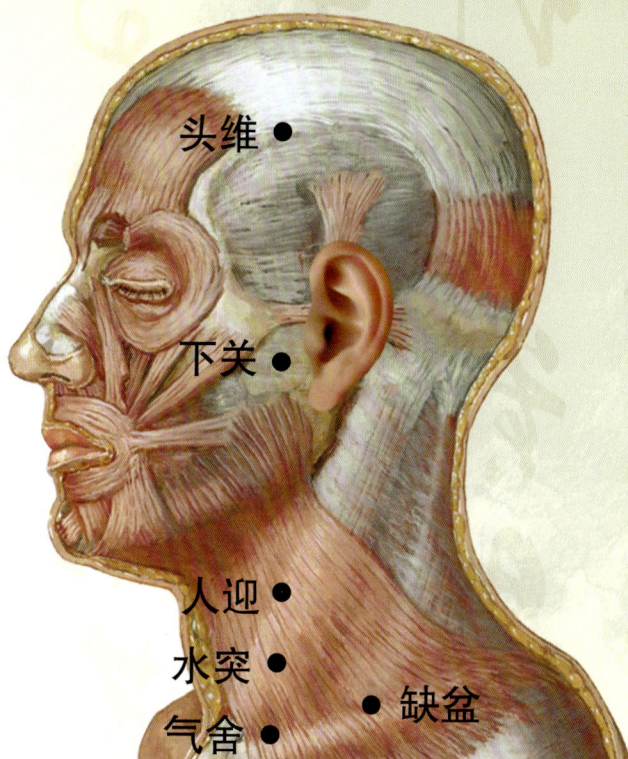

气舍（Qìshè）（ST 11）

【穴名来源】气，空气，指肺胃之气；舍，宅舍。穴在气管旁，犹如气之宅舍。

【定　　位】在胸锁乳突肌区，锁骨上小窝，锁骨胸骨端上缘，胸锁乳突肌的胸骨头与锁骨头中间的凹陷中。

【功　　能】清咽利肺，理气散结。

【主　　治】胸满气逆，呼吸喘鸣，咳嗽喘息。咽喉肿痛，瘿气，颈部强痛，吐逆，饮食难下。

【刺灸法】刺法：直刺0.3～0.5寸，局部酸胀。灸法：艾炷灸3～5壮，艾条灸5～10分钟。

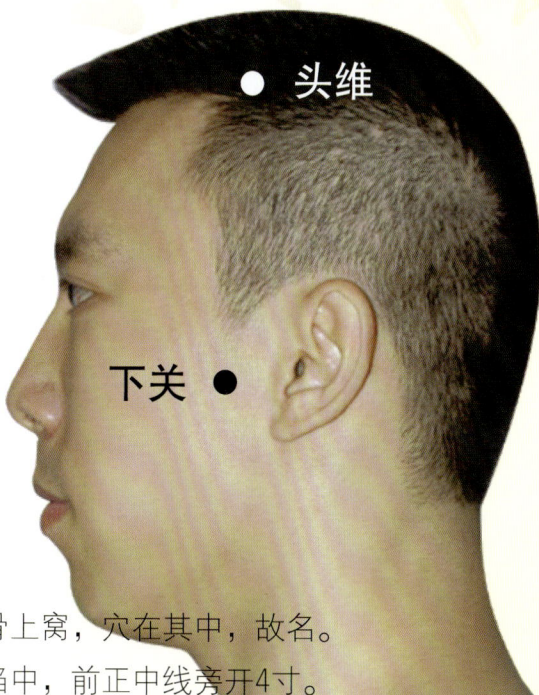

缺盆（Quēpén）（ST 12）

【穴名来源】缺，凹陷；盆，器物名称。缺盆，指锁骨上窝，穴在其中，故名。

【定　　位】在颈外侧区，锁骨上大窝，锁骨上缘凹陷中，前正中线旁开4寸。

【功　　能】宽胸利膈，止咳平喘。

【主　　治】咳血，胸满气逆，缺盆中痛，呼吸喘鸣，咳嗽喘息。咽喉肿痛，肩痛。上肢麻痹，腰痛。

【刺灸法】刺法：直刺0.3～0.5寸，局部酸胀，可向上臂放散。灸法：艾炷灸3～5壮，艾条灸5～10分钟。

【备　　注】不可深刺、捣刺，或刺向内下方，以免发生气胸。

气户（Qìhù）（ST 13）

【穴名来源】气，空气。指肺胃之气；户，门户。穴在胸上部，故喻为气出之门户。

【定　　位】在胸部，锁骨下缘，前正中线旁开4寸。

【功　　能】理气宽胸，止咳平喘。

【主　　治】胸满气逆，胸背痛，胸胁胀满，呼吸喘鸣，咳嗽喘息。

【刺灸法】刺法：斜刺或平刺0.5～0.8寸，局部酸胀，不可深刺。灸法：艾炷灸3～5壮，艾条灸5～10分钟。

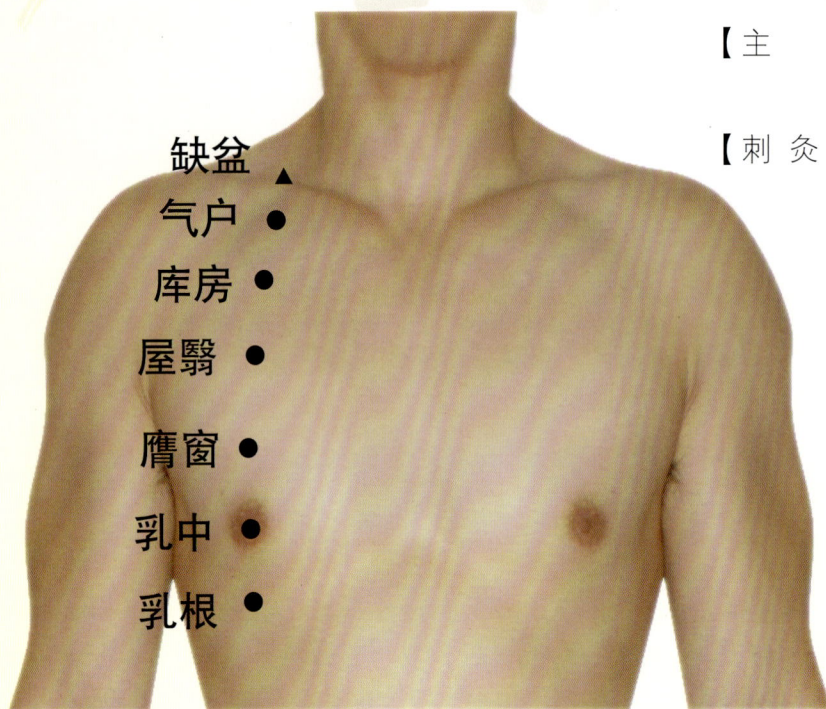

库房（Kùfáng）（ST 14）

【穴名来源】库，库府；房，房屋。本穴治症多关肺脏，犹肺之储藏室也。

【定　　位】在胸部，第1肋间隙，前正中线旁开4寸。

【功　　能】理气宽胸，清热化痰。

【主　　治】胸满气逆，呼吸喘鸣，胸胁胀痛，咳嗽喘息。

【刺灸法】刺法：斜刺0.5～0.8寸，局部酸胀。灸法：艾炷灸3～5壮，艾条灸5～10分钟。

缺盆
气户
库房
屋翳
膺窗
乳中
乳根

屋翳（Wūyì）（ST 15）

【穴名来源】屋，房室；翳，隐蔽。穴当胸之中部，呼吸之气至此如达深室隐蔽。

【定　　位】在胸部，第2肋间隙，前正中线旁开4寸。

【功　　能】止咳化痰，消痈止痒。

【主　　治】胸满气逆，呼吸喘鸣，胸胁
胀痛，咳嗽喘息。

【刺 灸 法】刺法：斜刺0.5～0.8寸，
局部酸胀。灸法：艾炷
灸3～5壮，艾条灸5～10
分钟。

膺窗（Yīngchuāng）（ST 16）

【穴名来源】膺，胸膺；窗，窗户。穴在胸膺部，
可疏泄胸中郁气，犹如胸室之窗。

【定　　位】在胸部，第3肋间隙，前正中线旁开4
寸。

【功　　能】止咳宁嗽，消肿清热。

【主　　治】胸满气逆，呼吸喘鸣，咳嗽喘息。乳痈。

【刺 灸 法】刺法：斜刺0.5～0.8寸，局部酸胀。灸法：艾炷灸3～5壮，艾条灸5～10
分钟。

乳中（Rǔzhōng）（ST 17）

【穴名来源】乳，乳头；中，正中。穴在乳头正中。

【定　　位】在胸部，乳头中央。

【备　　注】此穴为胸部取穴标志，不作针灸治疗。

乳根（Rǔgēn）（ST 18）

【穴名来源】乳，乳房；根，根部。穴在乳房根部。

【定　　位】在胸部，第5肋间隙，前正中线旁开4寸。

【功　　能】通乳化瘀，宣肺利气。

【主　　治】胸痛，胸闷，咳喘。乳汁不足，乳痈。噎膈。

【刺 灸 法】刺法：向外斜刺或向上斜刺0.5～0.8寸，局部酸胀，可扩散至乳房。灸法：
艾炷灸5～9壮，艾条灸10～20分钟。

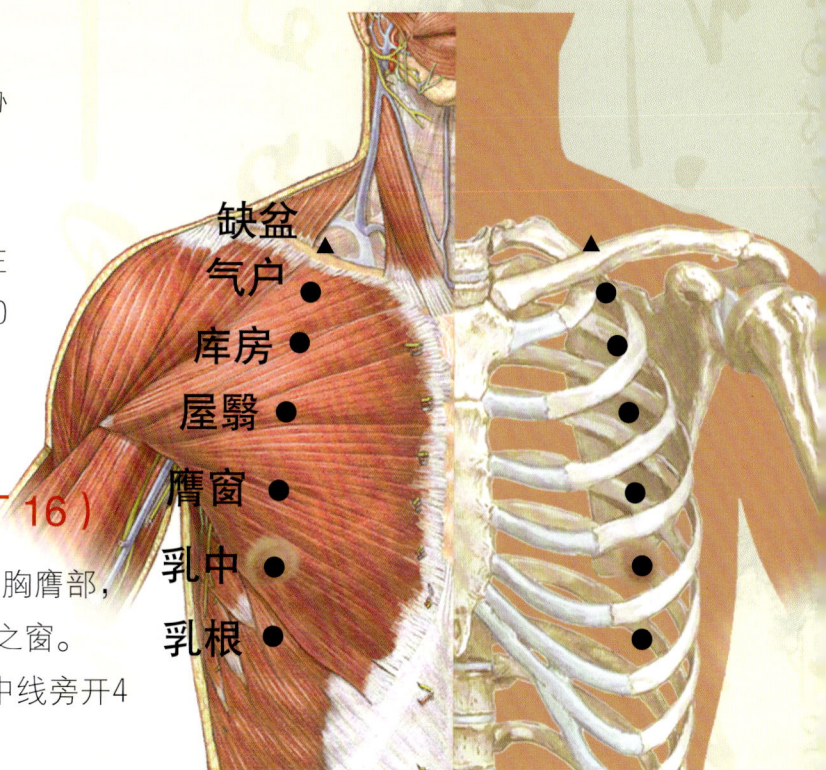

缺盆
气户
库房
屋翳
膺窗
乳中
乳根

不容（Bùróng）（ST 19）

【穴名来源】不，不可；容，容纳。穴在上腹部，意指胃纳水谷达此高度，则不可再纳。

【定　　位】在上腹部，脐中上6寸，前正中线旁开2寸。

【功　　能】调中和胃，理气止痛。

【主　　治】腹胀，胃痛，呕吐，食欲不振。

【刺 灸 法】刺法：斜刺0.5～1.0寸，局部酸胀。灸法：艾炷灸3～5壮，艾条灸5～10分钟。

承满（Chéngmǎn）（ST 20）

【穴名来源】承，承受；满，充满。穴在上腹部，意指胃纳水谷达此高度，已经充满。

【定　　位】在上腹部，脐中上5寸，前正中线旁开2寸。

【功　　能】理气和胃，降逆止呕。

【主　　治】胃痛，呕吐，腹胀，肠鸣，食欲不振等。

【刺 灸 法】刺法：直刺0.5～0.8寸。灸法：艾炷灸3～5壮，艾条灸5～10分钟。

梁门（Liángmén）（ST 21）

【穴名来源】梁，指谷粮；门，门户。穴在上腹部，意为饮食入胃之门户。

【定　　位】在上腹部，脐中上4寸，前正中线旁开2寸。

【功　　能】和胃理气，健脾调中。

【主　　治】胃痛，呕吐，腹胀，肠鸣，食欲不振，便溏，呕血等。

【刺 灸 法】刺法：直刺0.5～1.0寸，局部酸胀，并可出现胃部沉重感。灸法：艾炷灸3～5壮，艾条灸5～10分钟。

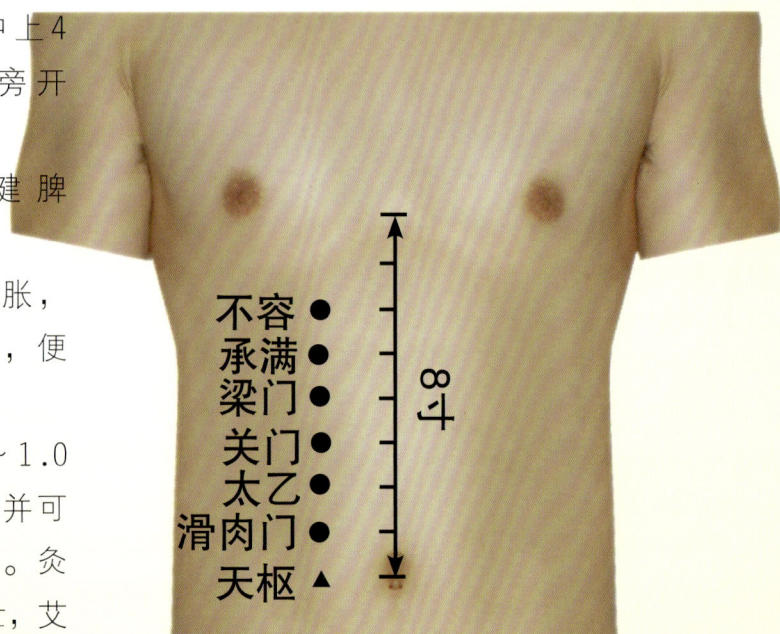

不容
承满
梁门
关门
太乙
滑肉门
天枢

8寸

关门（Guānmén）（ST 22）

【穴名来源】关，关隘；门，门户。穴在胃脘下部，约当胃肠交界之关门，有开有闭，如同门户。

【定　　位】在上腹部，脐中上3寸，前正中线旁开2寸。

【功　　能】调理肠胃，利水消肿。

【主　　治】胃痛，呕吐，腹胀，肠鸣，食欲不振。

【刺 灸 法】刺法：直刺1.0～1.5寸，局部沉重发胀。灸法：艾炷灸3～5壮，艾条灸5～10分钟。

太乙（Tàiyǐ）（ST 23）

【穴名来源】太，甚大；乙，天干之一。古以中央为太乙，即《河图》里的中宫。脾土居中，喻腹中央为太乙。穴在胃脘下部，约当腹中央。

【定　　位】在上腹部，脐中上2寸，前正中线旁开2寸。

【功　　能】涤痰开窍、镇惊安神、健脾益气、和胃消食。

【主　　治】胃痛，呕吐，腹胀，肠鸣，食欲不振。

【刺 灸 法】刺法：直刺1.0～1.5寸，局部酸胀沉重。灸法：艾炷灸3～5壮，艾条灸5～10分钟。

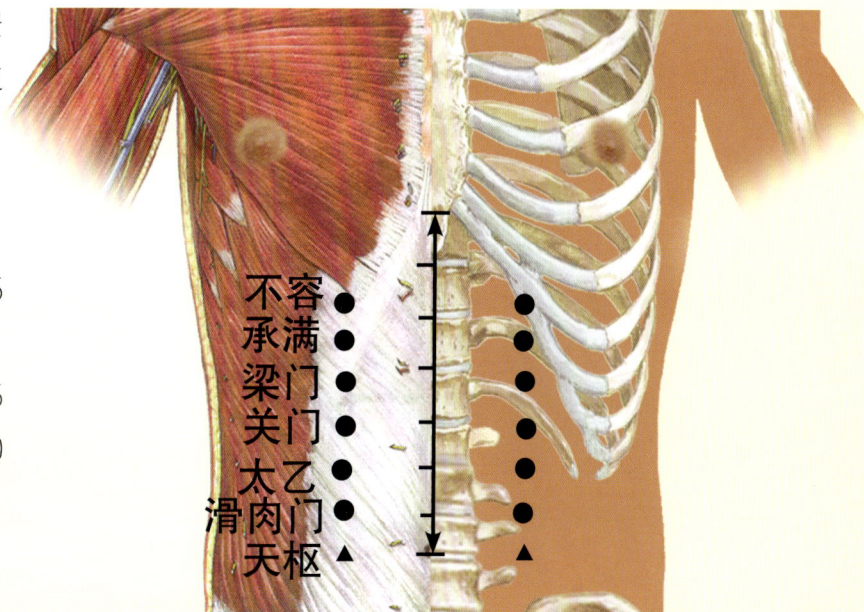

滑肉门（Huáròumén）（ST 24）

【穴名来源】滑，美好；肉，肌肉；门，门户。滑肉，为初步消化后的精细食物。穴平脐上1寸食物至此已分别清浊，犹如精细食物通过之门户。

【定　　位】在上腹部，脐中上1寸，前正中线旁开2寸。

【功　　能】涤痰开窍、镇惊安神、理气和胃、降逆止呕。

【主　　治】胃痛，呕吐，腹胀，肠鸣，食欲不振。

【刺 灸 法】刺法：直刺1.0～1.5寸，局部酸胀。灸法：艾炷灸3～5壮，艾条灸5～10分钟。

天枢（Tiānshū）（ST 25 大肠募穴）

【穴名来源】天，天空；枢，枢纽。脐上为天属阳，脐下为地属阴。穴位平脐，如天地间之枢纽。

【定　　位】在腹部，横平脐中，前正中线旁开2寸。

【功　　能】调中和胃，理气健脾。

【主　　治】呕吐纳呆，腹胀肠鸣，绕脐切痛，脾泄不止，赤白痢疾，便秘。月经不调，痛经，经闭，崩漏，产后腹痛。热甚狂言，癫痫，失眠多梦。小便不利，头痛，眩晕，荨麻疹，腰痛。

【刺 灸 法】刺法：直刺1.0～1.5寸，局部酸胀。灸法：艾炷灸5～10壮，艾条灸15～30分钟。

外陵（Wàilíng）（ST 26）

【穴名来源】外，内外之外；陵，山陵。穴位局部隆起如同山陵。

【定　　位】在下腹部，脐中下1寸，前正中线旁开2寸。

【功　　能】和胃化湿，理气止痛。

【主　　治】胃脘痛，腹痛，腹胀，疝气，痛经等。

【刺 灸 法】刺法：直刺1.0～1.5寸，局部酸胀。灸法：艾炷灸3～5壮，艾条灸5～10分钟。

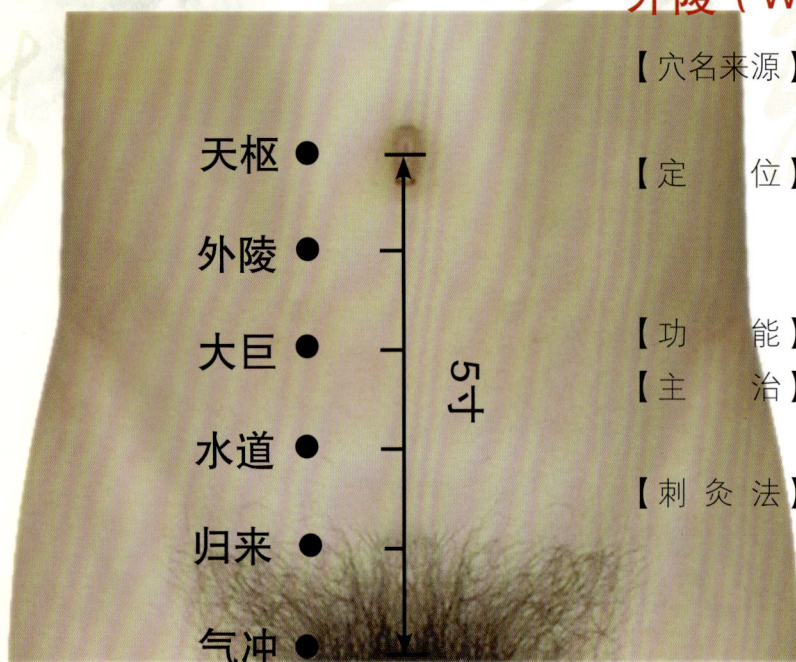

天枢 ●
外陵 ●
大巨 ●
水道 ●
归来 ●
气冲 ●

5寸

大巨（Dàjù）（ST 27）

【穴名来源】大，大小之大；巨，巨大。穴在腹壁最大隆起的部位。

【定　　位】在下腹部，脐中下2寸，前正中线旁开2寸。

【功　　能】调肠胃，固肾气。

【主　　治】便秘，腹痛，遗精，早泄，阳痿，疝气，小便不利。

【刺 灸 法】刺法：直刺1.0～1.5寸，局部酸胀。灸法：艾炷灸3～5壮，艾条灸10～20分钟。

水道（Shuǐdào）（ST 28）

【穴名来源】水，水液；道，道路。穴位深部相当于小肠，并靠近膀胱，属下焦，为水道之所出，故能治各种水肿病。

【定　　位】在下腹部，脐中下3寸，前正中线旁开2寸。

【功　　能】利水消肿，调经止痛。

【主　　治】便秘，腹痛，小腹胀痛，痛经，小便不利。

【刺 灸法】刺法：直刺1.0～1.5寸，局部酸胀，向阴部放散。灸法：艾炷灸3～5壮，艾条灸5～10分钟。

归来（Guīlái）（ST 29）

【穴名来源】归，回归；来，到来。本穴能治子宫脱垂、奔豚和疝气等，有归复还纳之功。

【定　　位】在下腹部，脐中下4寸，前下中线旁开2寸。

【功　　能】活血化瘀，调经止痛。

【主　　治】腹痛，阴睾上缩入腹，疝气，闭经，白带。

【刺 灸 法】刺法：直刺1.0～1.5寸，下腹有酸胀感。灸法：艾炷灸5～10壮，艾条灸10～20分钟。

气冲（Qìchōng）（ST 30）

【穴名来源】气，指经气；冲，冲要。穴在气街部位，为经气流注之冲要。

【定　　位】在腹股沟区，耻骨联合上缘，前正中线旁开2寸，动脉搏动处。

【功　　能】调经血，舒宗筋，理气止痛。

【主　　治】阳痿，疝气，不孕，腹痛，月经不调。

【刺 灸 法】刺法：直刺0.5～1.0寸，局部重胀，或向外阴斜刺1.0～2.0寸，局部酸胀并向生殖器扩散。灸法：艾炷灸5～10壮，艾条灸10～20分钟。

【备　　注】针刺时应避开动脉及精索，不可针刺过深。

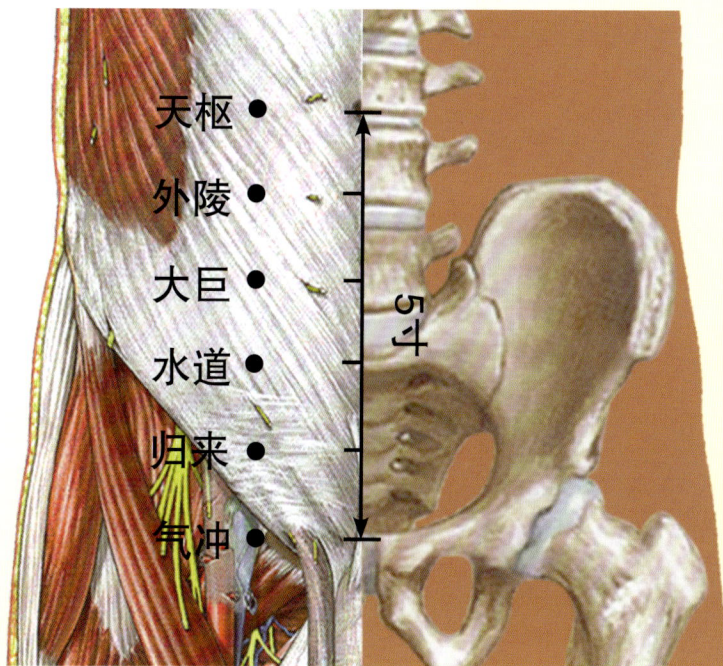

天枢
外陵
大巨
水道
归来
气冲

5寸

髀关（Bì guān）（ST 31）

【穴名来源】髀，大腿；关，关节，指髋关节。穴在大腿髋关节前下。

【定　位】在股前区，股直肌近端、缝匠肌与阔筋膜张肌3条肌肉之间凹陷中。

【功　能】强腰膝，通经络。

【主　治】腰膝疼痛，下肢酸软麻木，痿证。

【刺灸法】刺法：直刺1.5～2.5寸，局部酸胀。灸法：艾炷灸5～10壮，艾条灸10～20分钟。

伏兔（Fú tù）（ST 32）

【穴名来源】伏，俯伏；兔，兔子。穴位局部肌肉隆起，形如伏卧之兔。

【定　位】在股前区，髌底上6寸，髂前上棘与髌底外侧端的连线上。

【功　能】散寒化湿，疏通经络。

【主　治】腰膝疼痛，下肢酸软麻木，足麻不仁。

【刺灸法】刺法：直刺1.5～2.5寸，局部酸胀。灸法：艾炷灸5～10壮，艾条灸10～20分钟。

阴市（Yīn shì）（ST 33）

【穴名来源】阴，阴阳之阴。指寒证；市，集市，集聚之意。穴能疏散膝部寒邪。

【定　位】在股前区，髌底上3寸，股直肌肌腱外侧缘。

【功　能】温经散寒，理气止痛。

【主　治】腿膝冷痛，麻痹，下肢不遂。

【刺灸法】刺法：直刺1.0～1.5寸，局部酸胀。灸法：艾炷灸3～5壮，艾条灸10～20分钟。

髀关 ●

伏兔 ●

阴市 ●

梁丘 ●

犊鼻 ●

足三里 ●

梁丘（liángqiū）（ST 34 郄穴）

【穴名来源】梁，山梁；丘，丘陵。局部隆起形如山梁、丘陵，穴当其处。

【定　位】在股前区，髌底上2寸，股外侧肌与股直肌肌腱之间。

【功　能】理气和胃，通经活络。

【主　治】胃脘疼痛，肠鸣泄泻，膝脚腰痛。

【刺灸法】刺法：直刺1.0～1.5寸，局部酸胀。灸法：艾炷灸7～9壮，艾条灸10～20分钟。

犊鼻（Dúbí）（ST 35）

【穴名来源】犊，小牛；鼻，鼻子。髌骨与髌韧带两侧凹陷形似牛犊鼻孔，其外侧称犊鼻，内侧称内膝眼。

【定　位】在膝前区，髌韧带外侧凹陷中。

【功　能】通经活络，消肿止痛。

【主　治】膝部痛，膝脚腰痛，冷痹不仁。

【刺灸法】刺法：从前向膝关节后内斜刺1.0～1.5寸，膝关节酸胀沉重，以捻转手法为主。灸法：艾炷灸5～9壮，艾条灸10～20分钟。

足三里（Zúsānlǐ）（ST 36 合穴、胃下合穴）

【穴名来源】足，下肢；三，第三；里，古代有以里为寸之说。穴在下肢，位于膝下3寸。

【定　位】在小腿前外侧，犊鼻(ST 35)下3寸，犊鼻(ST 35)与解溪(ST 41)连线上。

【功　能】健脾和胃，扶正培元，通经活络，升降气机。

【主　治】胃痛，呕吐，腹胀，肠鸣，消化不良，泄泻，便秘，痢疾，疳积。心烦，心悸气短，不寐，癫狂，中风。喘咳痰多，喘息，虚痨，咯血。小便不利，遗尿，疝气。乳痈，妇人血晕，赤白带下，痛经，滞产，产后腰痛，妇人脏躁。膝胫酸痛，下肢不遂，脚气。水肿，头晕，鼻疾，耳鸣，眼目诸疾。

【刺灸法】刺法：直刺0.5～1.5寸。灸法：艾炷灸5～10壮，艾条灸10～20分钟。

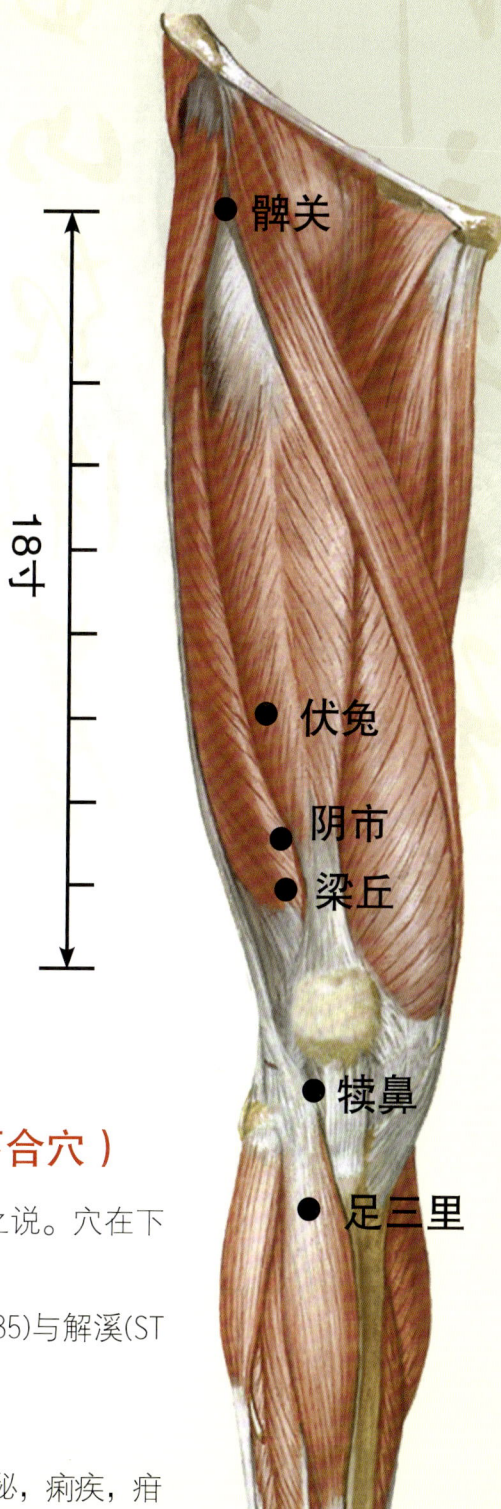

18寸

● 髀关

● 伏兔

● 阴市

● 梁丘

● 犊鼻

● 足三里

上巨虚（Shàngjùxū）（ST 37 大肠下合穴）

【穴名来源】上，上方；巨，巨大；虚，中空。胫、腓骨之间形成较大间隙，即中空。穴在此空隙之上方。

【定　　位】在小腿外侧，当犊鼻下6寸，距胫骨前缘一横指（中指）。

【功　　能】调和肠胃，通经活络。

【主　　治】泄泻，便秘，腹胀，肠鸣，肠痈。

【刺 灸 法】刺法：直刺1.0～2.0寸，局部酸胀。灸法：艾炷灸5～9壮，艾条灸10～20分钟。

犊鼻 ▲

上巨虚 ●

丰隆 ●● 条口
　　 ● 下巨虚

解溪 ●

条口（Tiáokǒu）（ST 38）

【穴名来源】条，长条；口，空隙。此穴位于胫、腓骨之间的长条空隙之中。

【定　　位】在小腿外侧，犊鼻(ST 35)下8寸，犊鼻(ST 35)与解溪(ST 41)连线上。

【功　　能】舒筋活络，理气和中。

【主　　治】脘腹疼痛，痢疾，泄泻，便秘，腹胀，肠鸣，疝气，肠痈。小腿冷痛，麻痹，脚气，足痿，足冷，跗肿，转筋等；肩背痛等。

【刺 灸 法】刺法：直刺1.0～3.0寸，深刺可透承山。灸法：艾炷灸3～5壮，艾条温灸5～20分钟。

下巨虚（Xiàjùxū）（ST 39 小肠下合穴）

【穴名来源】下，下方；巨，巨大；虚，中空。胫、腓骨间形成较大间隙，即中空。穴在此空隙之下方。

【定　　位】在小腿外侧，犊鼻(ST 35)下9寸，犊鼻(ST 35)与解溪(ST 41)连线上。

【功　　能】调肠胃，通经络，安神志。

【主　　治】肠鸣腹痛，泄利脓血，消谷善饥。流涎，喉痹，偏风不遂，寒湿脚气，胫肿，足痿，跟痛，腰脊痛引睾丸，胸胁痛，乳痈，小便黄。

【刺 灸 法】刺法：直刺1.0～2.0寸，局部酸胀。灸法：艾炷灸5～9壮，艾条灸10～20分钟。

丰隆（Fēnglóng）（ST 40 络穴）

【穴名来源】丰，丰满；隆，隆盛。胃经谷气隆盛，至此处丰满溢出于大络。

【定　　位】在小腿外侧，外踝尖上8寸，胫骨前肌的外缘。

【功　　能】健脾化痰，和胃降逆，通便，开窍。

【主　　治】痰涎，胃痛，大便难。癫狂，善笑，痫证，多寐，脏躁，梅核气。心咳逆，哮喘。

【刺灸　法】刺法：直刺1.0～1.5寸。灸法：艾炷灸5～7壮，艾条灸10～20分钟。

解溪（Jiěxī）（ST 41 经穴）

【穴名来源】解，分解，指踝关节；溪，沟溪，指体表较小凹陷。穴在踝关节前骨节分解凹陷中。

【定　　位】在踝区，踝关节前面中央凹陷中，拇长伸肌腱与趾长伸肌腱之间。

【功　　能】舒筋活络，清胃化痰，镇惊安神。

【主　　治】头面浮肿，面赤目赤，头痛，眩晕，眉棱骨痛。腹胀，便秘。癫疾，胃热，谵语。下肢痿痹，踝关节及其周围软组织疾患。

【刺灸　法】刺法：直刺0.3～0.5寸，局部酸胀。灸法：艾炷灸3～5壮，艾条灸5～10分钟。

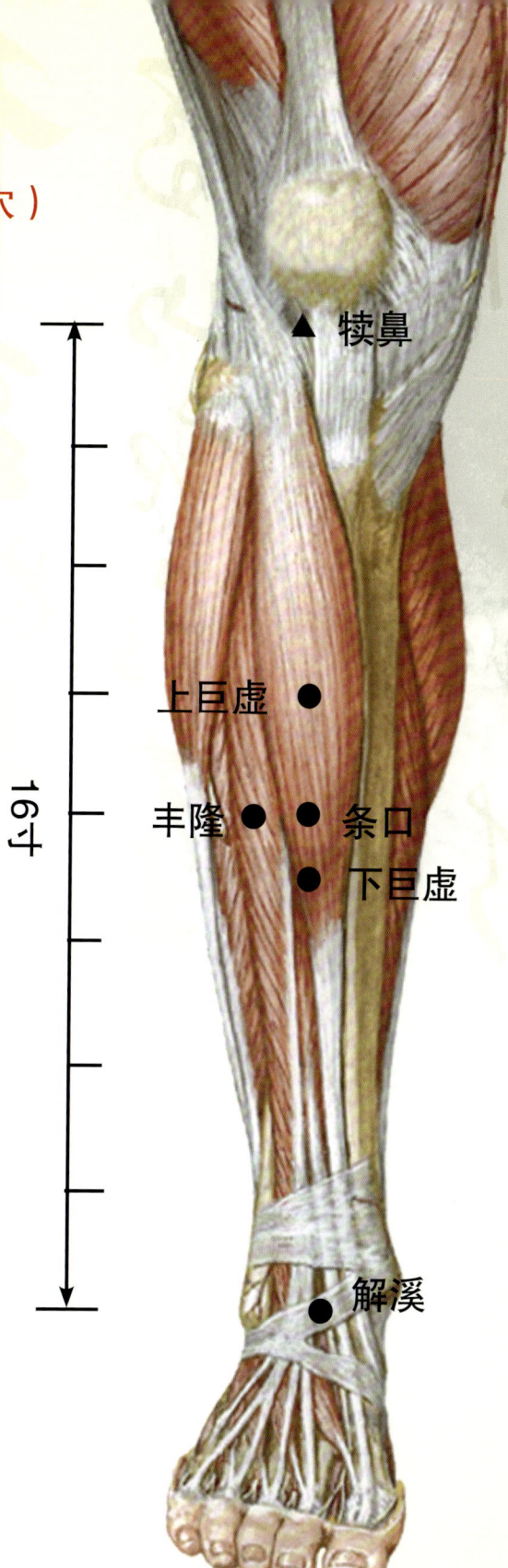

▲ 犊鼻

16寸

上巨虚

丰隆　　条口

下巨虚

解溪

冲阳（Chōngyáng）（ST 42 原穴）

【穴名来源】冲，冲要；阳，阴阳之阳。穴在足背冲阳脉(足背动脉)之处。

【定　位】在足背，第2跖骨基底部与中间楔状骨关节处，可触及足背动脉。

【功　能】和胃化痰，通络宁神。

【主　治】头重，头痛，口眼歪斜，齿痛，颊肿。呕吐，腹坚，胃脘痛，不嗜食。善惊，狂疾。足痿，足缓不收，足背红肿。

【刺灸法】刺法：避开动脉，直刺0.2～0.3寸。灸法：艾炷灸3～5壮，艾条灸5～10分钟。

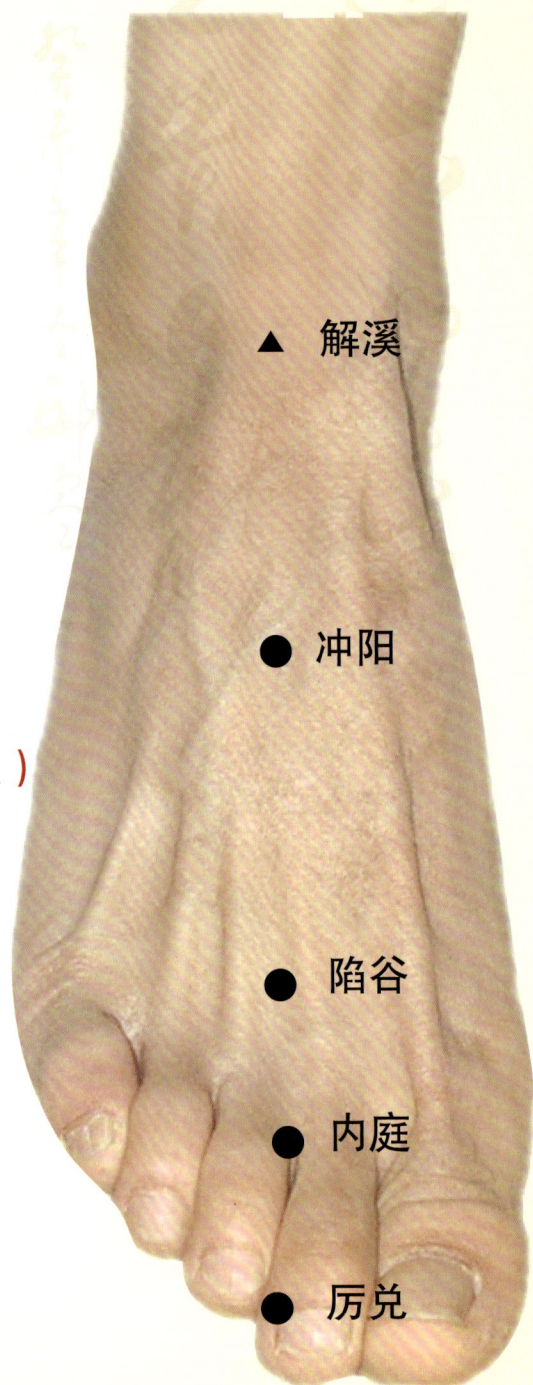

陷谷（Xiàngǔ）（ST 43 输穴）

【穴名来源】陷，凹陷；谷，山谷，指体表较大凹陷。穴在第2跖骨间隙凹陷中。

【定　位】在足背，第2、3跖骨间，第2跖趾关节近端凹陷中。

【功　能】清热解表，和胃行水，理气止痛。

【主　治】肠鸣腹痛，胸胁支满。面目浮肿，水肿。足背肿痛。

【刺灸法】刺法：直刺0.2～0.3寸。灸法：艾炷灸3～5壮，艾条灸5～10分钟。

▲ 解溪

● 冲阳

● 陷谷

● 内庭

● 厉兑

内庭（Nèitíng）（ST 44 荥穴）

【穴名来源】内，里边；庭，庭院。本穴在厉兑之里，犹如门内的庭院。

【定　位】在足背，第2、3趾间，趾蹼缘后方赤白肉际处。

【功　能】清胃泻火，理气止痛。

【主　治】腹痛，腹胀，泄泻，痢疾。齿痛，头面痛，口喝，喉痹，鼻衄。壮热不退。心烦，失眠多梦，狂证。足背肿痛、趾跖关节痛。

【刺灸法】刺法：直刺或向上斜刺0.3～0.5寸，局部酸胀。灸法：艾炷灸3～5壮，艾条灸5～10分钟。

厉兑（Lìduì）（ST 45 井穴）

【穴名来源】厉，指胃；兑，代表门。本穴在趾端，如胃经之门户。

【定　位】在足趾，第2趾末节外侧，趾甲根角侧后方0.1寸(指寸)。

【功　能】清热和胃，苏厥醒神，通经活络。

【主　治】面肿，口眼歪斜，齿痛，鼻衄，鼻流黄涕。梦魇，癫狂，神经衰弱。胸腹胀满，消化不良。足痛，足胫寒冷。热病无汗。

【刺灸法】刺法：浅刺0.1～0.2寸，局部胀痛，或用三棱针点刺出血。灸法：米粒艾炷灸1～3壮，艾条灸5～10分钟。

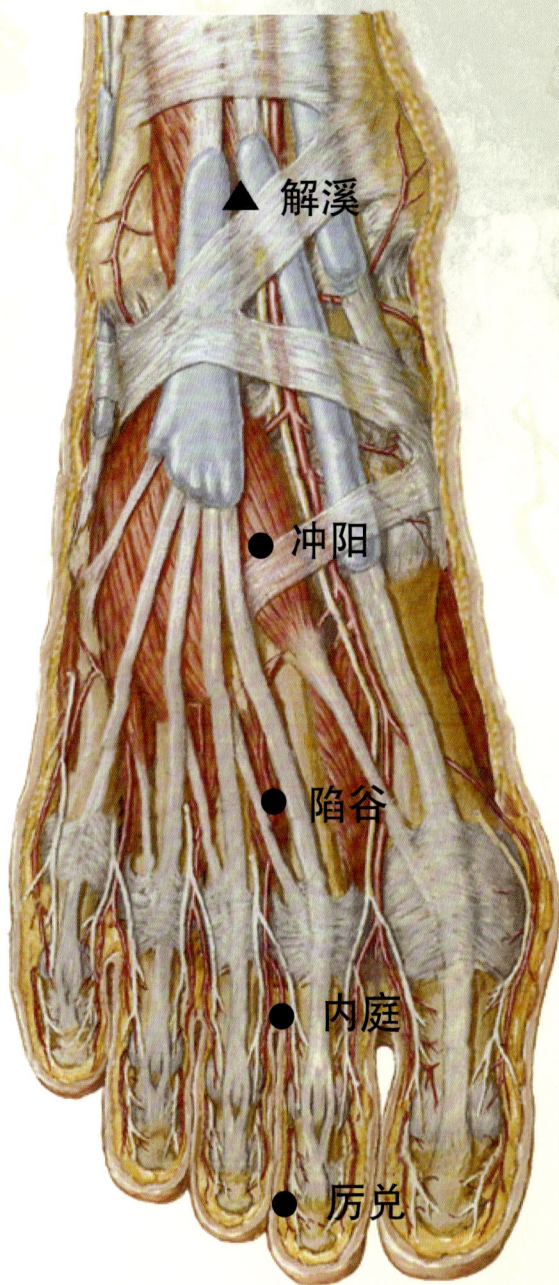

▲ 解溪

● 冲阳

● 陷谷

● 内庭

● 厉兑

第五章　足太阴脾经

经脉循行

脾足太阴之脉，起于大指之端，循指内侧白肉际，过核骨后，上内踝前廉，上踹内，循胫骨后，交出厥阴之前，上膝股内前廉，入腹，属脾，络胃，上膈，挟咽，连舌本，散舌下。

其支者：复从胃，别上膈，注心中。

循行白话解

足太阴脾经：从大趾末端开始（隐白），沿大趾内侧赤白肉际（大都），经核骨（第一骨小头后（太白、公孙），上向内踝前边（商丘），上小腿内侧，沿胫骨后（三阴交、漏谷），交出足厥阴肝经之前（地机、阴陵泉），上膝股内侧前边（血海、箕门），进入腹部（冲门、府舍、腹结、大横;中极、关元，属于脾，络于胃（腹哀;会下脘、日月、期门），通过膈肌，夹食管旁（食窦、天溪、胸乡、周荣;络大包;会中府），连舌根，散布舌下。

它的支脉：从胃部分出，上过膈肌，流注心中，接手少阴心经。

主治病候

本经腧穴主治脾胃病、妇科病、前阴病及经脉循行位置的病症。如胃脘痛、食欲不振，呕吐嗳气，腹胀便溏，黄疸，身重无力，舌根强痛，下肢内侧肿胀，厥冷等病症。

经穴歌诀

SP二一是脾经，起于隐白大包终，脾胃肠腹泌尿好，
五脏生殖血舌病，隐白大趾内甲角，大都节前陷中寻，
太白节后白肉际，基底前下是公孙，商丘内踝前下找，
髁上三寸三阴交，髁上六寸漏谷是，陵下三寸地机朝，
膝内辅下阴陵泉，血海股内肌头间，箕门血海上五寸，
冲门曲骨三五偏，冲上斜七是府舍，腹结大横下寸三，
脐旁四寸大横穴，腹哀建里四寸旁，中庭旁六食窦全，
天溪胸乡周荣上，四肋三肋二肋间，大包腋下方六寸，
腋中线上六肋间。

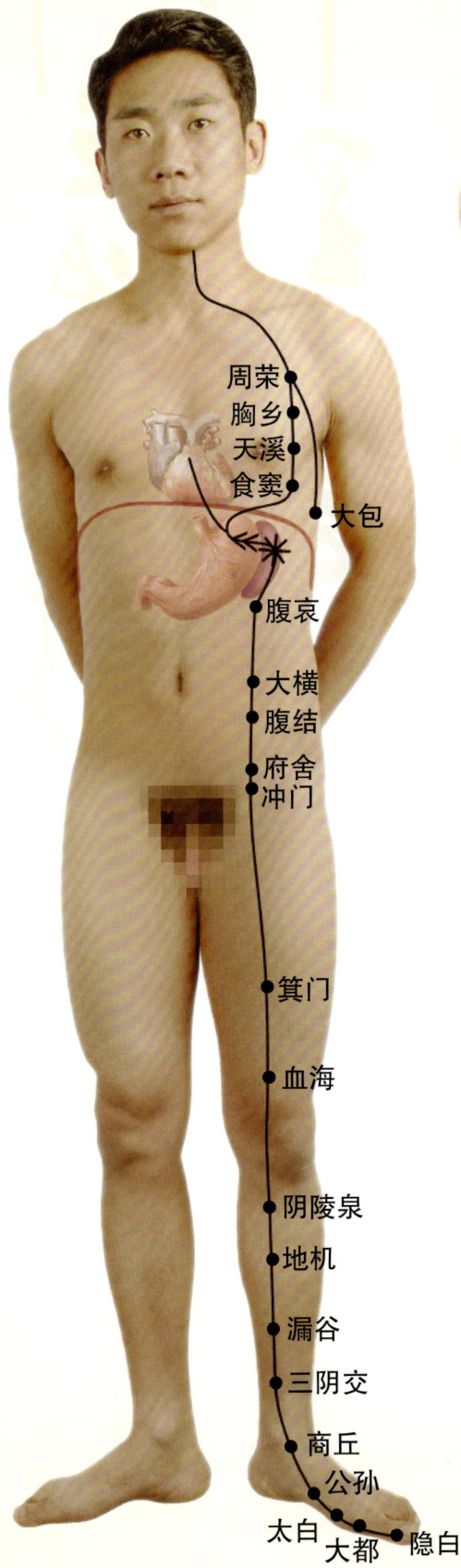

周荣

胸乡

天溪

食窦

大包

腹哀

大横

腹结

府舍

冲门

箕门

血海

阴陵泉

地机

漏谷

三阴交

商丘

公孙

太白

大都

隐白

隐白（Yǐnbái）（SP 1 井穴）

【穴名来源】隐，隐蔽；白，白色。穴居隐蔽之处，其处色白。

【定　　位】在足趾，大趾末节内侧，趾甲根角侧后方0.1寸(指寸)。

【功　　能】调经统血，健脾回阳。

【主　　治】月经过时不止，崩漏。腹胀，暴泄。多梦，癫狂。

【刺 灸 法】刺法：浅刺0.1～0.2寸，或用三棱针点刺出血。灸法：米粒艾炷灸1～3壮，艾条灸5～10分钟。

大都（Dàdū）（SP 2 荥穴）

【穴名来源】大，巨大；都，集聚。穴在大趾起始部，为经气所聚之处。

【定　　位】在足趾，第1跖趾关节远端赤白肉际凹陷中。

【功　　能】泄热止痛，健脾和中。

【主　　治】腹胀，腹痛，胃痛，食不化，呕逆，泄泻，便脓血，便秘。小儿惊厥，心烦不得卧。足大趾本节红肿、疼痛，体重肢肿，手足厥冷。热病无汗，厥心痛，伤寒。

【刺 灸 法】刺法：直刺0.3～0.5寸，局部酸胀。灸法：艾炷灸1～3壮，艾条灸5～10分钟。

太白（Tàibái）（SP 3 输穴、原穴）

【穴名来源】太，甚大；白，白色。穴在大趾赤白肉际上，望其色而名之太白。

【定　　位】在跖区，第1跖趾关节近端赤白肉际凹陷中。

【功　　能】健脾和胃，清热化湿。

【主　　治】胃痛，腹胀，腹痛，肠鸣，呕吐，泄泻，痢疾，便秘，疳证，饥不欲食，善

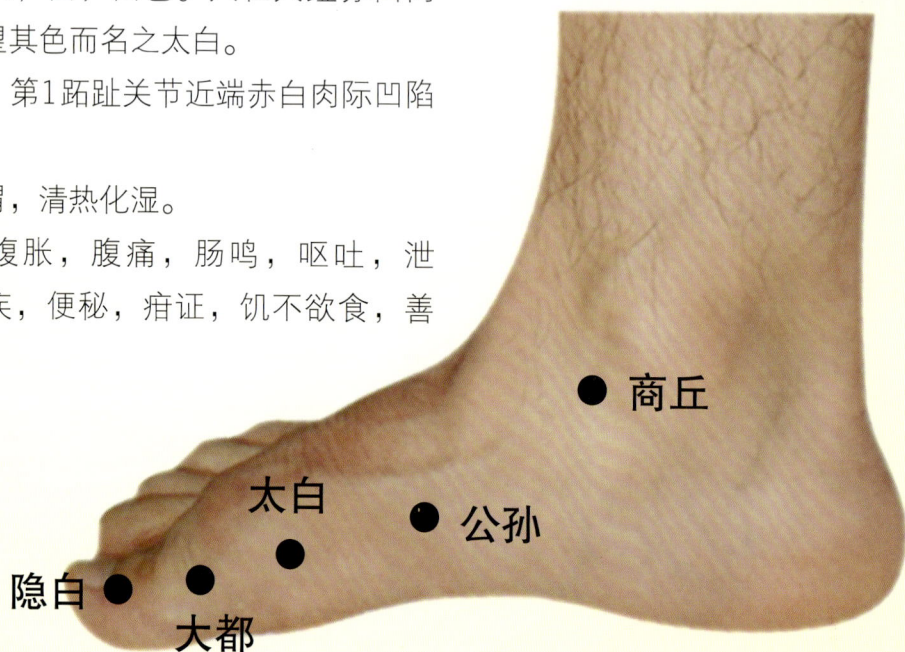

商丘

太白　　公孙

隐白　　大都

噫，食不化。崩漏，带下，经闭，月经不调，乳汁缺乏。足痛，足肿。虚劳，咳嗽，脱证，心痛脉缓，痿证。

【刺 灸 法】刺法：直刺0.3～0.5寸。局部酸胀。灸法：艾炷灸3～5壮，艾条灸5～10分钟。

商丘（Shāngqiū）（SP5 经穴）

【穴名来源】商，五音之一，属金；丘，丘陵。此系脾经经穴，属金，内踝隆起如丘，穴在前下，故名。

【定　　位】在踝区，内踝前下方，舟骨粗隆与内踝尖连线中点凹陷中。

【功　　能】健脾化湿，通调肠胃。

【主　　治】呕吐，吞酸，肠鸣，泄泻，食不化，便秘，痢疾，黄疸。癫狂，善笑，梦魇，善太息，小儿惊风，小儿痫症。阴股内廉痛、内踝红肿痛，两足无力，舌体强痛，足踝痛。乳痛，疝气，怠惰嗜卧。

【刺 灸 法】刺法：直刺0.3～0.5寸，局部酸胀。灸法：艾炷灸3～5壮，艾条灸10～20分钟。

公孙（Gōngsūn）（SP4 络穴、八脉交会穴通冲脉）

【穴名来源】公，通"祖"，有本源之意；孙，子嗣。脾经之络脉是从此通向胃经的。

【定　　位】在跖区，当第1跖骨底的前下缘赤白肉际处。

【功　　能】健脾胃，调冲任。

【主　　治】呕吐，呃逆，反胃，腹痛，胃脘痛，食不化，肠鸣，泄泻，痢疾。妇人血晕，痛经，月经不调，带下。气冲胸中、胸膈、喉咙。眩晕，癫痫，烦心，失眠，发狂妄言，嗜卧。足痛，足肿，足内翻。

【刺 灸 法】刺法：直刺0.5～0.8寸，局部酸胀。灸法：艾炷灸3～5壮，艾条灸10～20分钟。

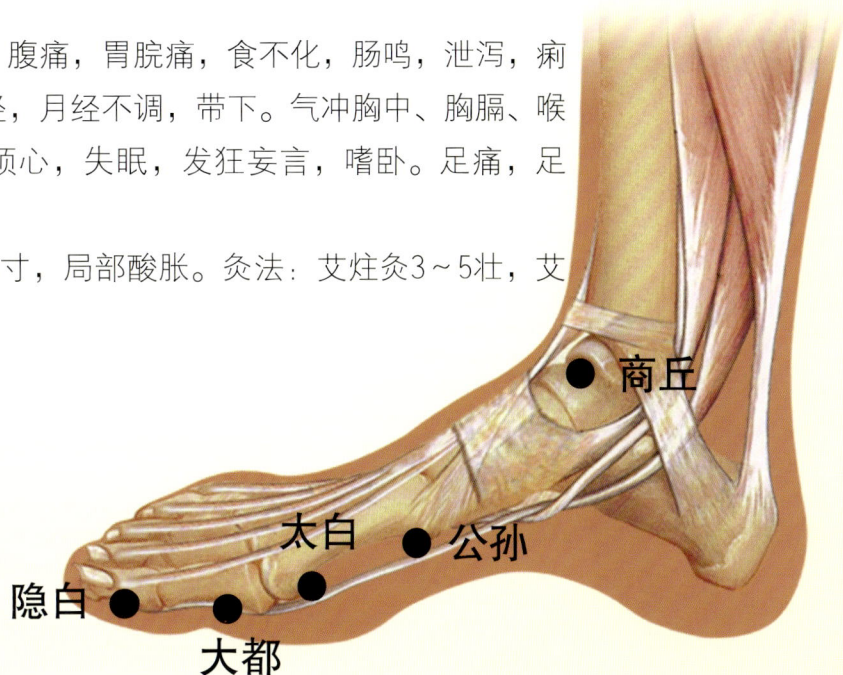

商丘

太白　公孙

隐白

大都

血海（Xuèhǎi）（SP 10）

【穴名来源】血，气血的血；海，海洋。本穴能治各种血症，如聚溢血重归于海。

【定　　位】在股前区，髌底内侧端上2寸，股内侧肌隆起处。

【功　　能】调经统血，健脾化湿。

【主　　治】腹痛，腹胀。崩漏，丹毒，月经过多，月经不调，痛经，白带过多，产后血晕，恶露不行，女子癥瘕。湿疹，荨麻疹，丹毒，疥疮。膝痛，股内侧痛，脚气，痿证。

【刺灸法】刺法：直刺1.0～2.0寸，局部酸胀，可向髌部放散。灸法：艾炷灸5～7壮，艾条灸10～20分钟。

箕门（Jīmén）（SP 11）

【穴名来源】箕，簸箕；门，门户。两腿张开席地而坐，其形如箕。穴在大腿内侧，左行对称，恰似箕之门户。

【定　　位】在股前区，髌底内侧端与冲门的连线上1/3与2/3交点，长收肌和缝匠肌交角的动脉搏动处。

【功　　能】健脾渗湿，通利下焦。

【主　　治】小便不通，遗尿，五淋，阴囊湿疹等。

【刺灸法】刺法：直刺0.3～1.0寸，局部酸胀。灸法：艾炷灸3～5壮，艾条灸5～10分钟。

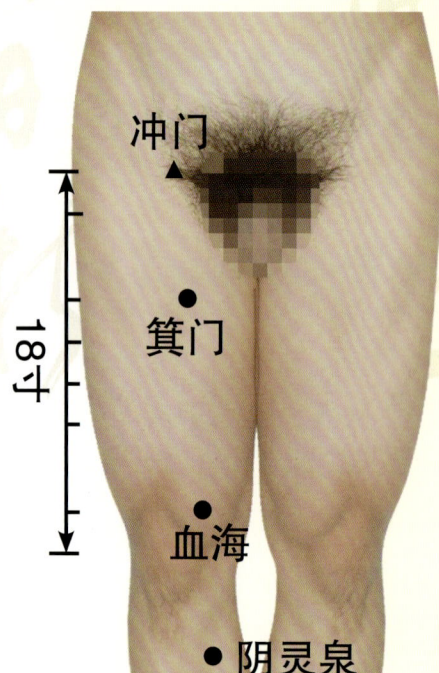

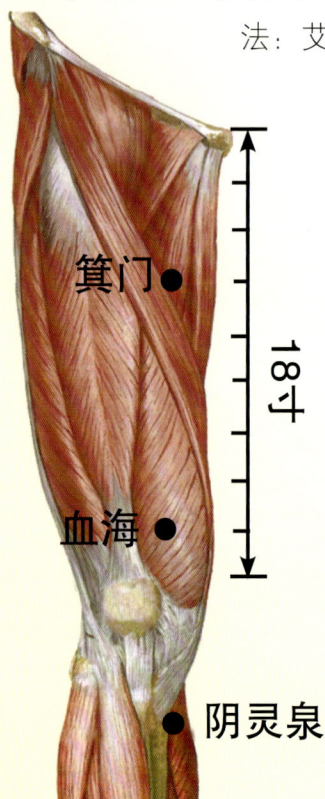

阴陵泉（Yīnlíngquán）（SP 9 合穴）

【穴名来源】阴，阴阳之阴；陵，山陵；泉，水泉。内为阴，穴在胫骨内上髁根部下缘凹陷中，如在山陵下之水泉。

【定　　位】在小腿内侧，胫骨内侧髁下缘与胫骨内侧缘之间的凹陷中。

【功　　能】清利湿热，健脾理气，益肾调经，通经活络。

【主　　治】腹痛，腹胀，食欲不振，黄疸，霍乱吐泻。水肿，小便不利或失禁，遗尿，遗精，阳痿。月经不调，痛经，带下。湿疹，荨麻疹，疥疮。膝痛，脚气，痿证。心悸，多寐，头晕，头痛，咳嗽痰多。

【刺灸法】刺法：直刺1.0～1.5寸，局部酸胀。灸法：艾炷灸3～5壮，艾条灸5～10分钟。

漏谷（Lòugǔ）（SP 7）

【穴名来源】漏，穴窍；谷，山谷。穴居胫骨后缘山谷样凹陷中。

【定　　位】在小腿内侧，内踝尖上6寸，胫骨内侧缘后际。

【功　　能】健脾和胃，利尿除湿。

【主　　治】脾胃虚弱，肠鸣腹胀，腹痛，泄泻，饮食不化。水肿，小便不利，遗尿，遗精，阳痿，睾丸缩腹。足痿痹痛，脚气，下肢神经痛或瘫痪。

【刺 灸 法】刺法：直刺1.0～1.5寸，局部酸胀。灸法：艾炷灸3～5壮，艾条灸5～10分钟。

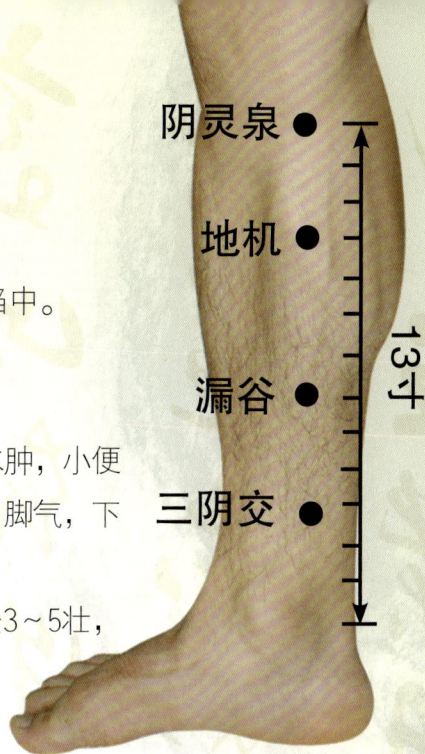

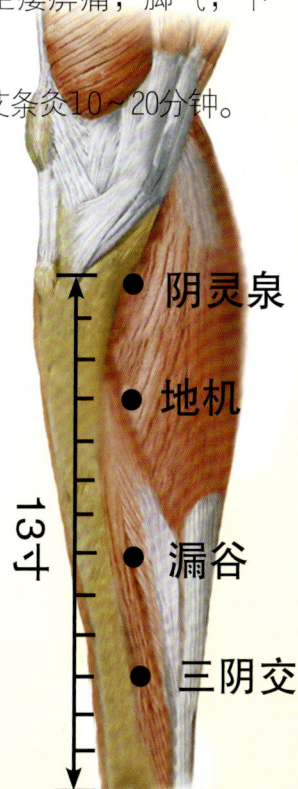

三阴交（Sānyīnjiāo）（SP 6）

【穴名来源】三阴，指足三阴经；交，交会。此系脾、肝、肾三阴经之交会穴。

【定　　位】在小腿内侧，内踝尖上3寸，胫骨内侧缘后际。

【功　　能】健脾胃，益肝肾，调经带。

【主　　治】脾胃虚弱，肠鸣腹胀，腹痛，泄泻，胃痛、呕吐，呃逆，痢疾。月经不调，崩漏，赤白带下，经闭，难产，不孕症，产后血晕，恶露不行。水肿，小便不利，遗尿，癃闭，阴挺，梦遗，遗精，阳痿，阴茎痛，疝气，睾丸缩腹。癫痫，失眠，狂症，小儿惊风。荨麻疹。足痿痹痛，脚气，下肢神经痛或瘫痪。

【刺 灸 法】刺法：直刺0.5～1.0寸，局部酸。灸法：艾炷灸5～9壮，艾条灸10～20分钟。

地机（Dìjī）（SP 8 郄穴）

【穴名来源】地，土地，指下肢；机，机要；穴在下肢，局部肌肉最为丰满，是小腿运动的机要部位。

【定　　位】在小腿内侧，阴陵泉（SP9）下3寸，胫骨内侧缘后际。

【功　　能】健脾渗湿，调经止带。

【主　　治】食欲不振，腹胀腹痛，大便溏泄，痢疾，胃痉挛。水肿，遗精，疝气，小便不利，腰痛不可俯仰。月经不调，痛经，白带过多，女子癥瘕。腿膝麻木，疼痛。

【刺 灸 法】刺法：直刺1.0～1.5寸，局部酸胀。灸法：艾炷灸3～5壮，艾条灸5～10分钟。

阴灵泉

地机

漏谷

三阴交

13寸

冲门（Chōngmén）（SP 12）

【穴名来源】冲，要冲；门，门户。穴在气街部，为经气通过之重要门户。

【定　　位】在腹股沟区，腹股沟斜纹中，髂外动脉搏动处的外侧。

【功　　能】健脾化湿，理气解痉。

【主　　治】腹痛，腹胀。小便不利，水肿，疝气。胎气上逆，赤白带过多，产后出血，恶露不行，女子癥瘕。

【刺灸法】刺法：避开动脉，直刺0.5~1.0寸，腹股沟酸胀，可扩散至外阴部。灸法：间接灸3~5壮，艾条灸10~20分钟。

府舍（Fǔshè）（SP 13）

【穴名来源】府，指脏腑；舍，宅舍。穴位深处是腹腔，为脏腑的宅舍。

【定　　位】在下腹部，脐中下4寸，前正中线旁开4寸。

【功　　能】健脾理气，散结止痛。

【主　　治】腹痛，霍乱吐泻，疝气，腹满积聚。

【刺灸法】刺法：直刺1.0~1.5寸，局部酸胀。灸法：艾炷灸3~5壮，艾条灸5~10分钟。

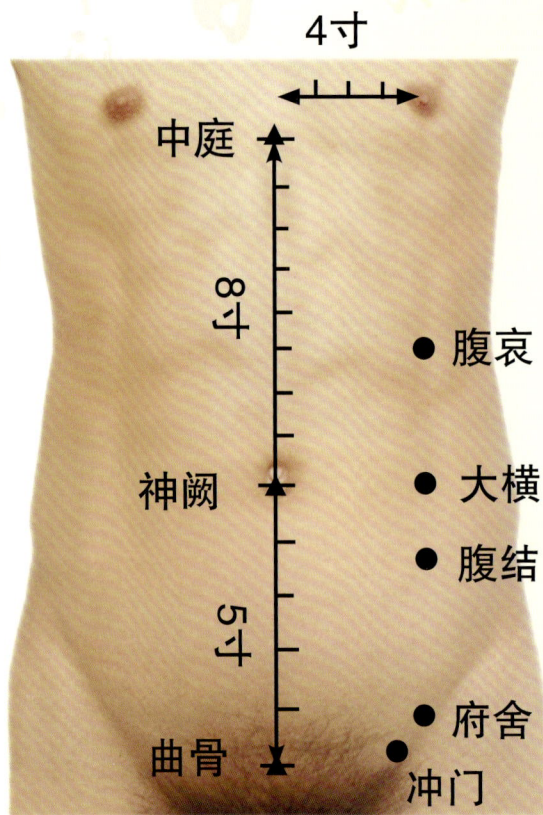

腹结（Fùjié）（SP 14）

【穴名来源】腹，腹部；结，结聚。本穴能治腹部结聚不通之症。

【定　　位】在下腹部，脐中下1.3寸，前正中线旁开4寸。

【功　　能】健脾温中，宣通降逆。

【主　　治】绕脐腹痛，便秘，泄泻，疝气。

【刺灸法】刺法：直刺1.0~1.5寸，局部酸胀。灸法：艾炷灸3~5壮，艾条灸5~10分钟。

大横（Dàhéng）（SP 15）

【穴名来源】大，大小之大；横，横竖之横。穴位内应横行之大肠。

【定　　位】在腹部，脐中旁开4寸。

【功　　能】温中散寒，调理肠胃。

【主　　治】腹胀，腹痛，痢疾，泄泻，便秘。四肢无力，惊悸怔忡。

【刺灸法】刺法：直刺1.0～1.5寸，局部酸胀。或平刺2.0～2.5寸透神阙。灸法：艾炷灸5～7壮，艾条灸10～20分钟。

腹哀（Fù āi）（SP 16）

【穴名来源】腹，腹部；哀，伤痛。本穴能治腹部各种伤痛。

【定　　位】在上腹部，脐中上3寸，前正中线旁开4寸。

【功　　能】健脾和胃，理气调肠。

【主　　治】绕脐痛，消化不良，便秘，痢疾。

【刺灸法】刺法：直刺1.0～1.5寸，局部酸胀。灸法：艾炷灸3～5壮，艾条灸5～10分钟。

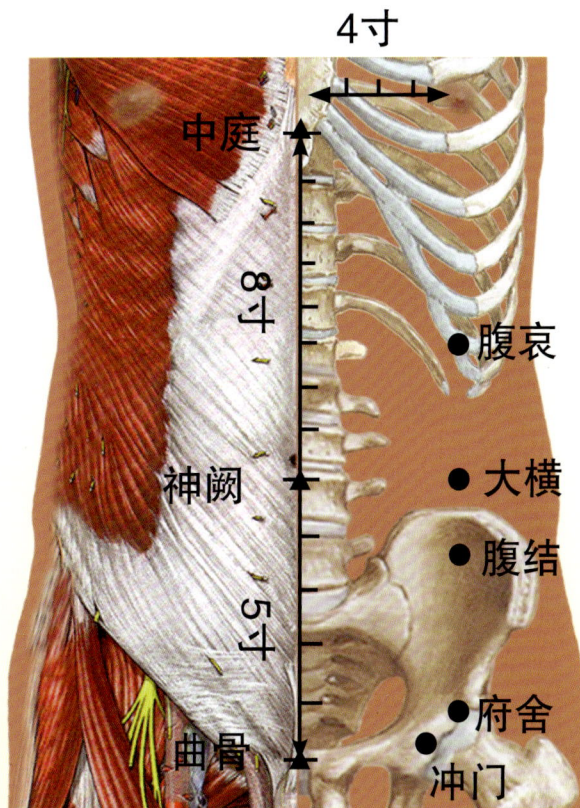

食窦（Shídòu）（SP 17）

【穴名来源】食，食物；窦，孔窦。穴在乳头外下方，深部有储藏乳汁的孔窦。

【定　位】在胸部，第5肋间隙，前正中线旁开6寸。

【功　能】宣肺平喘，健脾和中，利水消肿。

【主　治】咳嗽，胸闷，气喘，泄泻，痢疾，便秘，小腹痛，胸胁胀痛，胸引背痛不得卧，小便不利，水肿。

【刺灸法】刺法：向外斜刺或平刺0.5～0.8寸，局部酸胀。灸法：艾炷灸3～5壮，艾条灸5～10分钟。

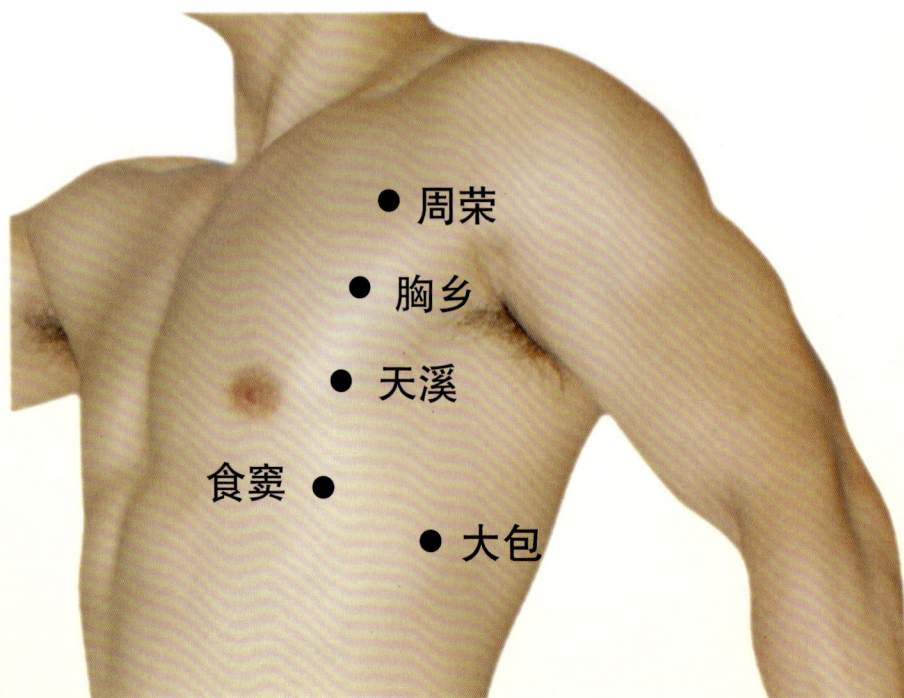

天溪（Tiānxī）（SP 18）

【穴名来源】天，天空，指上而言；溪，沟溪。穴居胸部肋间，如在沟溪中。

【定　位】在胸部，第4肋间隙，前正中线旁开6寸。

【功　能】宽胸理气，止咳通乳。

【主　治】胸部疼痛，咳嗽，胸胁胀痛，胸引背痛不得卧，乳痈，乳汁少。

【刺灸法】刺法：斜刺或平刺0.5～0.8寸，局部酸胀。灸法：艾炷灸3～5壮，艾条灸5～10分钟。

● 周荣

● 胸乡

● 天溪

食窦 ●

● 大包

胸乡（Xiōngxiāng）（SP 19）

【穴名来源】胸，胸部；乡，部位。穴在胸
　　　　　　旁，能治胸部疾患。

【定　　位】在胸部，第3肋间隙，前正中线
　　　　　　旁开6寸。

【功　　能】宣肺止咳，理气止痛。

【主　　治】胸胁胀痛，胸引背痛不得卧，
　　　　　　咳嗽。

【刺 灸 法】刺法：斜刺或向外平刺0.5～0.8
　　　　　　寸，局部酸胀。灸法：艾炷灸
　　　　　　3～5壮，艾条灸5～10分钟。

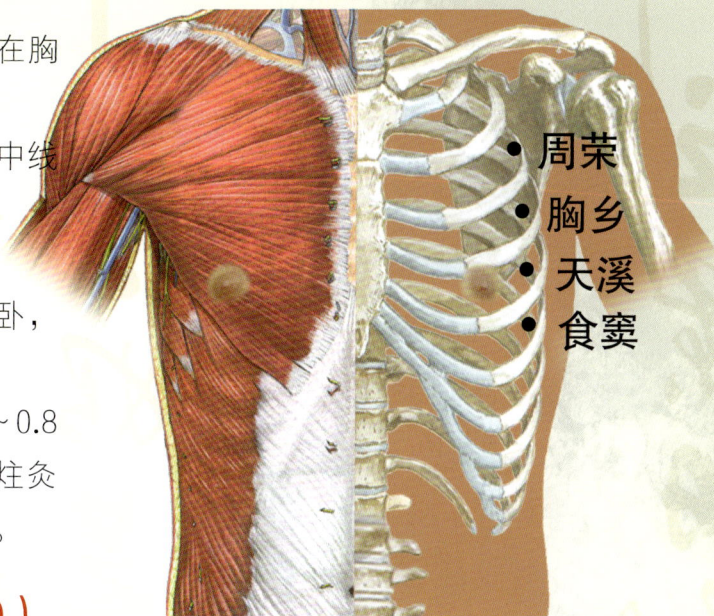

- 周荣
- 胸乡
- 天溪
- 食窦

周荣（Zhōuróng）（SP 20）

【穴名来源】周，周身；荣。荣养。本穴可调和营气，而荣养
　　　　　　周身。

【定　　位】在胸部，第2肋间隙，前正中线旁开6寸。

【功　　能】宣肺平喘，理气化痰。

【主　　治】胸胁胀满，胁肋痛，咳嗽，咳痰。

【刺 灸 法】刺法：斜刺或向外平刺0.5～0.8寸，局部酸胀。
　　　　　　灸法：艾炷灸3～5壮，艾条灸5～10分钟。

大包（Dàbāo）（SP 21　脾之大络）

【穴名来源】大，大小之大；包，包容。寓意广大
　　　　　　包容，为脾之大络，通达周身，输布
　　　　　　各处。

【定　　位】在胸外侧区，第6肋间隙，在腋中
　　　　　　线上。

【功　　能】宽胸益脾，调理气血。

【主　　治】胸胁痛，气喘，咳嗽，咳痰，胸闷，
　　　　　　全身疼痛，四肢无力等。

【刺 灸 法】刺法：斜刺或向后平刺0.5～0.8寸，
　　　　　　局部酸胀。灸法：艾炷灸3～5壮，艾
　　　　　　条灸10～20分钟。

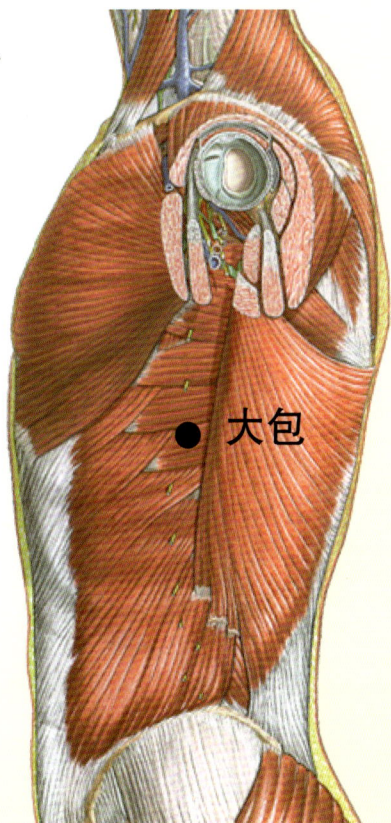

- 大包

第六章　手少阴心经

经脉循行

心手少阴之脉，起于心中，出属心系下膈，络小肠。

其支者：从心系，上挟咽，系目系。

其直者：复从心系，却上肺，下出腋下，下循臑内后廉，行太阴、心主之后，下肘内，循臂内后廉，抵掌后锐骨之端，入掌内后廉，循小指之内，出其端。

循行白话解

手少阴心经：从心中开始，出来属于心脏与它脏相连的系带，下过膈肌，络小肠。

它的支脉：从心脏的系带部向上挟咽喉，而与眼球内连于脑的系带相联系。

它的直行脉：从心系（即心与它脏相联系的系带）上行至肺，向下出于腋下（极泉），沿上臂内侧后缘，走手太阴，手厥阴经之后（青灵），下向肘内（少海），沿前臂内侧后缘（灵道、通里、阴郄、神门），到掌后豌豆骨部进入掌内后边（少府），沿小指的桡侧出于末端（少冲），接手太阳小肠经。

主治病候

本经腧穴主治心、胸、神志病以及经脉循行位置的病症。如心痛，咽干，口渴，目黄，胁痛，上臂内侧痛，手心发热等症。

经穴病候

HT九穴是心经，起于极泉止少冲，神志血病痛痒疮，

烦热悸汗皆可用，极泉腋窝动脉牵，青灵肘上三寸觅，

少海骨髁纹头间，灵道掌后一寸半，通里掌后一寸间，

阴郄五分在掌后，神门腕横纹上取，少府握拳小指尖，

少冲小指外甲角。

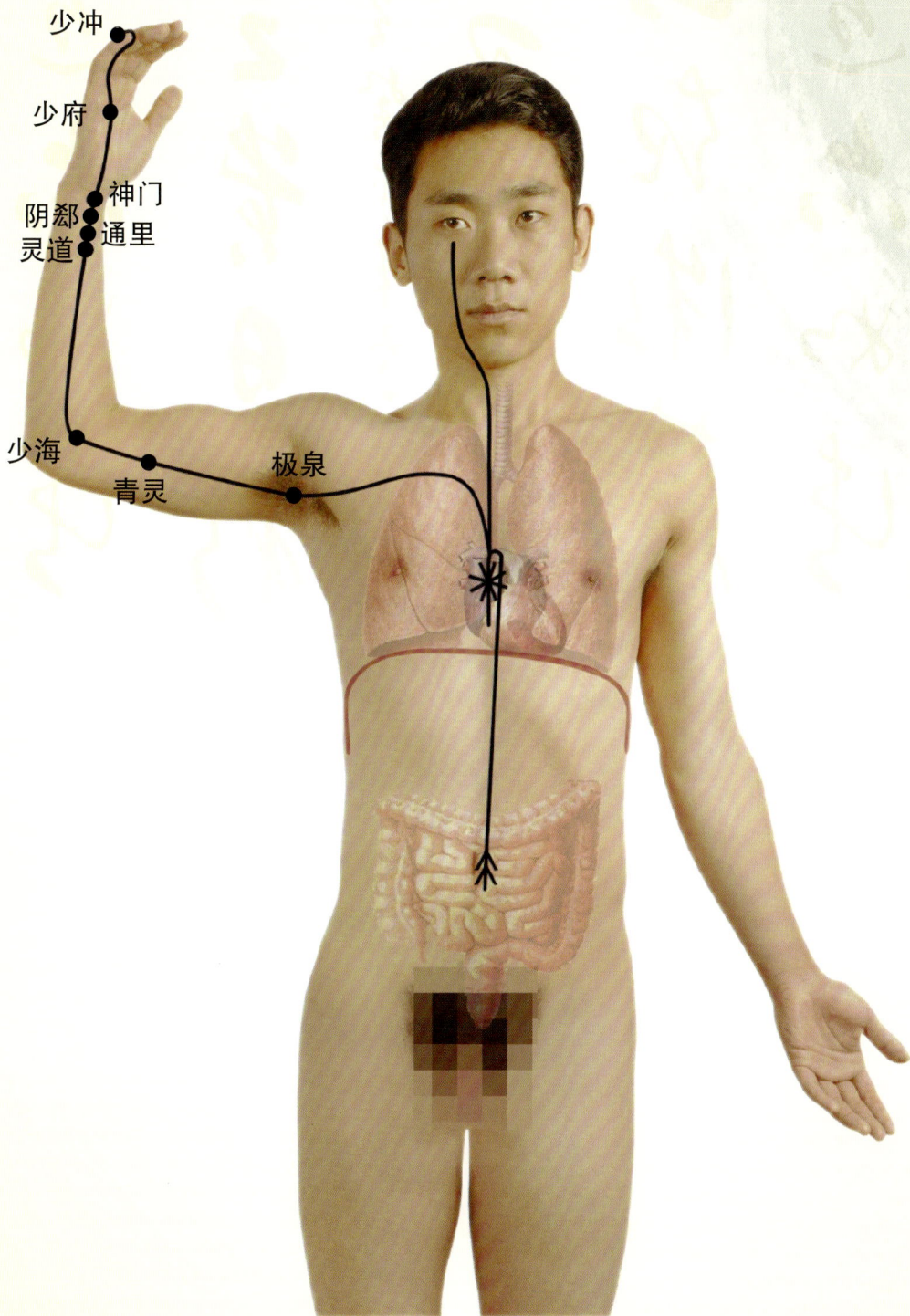

少冲

少府

神门

阴郄　通里

灵道

少海

青灵　极泉

极泉（Jí quán）（HT 1）

【穴名来源】极，高大之意；泉，水泉。穴在腋下高处，局部凹陷如泉。

【定　　位】在腋区，腋窝中央，腋动脉搏动处。

【功　　能】宽胸理气，通经活络。

【主　　治】心悸，心痛，胸闷，胁肋疼痛，目黄，呕逆，心悲不乐，肘臂冷痛，四肢不举。

【刺　灸　法】刺法：避开动脉，直刺1.0～1.5寸，整个腋窝酸胀，有麻电感向前臂手指端放散，或上肢抽动，以3次为度。灸法：艾炷灸3～5壮，艾条灸温针灸5～10分钟，不宜瘢痕灸。

青灵（Qīnglíng）（HT 2）

【穴名来源】青，生发之象；灵，神灵。心为君主之官，通窍藏灵，具有脉气生发之象。

【定　　位】在臂前区，肘横纹上3寸，肱二头肌的内侧沟中。

【功　　能】理气通络，宁心安神。

【主　　治】头痛，肩臂痛，胁痛。

【刺　灸　法】刺法：直刺0.5～1.0寸，局部酸胀，针感可向前臂及腋部放散。灸法：艾炷灸3～7壮，艾条灸5～10分钟。

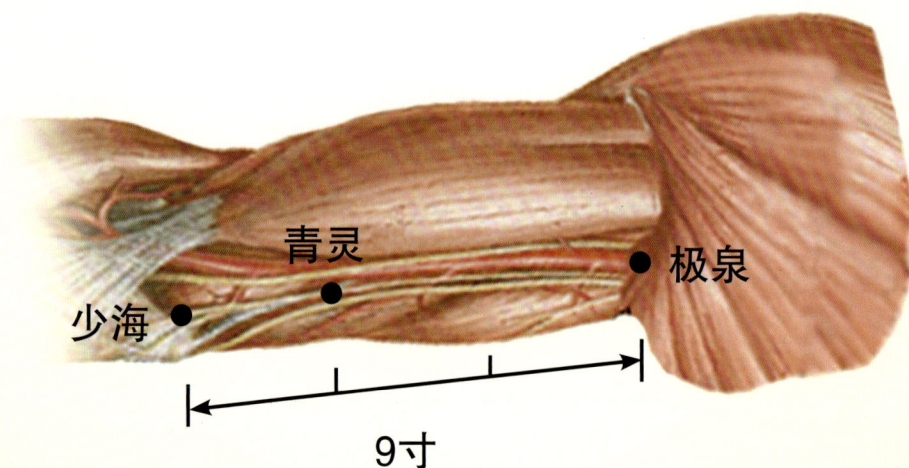

少海　　青灵　　极泉

9寸

少海（Shàohǎi）（HT 3 合穴）

【穴名来源】少，幼小，指手少阴经；海，海洋。此为本经合穴，脉气于此，犹如水流入海。

【定　　位】在肘前区，横平肘横纹，肱骨内上髁前缘。

【功　　能】理气通络，宁心安神。

【主　　治】心痛，癫狂，善笑，痫症。暴喑，肘臂挛痛，麻木。

【刺 灸 法】刺法：直刺0.5～1.0寸，局部酸胀，或有麻电感向前臂放散。灸法：艾炷灸3～5壮，艾条灸5～10分钟。

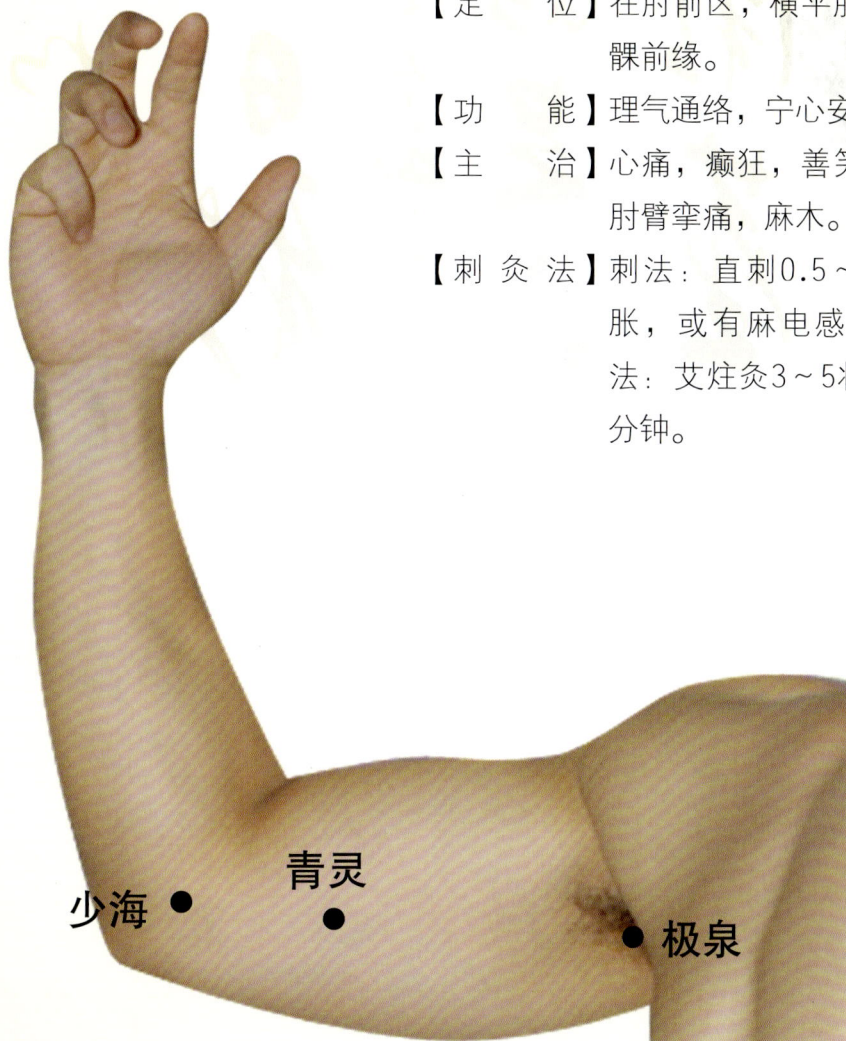

少海 ●　　青灵 ●　　● 极泉

灵道（língdào）（HT 4 经穴）

【穴名来源】灵，神灵；道，通道。心主神灵。穴在尺侧腕屈肌腱的桡侧缘，犹如通向神灵之道。

【定　　位】在前臂前区，腕掌侧远端横纹上1.5寸，尺侧腕屈肌腱的桡侧缘。

【功　　能】宁心安神，活血通络。

【主　　治】心悸怔忡，心痛，悲恐善笑。暴喑不能言，舌强，不语，肘臂挛急，手麻不仁。

【刺 灸 法】刺法：直刺0.5～0.8寸，局部酸胀。灸法：艾炷灸1～3壮，艾条温和灸10～20分钟。

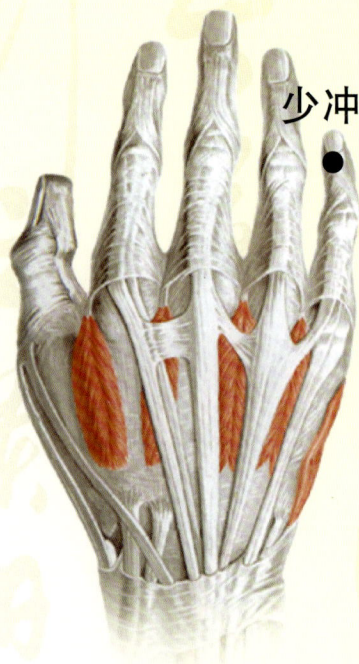

少冲

通里（Tōnglǐ）（HT 5 络穴）

【穴名来源】通，通往；里，内里。本经络脉由此穴别出，与小肠经互为表里而相通。

【定　　位】在前臂前区，腕掌侧远端横纹上1寸，尺侧腕屈肌腱的桡侧缘。

【功　　能】安神志，清虚热，通经活络。

【主　　治】心痛，虚烦，善忘，不寐，惊悸，怔忡，脏躁，痴呆，癫狂，痫证，头痛，头昏。妇人经血过多，崩漏，月经不调。臂肘腕疼痛，咽喉肿痛，暴喑，舌强，舌疮，重舌，目眩。

【刺 灸 法】刺法：直刺0.3～0.5寸，局部酸胀。灸法：艾炷灸1～3壮，艾条灸10～20分钟。

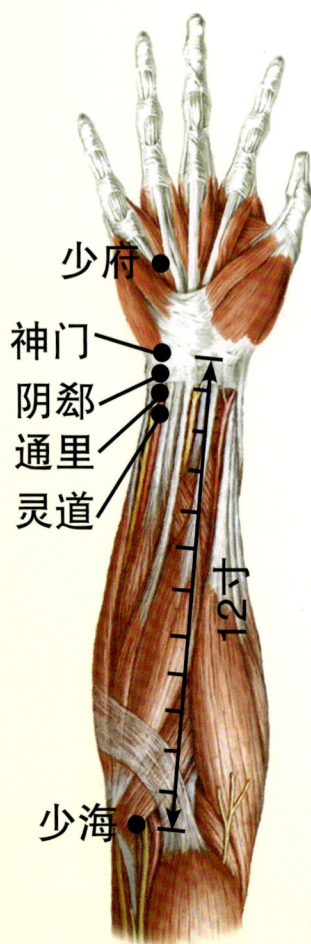

少府
神门
阴郄
通里
灵道
12寸
少海

阴郄（Yīnxì）（HT 6 郄穴）

【穴名来源】阴，阴阳之阴；郄，孔隙。此为手少阴经之郄穴，故名。

【定　　位】在前臂前区，腕掌侧远端横纹上0.5寸，尺侧腕屈肌腱的桡侧缘。

【功　　能】清心安神，固表开音。

【主　　治】心痛，心烦，惊悸，怔忡，头痛，眩晕，惊恐。咳嗽，衄血，恶寒，盗汗，吐血，小儿骨蒸。腕痛，失语。胃脘痛。

【刺 灸 法】刺法：直刺0.3～0.5寸，局部酸胀。灸法：艾炷灸3壮，艾条灸10～20分钟。

神门（Shénmén）（HT 7 输穴、原穴）

【穴名来源】神，心神；门，门户。心藏神；此为手少阴经
的俞穴，为心神出入之门户。

【定　　位】在腕前区，腕掌侧远端横纹尺侧端，尺侧腕屈
肌腱的桡侧缘。

【功　　能】宁心安神，通经活络。

【主　　治】心烦，善忘，不寐，痴呆，癫狂，痫症，头痛
头昏。心痛，心悸，怔忡。目眩，目黄，咽
干，失音，手臂寒痛，麻木。喘逆上气，呕
血，热病不嗜食。

【刺 灸 法】刺法：直刺0.3～0.5寸，局部酸胀并可有麻电
感向指端放散。灸法：艾炷灸1～3壮，艾条
温灸5～15分钟。

少府（Shàofǔ）（HT 8 荥穴）

【穴名来源】少，幼小；府，处所，为脉气所溜之处。

【定　　位】在手掌，横平第5掌指关节近端，第4、5掌骨
之间。

【功　　能】清心泻火，理气活络。

【主　　治】心悸，胸痛，善笑，悲恐，善惊。掌中热，手
小指拘挛，臂神经痛。

【刺 灸 法】刺法：直刺0.3～0.5寸，局部胀痛向肘部或小
指放散。灸法：艾炷灸3～5壮，艾条灸5～7分钟。

少冲（Shàochōng）（HT 9 井穴）

【穴名来源】少，幼小；冲，冲动。本穴为手少阴经井穴，脉气由此涌出沿经脉上行。

【定　　位】在手指，小指末节桡侧，指甲根角侧上方0.1寸(指寸)。

【功　　能】清热熄风，醒神开窍，理血通经。

【主　　治】心痛，心悸，胸胁痛。癫狂，热病，中风昏迷，悲恐善惊，喜怒无常。肘
臂肿痛，手挛不伸，手掌热，目黄，口中热，嗌干，咽痛。

【刺 灸 法】刺法：浅刺0.1～0.2寸，或用三棱针点刺出血。灸法：艾炷灸3～5壮，艾条
灸5～10分钟。

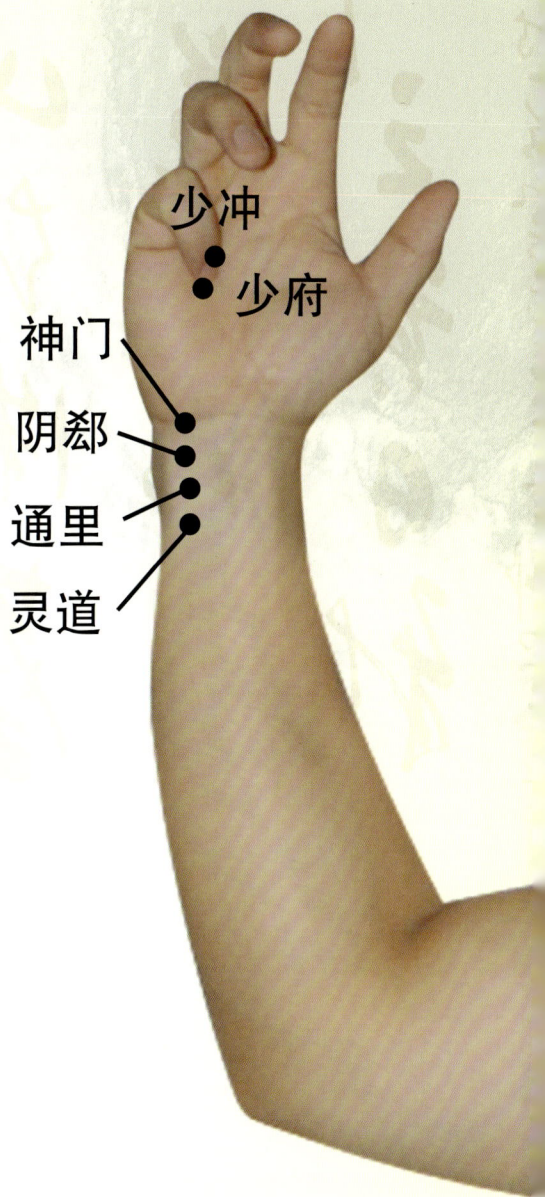

少冲
少府
神门
阴郄
通里
灵道

第七章　手太阳小肠经

经脉循行

小肠手太阳之脉，起于小指之端，循手外侧上腕，出踝中，直上循臂骨下廉，出肘内侧两骨之间，上循外后廉，出肩解，绕肩胛，交肩上，入缺盆，络心，循咽下膈，抵胃，属小肠。

其支者：从缺盆循颈，上颊，至目锐眦，却入耳中。

其支者：别颊上䪼，抵鼻，至目内眦（斜络于颧）。

循行白话解

手太阳小肠经：从小指外侧末端开始（少泽），沿手掌尺侧（前谷、后溪），上向腕部（腕骨、阳谷），出尺骨小头部（养老），直上沿尺骨下边（支正），出于肘内侧当肱骨内上髁和尺骨鹰嘴之间（小海），向上沿上臂外后侧，出肩关节部（肩贞、臑俞），绕肩胛（天宗、秉风、曲垣），交会肩上（肩外俞、肩中俞；会附分、大杼、大椎），进入缺盆（锁骨上窝），络于心，沿食管，通过膈肌，到胃（会上脘、中脘），属于小肠。

它的支脉：从锁骨上行沿颈旁（天窗、天容），上向面颊（颧髎），到外眼角（会瞳子髎），弯向后（会和髎），进入耳中（听宫）。

它的支脉：从面颊部分出，上向颧骨，靠鼻旁到内眼角（会睛明），接足太阳膀胱经。

主治病候

本经腧穴主治头、项、耳、目、咽喉病，热病，神志病以及经络循行位置的病症。如少腹痛，腰脊痛引睾丸，耳鸣，耳聋，目黄，颊肿，咽喉肿痛，肩臂外侧后缘痛等症。

经穴歌诀

SI十九手小肠，少泽听宫起止详，头项耳目热神志，

痒疮痛肿液病良，少泽小指内甲角，前谷泽后节前方，

后溪握拳节后取，腕骨腕前骨陷当，阳谷三角骨后取，

养老转手髁空藏，支正腕后上五寸，小海二骨之中央，

肩贞纹头上一寸，臑俞贞上骨下方，天宗冈下窝中取，秉风冈上窝中央，曲垣胛冈内上缘，陶道旁三外俞章，大椎旁二中俞穴，天窗扶后大筋旁，天容耳下曲颊后，颧髎颧骨下廉乡，听宫之穴归何处，耳屏中前陷中央。

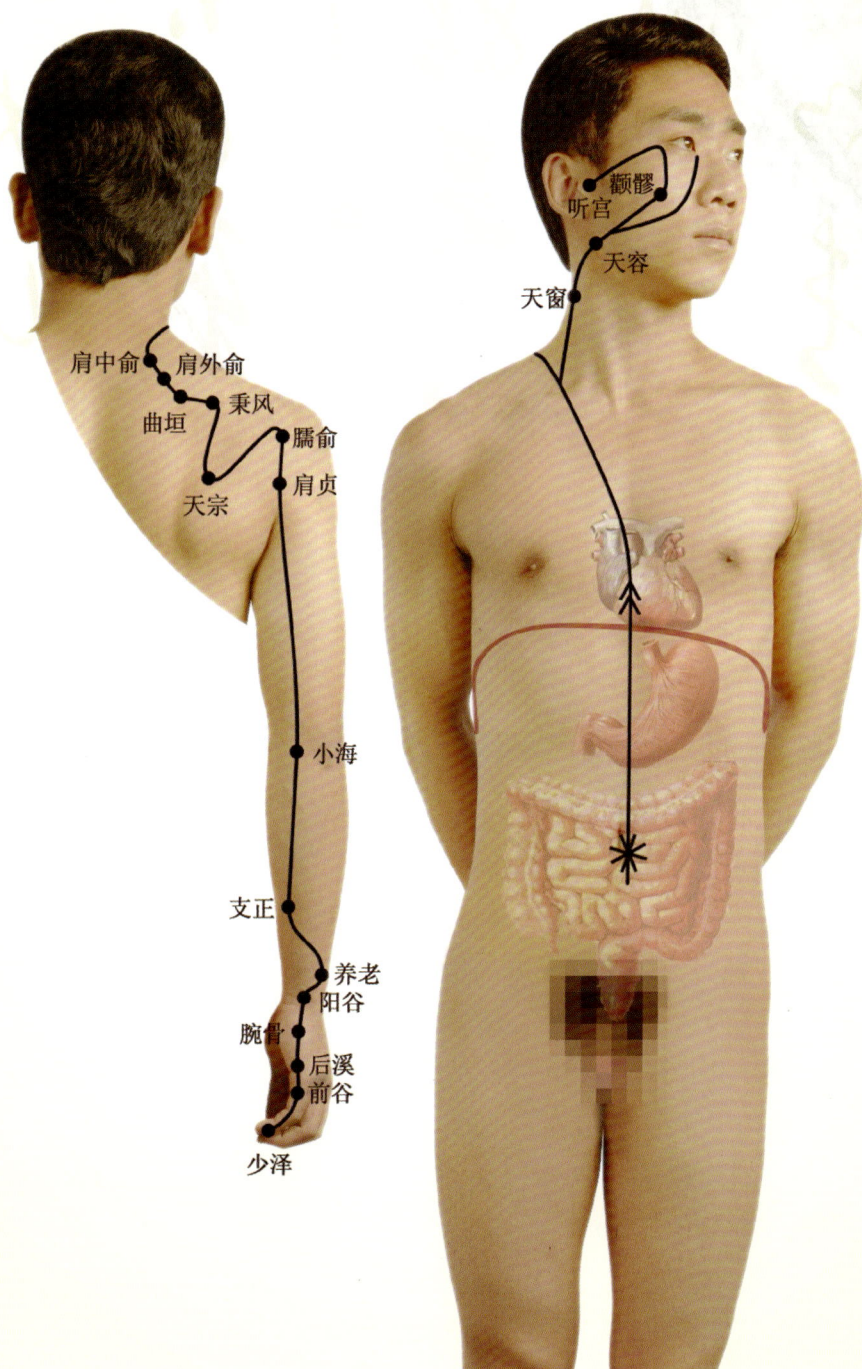

颧髎
听宫
天容
天窗

肩中俞　肩外俞
曲垣　秉风
　　　臑俞
天宗　肩贞

小海

支正

养老
阳谷
腕骨
后溪
前谷

少泽

养老
●

阳谷
●

腕骨
●

后溪
●

前谷
●

少泽
●

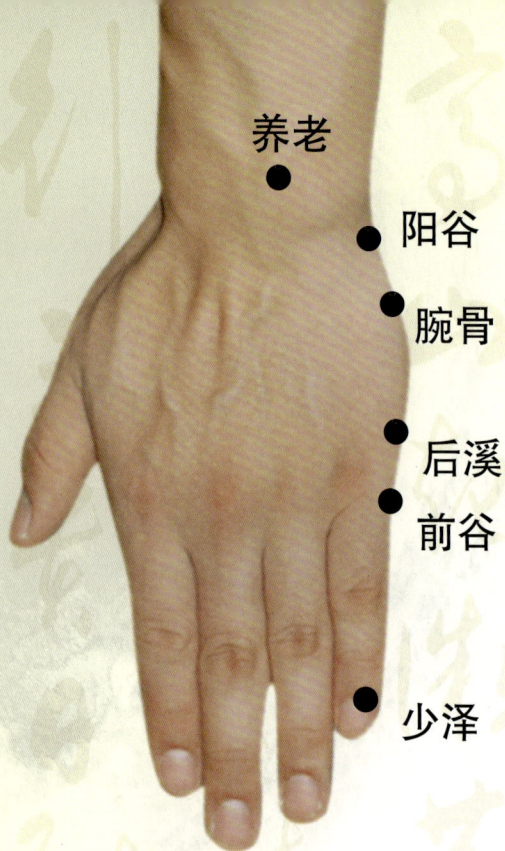

少泽（Shàozé）（SI 1 井穴）

【穴名来源】少，幼小；泽；沼泽。穴在小指旁，脉气初生之处，如始于小泽。

【定　　位】在手指，小指末节尺侧，距指甲根角侧上方0.1寸(指寸)。

【功　　能】清热通乳，散瘀利窍。

【主　　治】中风昏迷。头痛，目生翳膜，耳聋，喉痹，舌卷，舌强不语。心痛，心烦，气短，咳嗽，胸胁痛，乳痈，产后无乳。寒热，疟疾。臂内廉痛，小指不用。

【刺 灸 法】刺法：浅刺0.1～0.2寸，或用三棱针点刺出血。灸法：艾炷灸1～3壮，艾条灸3～5分钟。

前谷（Qiángǔ）（SI 2 荥穴）

【穴名来源】前，前后之前；谷，山谷。第5掌指关节前下凹陷如谷，穴当其处。

【定　　位】在手指，第5掌指关节尺侧远端赤白肉际凹陷中。

【功　　能】疏风散热，清头明目，通经活络。

【主　　治】热病汗不出寒热，疟疾。目痛泣出，目中白翳，耳鸣，鼻寒不利，鼻衄，颊肿，咽肿喉痹。头项急痛，颈项不得回顾，臂痛不得举。妇人产后无乳，疟疾。

【刺 灸 法】刺法：直刺0.2～0.3寸。灸法：艾炷灸1～3壮，艾条灸5～10分钟。

后溪（Hòuxī）（SI 3 输穴、八脉交会穴通督脉）

【穴名来源】后，前后之后；溪，沟溪。第5掌指关节后凹陷如溪，穴当其处。

【定　　位】在手内侧，第5掌指关节尺侧近端赤白肉际凹陷中。

【功　　能】清头明目，安神定志，通经活络。

【主　　治】热病汗不出寒热，疟疾，黄疸。目痛泣出，目赤，目眩，耳鸣，耳聋，鼻塞不利。癫、狂、痫，脏躁，失眠，中风。头项急痛，颈肩部疼痛，肘臂小指拘急疼痛，身体不遂，臂痛不得举。腰痛，腰扭伤，胸满腹胀，喘息，妇人产后无乳，疟疾。

【刺 灸 法】刺法：直刺0.5～0.8寸，局部酸胀或向整个手掌部放散，深刺可透合谷穴。灸法：艾炷灸1～3壮，艾条灸5～10分钟。

腕骨（Wàngǔ）（SI 4 原穴）

【穴名来源】腕，腕部；骨，骨头。穴在腕部骨间。

【定　　位】在腕区，第5掌骨基底与三角骨之间的赤白肉际凹陷处中。

【功　　能】利湿退黄，通窍活络，增液消渴。

【主　　治】寒热，黄疸，热病汗不出，疟疾，头风。头痛，颈颔肿，目泪出，目翳，耳鸣。偏枯，臂肘不得伸屈，五指挛痛。消渴，癫狂，惊风瘛疭。

【刺 灸 法】刺法：直刺0.3～0.5寸，局部酸胀。灸法：艾炷灸3～5壮，艾条灸5～10分钟。

阳谷（Yánggǔ）（SI 5 经穴）

【穴名来源】阳，阴阳之阳，外为阳；谷，山谷。腕部骨隙形如山谷，穴当其处。

【定　　位】在腕后区，尺骨茎突与三角骨之间的凹陷中。

【功　　能】清心明目，镇惊聪耳。

【主　　治】外感热病汗不出，寒热。头痛，耳鸣，耳聋，目痛，目眩，龋齿痛，舌强，颈颔肿。癫疾狂走，妄言。肩痛不举，臂、腕外侧痛，胸胁痛。

【刺 灸 法】刺法：直刺0.3～0.5寸，局部酸胀，可扩散至整个腕关节。灸法：艾炷灸3~5壮，艾条灸5~10分钟。

养老（Yǎnglǎo）（SI 6 郄穴）

【穴名来源】养，赡养；老，老人。此穴能治目花、耳聋、腰酸和身重等老人常见病症。

【定　　位】在前臂后区，腕背横纹上1寸，尺骨头桡侧凹陷中。

【功　　能】明目清热，舒筋活络。

【主　　治】目视不明，青盲内障。肩臂酸痛，手臂痛不举，肘外廉红肿，头痛面痛。急性腰痛。

【刺 灸 法】刺法：向上斜刺0.5～0.8寸，手腕酸麻，可向肩肘放散。灸法：艾炷灸3～5壮，艾条灸10～20分钟。

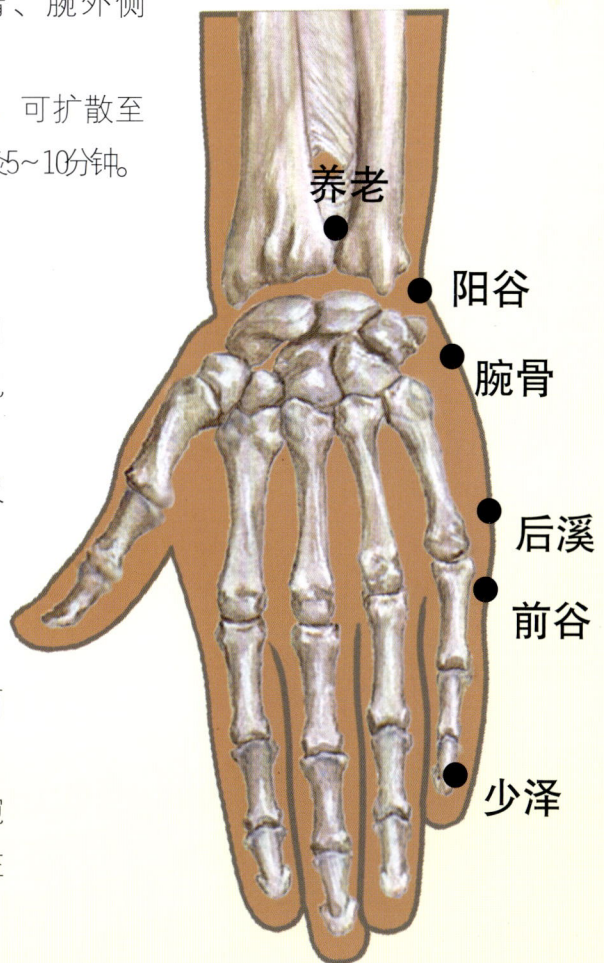

养老

阳谷

腕骨

后溪

前谷

少泽

支正（Zhīzhèng）（SI 7 络穴）

【穴名来源】支，支别；正，正经。小肠经之络脉由此别离正经行走向心经。

【定　　位】在前臂后区，腕背侧远端横纹上5寸，尺骨尺侧与尺侧腕屈肌之间。

【功　　能】清热解毒，安神定志，通经活络。

【主　　治】头痛，寒热。癫疾，惊恐悲忧，好笑善忘。肘挛，手指痛，项强。腰背酸痛，四肢无力，消渴。

【刺 灸 法】刺法：直刺或斜刺0.5～1.0寸，局部重胀，可向下放散至手。灸法：艾炷灸3～5壮，艾条灸5～10分钟。

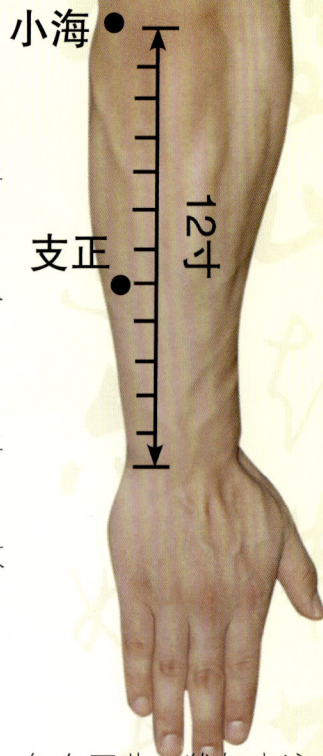

小海（Xiǎohǎi）（SI 8 合穴）

【穴名来源】小，微小，指小肠经；海，海洋。此系小肠经合穴，气血至此，犹如水流入海。

【定　　位】在肘后区，尺骨鹰嘴与肱骨内上髁之间凹陷中。

【功　　能】清热祛风，宁神定志。

【主　　治】恶寒，寒热，风眩头痛。耳聋，目黄，齿龈肿痛。癫狂，痫症。颈项痛不得回顾，肘痛，上肢不举。

【刺 灸 法】刺法：直刺0.2～0.3寸，局部酸胀，可有触电感向前臂及手部尺侧放散。灸法：艾炷3～5壮，艾条灸5～10分钟。

肩贞（Jiānzhēn）（SI 9）

【穴名来源】肩，肩部；贞，正也。穴在肩下，腋后纹头正上方。

【定　　位】在肩胛区，肩关节后下方，腋后纹头直上1寸。

【功　　能】清热止痛，通络聪耳。

【主　　治】肩胛痛，手臂麻痛，缺盆痛，耳鸣，耳聋，牙痛。

【刺 灸 法】刺法：向后斜刺1.0～1.5寸，或向前腋缝方向透刺，肩部及肩胛部酸胀。灸法：艾炷灸5～7壮；艾条灸10～20分钟。

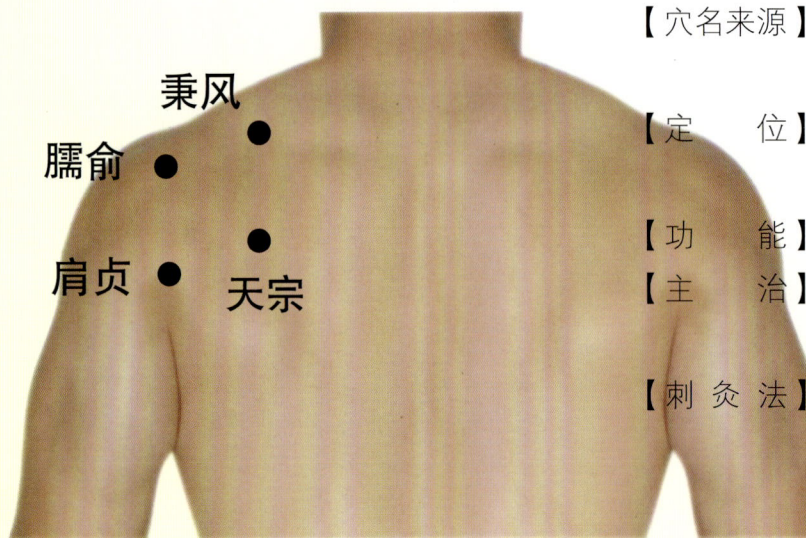

臑俞（Nàoshū）（SI 10）

【穴名来源】臑，上臂肌肉隆起处；俞；腧穴。穴在臑部，为经气输注之处。

【定　　位】在肩胛区，腋后纹头直上，肩胛冈下缘凹陷中。

【功　　能】舒筋活络，消肿化痰。

【主　　治】肩臂酸痛无力，肩肿，颈项瘰疬。

【刺　灸　法】刺法：直刺0.5～1.0寸，局部酸胀。灸法：艾炷灸3～5壮，艾条灸10～20分钟。

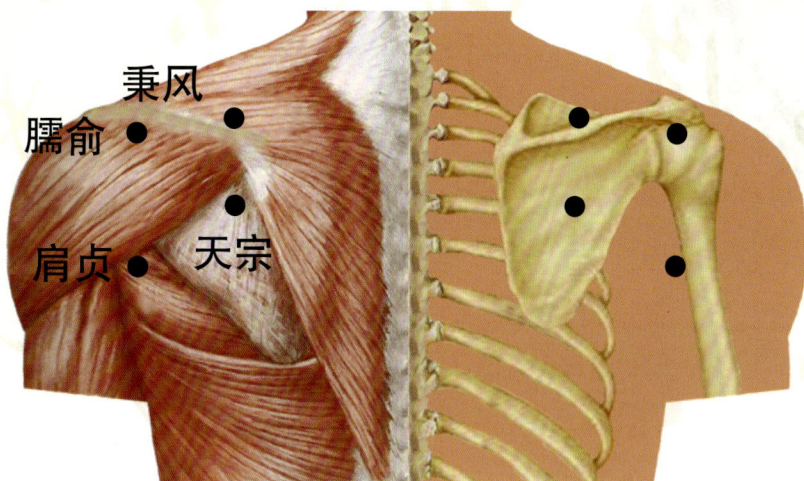

天宗（Tiānzōng）（SI 11）

【穴名来源】天，上部；宗，尊重，意为人体上部的重要命穴。

【定　　位】在肩胛区，肩胛冈中点与肩胛骨下角连线上1/3与2/3交点凹陷中。

【功　　能】通经活络，理气消肿。

【主　　治】肩胛痛，肘臂外后侧痛，气喘，乳痈。

【刺　灸　法】刺法：直刺或向四周斜刺0.5～1.0寸，局部酸胀。灸法：艾炷3～5壮，艾条灸5～15分钟。

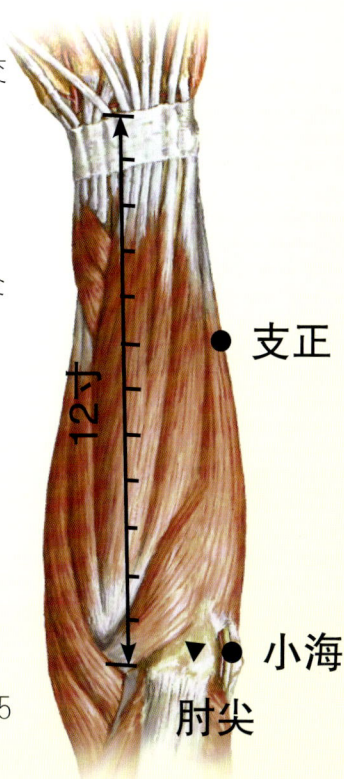

秉风（Bǐngfēng）（SI 12）

【穴名来源】秉，秉受；风，风邪。穴在易受风邪之处。

【定　　位】在肩胛区，肩胛冈中点上方冈上窝中。

【功　　能】疏风活络，止咳化痰。

【主　　治】肩胛疼痛不举，上肢酸麻，咳嗽等。

【刺　灸　法】刺法：直刺0.3～0.5寸，局部酸胀。灸法：艾炷灸3～5壮，艾条灸10～20分钟。

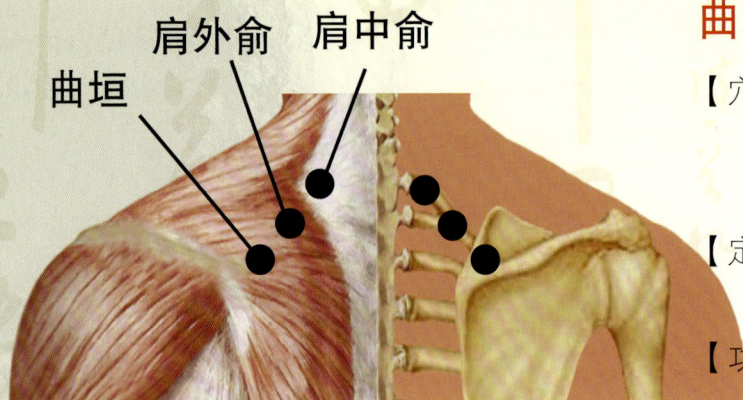

曲垣　肩外俞　肩中俞

曲垣（Qǔyuán）（SI 13）

【穴名来源】曲，弯曲；垣，短墙。肩胛冈弯曲如墙，穴在其处。

【定　位】在肩胛区，肩胛冈内侧端上缘凹陷中。

【功　能】舒筋活络，散风止痛。

【主　治】肩胛拘挛疼痛，肩胛疼痛不举，上肢酸麻，咳嗽等。

【刺 灸 法】刺法：直刺0.3～0.5寸，局部酸胀。灸法：艾炷灸3～5壮，艾条灸10～20分钟。

肩外俞（Jiānwàishū）（SI 14）

【穴名来源】肩，肩部，外，外侧，俞，腧穴。穴在肩中俞的外侧。

【定　位】在脊柱区，第1胸椎棘突下，后正中线旁开3寸。

【功　能】舒筋活络，散风止痛。

【主　治】肩背酸痛，颈项强急，上肢冷痛等。

【刺 灸 法】刺法：向外斜刺0.3～0.5寸，局部酸胀。灸法：艾炷灸3～5壮，艾条灸10～15分钟。

肩中俞（Jiānzhōngshū）（SI 15）

【穴名来源】肩，肩部；中，中间；俞，腧穴。穴在肩外俞的内侧。

【定　位】在脊柱区，第7颈椎棘突下，后正中线旁开2寸。

【功　能】宣肺解表，活络止痛。

【主　治】咳嗽，肩背酸痛，颈项强急。

【刺 灸 法】刺法：斜刺0.3～0.5寸，局部酸胀。灸法：艾炷灸3～5壮或温和灸10～15分钟。

天窗（Tiānchuāng）（SI 16）

【穴名来源】天，天空；窗，窗户。穴在颈上部，主治耳病，通耳窍，如开"天窗"。

【定　位】在颈部，横平喉结，胸锁乳突肌的后缘。

【功　能】利咽聪耳，祛风定志。

【主　治】咽喉肿痛，暴喑不能言，耳

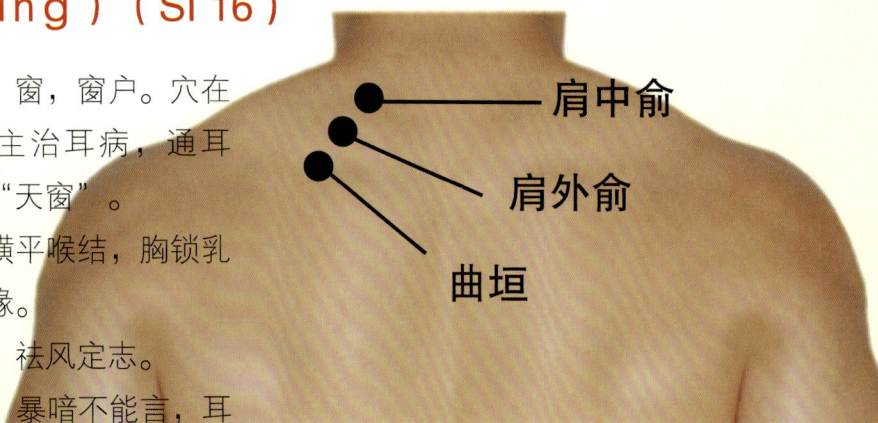

肩中俞
肩外俞
曲垣

聋，耳鸣，癫狂，中风，肩背酸痛，颈项强急，上肢冷痛等。

【刺 灸 法】刺法：直刺0.3～0.5寸，局部酸胀，可扩散至耳部、枕部、咽喉部。灸法：艾炷灸3～5壮，艾条灸5～10分钟。不宜瘢痕灸。

天容（Tiānróng）（SI 17）

【穴名来源】天，天空，指上部；容，隆盛。穴在颈上部，为经气隆盛之处。

【定　　位】在颈部，下颌角后方，胸锁乳突肌的前缘凹陷中。

【功　　能】聪耳利咽，清热降逆。

【主　　治】咽喉肿痛，耳鸣，耳聋，颊肿，头项痛肿，咽中如梗，瘿气，呕逆。

【刺 灸 法】刺法：直刺0.5～0.8寸，局部酸胀，可扩散至舌根或咽喉部。灸法：艾炷灸1～3壮，艾条灸5～10分钟。不宜瘢痕灸。

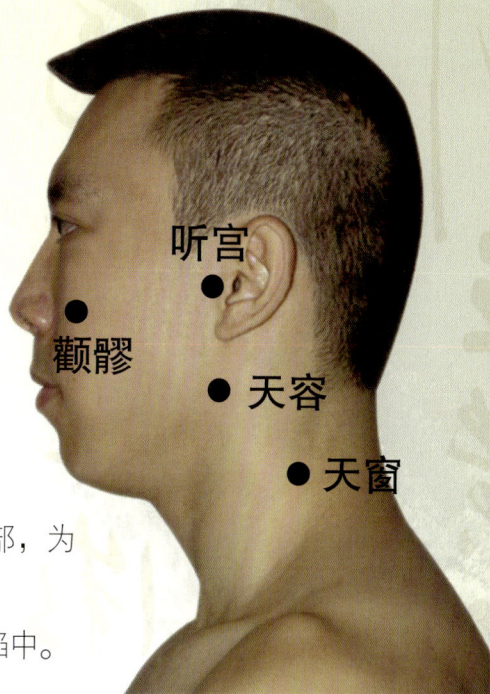

颧髎（Quánliáo）（SI 18）

【穴名来源】颧，颧部；髎，骨隙。穴在颧部骨隙处。

【定　　位】在面部，颧骨下缘，目外眦直下凹陷中。

【功　　能】清热消肿，祛风通络。

【主　　治】颊肿，面赤，面痛，目黄，眼睑瞤动，口歪，龈肿齿痛。

【刺 灸 法】刺法：直刺0.2～0.3寸，局部酸胀。灸法：艾炷灸2～3壮，艾条温和灸5～10分钟。

听宫（Tīnggōng）（SI 19）

【穴名来源】听，听闻；宫，宫室。听宫，指耳窍。穴在耳前，治耳病，有通耳窍之功。

【定　　位】在面部，耳屏正中与下颌骨髁突之间的凹陷中。

【功　　能】宣开耳窍，宁神定志。

【主　　治】耳鸣，耳聋，聤耳。牙痛，失音。癫疾，痫证。腰痛。

【刺 灸 法】刺法：张口直刺0.5～1.0寸，局部酸胀，可扩散至耳周部和半侧面部。灸法：温针灸3～5壮，艾条灸10～30分钟。

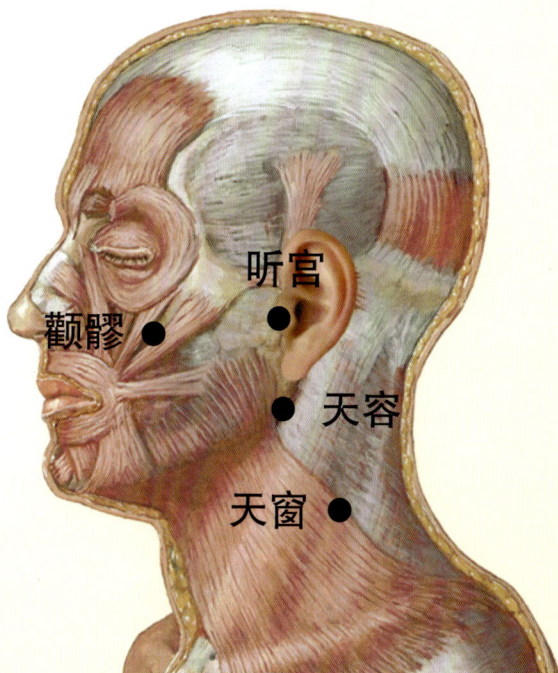

第八章　足太阳膀胱经

经脉循行

膀胱足太阳之脉，起于目内眦，上额，交巅。

其支者：从巅至耳上角。

其直者：从巅入络脑，还出别下项，循肩膊，挟脊抵腰中，入循膂，络肾，属膀胱。

其支者：从腰中，下挟脊，贯臀，入腘中。

其支者：从膊内左右别下贯胛，挟脊内，过髀枢，循髀外后廉下合腘中——以下贯腨内，出外踝之后，循京骨至小指外侧。

循行白话解

足太阳膀胱经：从内眼角开始（睛明），上行额部（攒竹、眉冲、曲差；会神庭、头临泣），交会于头顶（五处、承光、通天；会百会）。

它的支脉：从头顶分出到耳上角（会曲鬓、率谷、浮白、头窍阴、完骨）。

其直行主干：从头顶入内络于脑（络却、玉枕；会脑户、风府），复出项部（天柱）分开下行：一支沿肩胛内侧，夹脊旁（会大椎、陶道；经大杼、风门、肺俞、厥阴俞、心俞、督俞、膈俞），到达腰中（肝俞、胆俞、脾俞、胃俞、三焦俞、肾俞），进入脊旁筋肉，络于肾，属于膀胱（气海俞、大肠俞、关元俞、小肠俞、膀胱俞、中膂俞、白环俞）。一支从腰中分出，夹脊旁，通过臀部（上髎、次髎、中髎、下髎、会阳、承扶），进入窝中（殷门、委中）。

它的支脉：从肩胛内侧分别下行，通过肩胛（附分、魄户、膏肓俞、神堂、譩譆、膈关、魂门、阳纲、意舍、胃仓、肓门、志室、胞肓、秩边），经过髋关节部（会环跳穴），沿大腿外侧后边下行（浮郄、委阳），会合于腘窝中（委中）——由此向下通过腓肠肌部（合阳、承筋、承山），出外踝后方（飞扬、跗阳、昆仑），沿第五跖骨粗隆（仆参、申脉、金门、京骨），到小趾的外侧（束骨、足通谷、至阴），下接足少阴肾经。

主治病候

本经腧穴主治头面、项背、下肢部病症以及神志病，脏腑病等，如眼疾，眉棱骨痛，头痛，头晕，癫狂，项、背、腰、臀及下肢后侧疼痛等，其中背部的背俞穴主治相应脏腑及组织器官病症。

经穴歌诀

BL六十七膀胱经，起于睛明至阴终，脏腑头面筋痔腰，
热病神志身后凭，内眦上外是睛明，眉头陷中攒竹取，
眉冲直上旁神庭，曲差庭旁一寸半，五处直后上星平，
承光通天络却穴，后行俱是寸半程，玉枕脑户旁寸三，
天柱筋外发际凭，再下脊旁寸半寻，第一大杼二风门，
三椎肺俞四厥阴，心五督六膈俞七，九肝十胆仔细分，
十一脾俞十二胃，十三三焦十四肾，气海十五大肠六，
七八关元小肠俞，十九膀胱廿中膂，廿一椎旁白环俞，
上次中下四髎穴，骶骨两旁骨陷中，尾骨之旁会阳穴，
承扶臀下横纹中，殷门扶下六寸当，浮郄委阳上一寸，
委阳腘窝外筋旁，委中腘窝纹中央，第二侧线再细详，
以下挟脊开三寸，二三附分魄户当，四椎膏肓神堂五，
六七譩譆膈关藏，第九魂门阳纲十，十一意舍二胃仓，
十三肓门四志室，十九胞肓廿一秩，小腿各穴牢牢记，
纹下二寸寻合阳，承筋合阳承山间，承山月耑下分肉藏，
飞扬外踝上七寸，跗阳踝上三寸良，昆仑外踝跟腱间，
仆参跟骨外下方，踝下五分申脉穴，踝前骹陷金门乡，
大骨外下寻京骨，关节之后束骨良，通谷节前陷中好，
至阴小趾外甲角，六十七穴分三段，头后中外次第找。

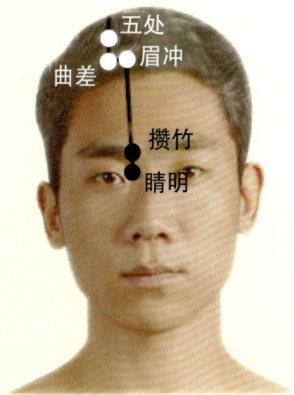

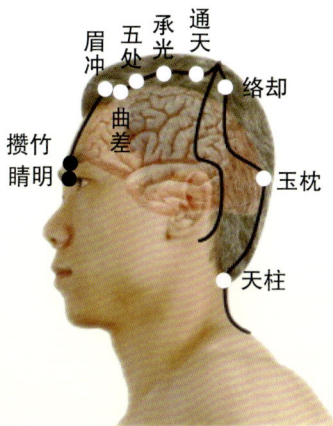

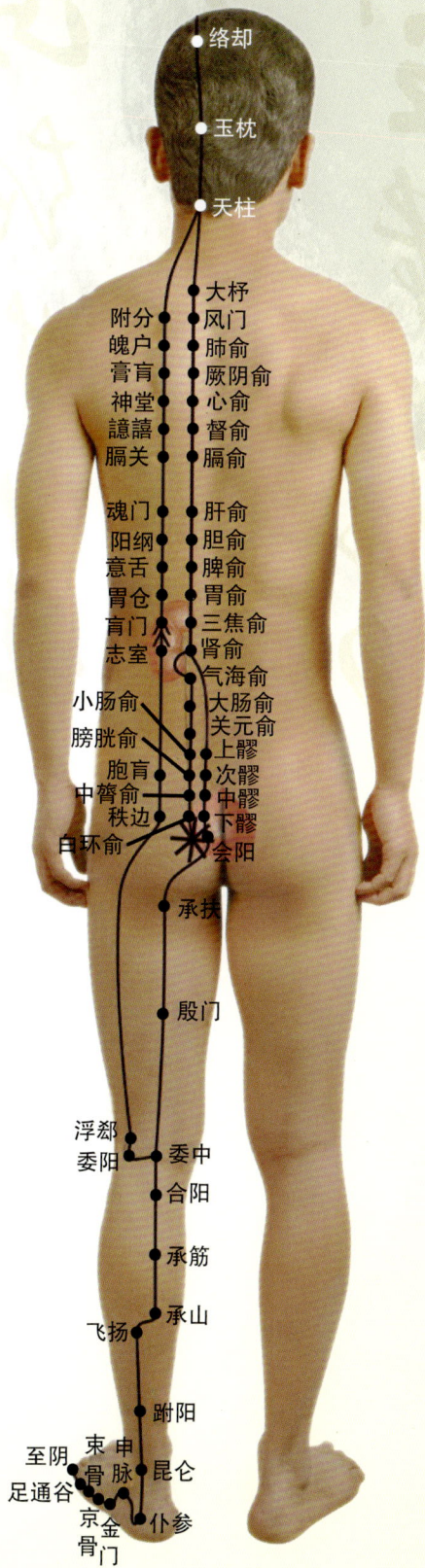

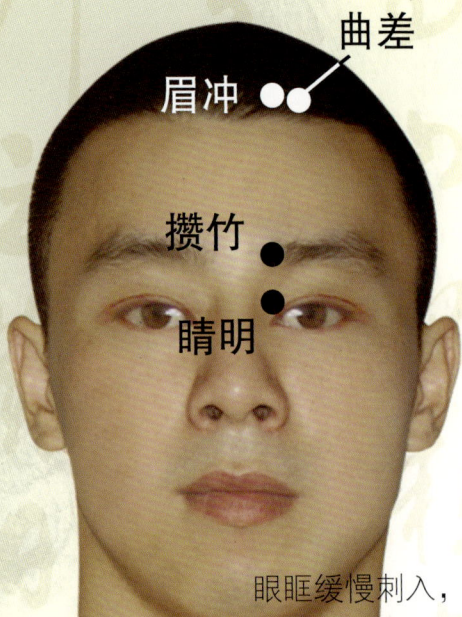

睛明（Jīngmíng）（BL 1）

【穴名来源】睛，眼睛；明，明亮。穴在眼区，有明目之功。

【定　　位】在面部，目内眦内上方眶内侧壁凹陷中。

【功　　能】明目退翳，祛风清热。

【主　　治】目赤肿痛，迎风流泪，内眦痒痛，胬肉攀睛，目翳，目视不明，近视，夜盲，色盲等。急性腰扭伤，坐骨神经痛。

【刺 灸 法】刺法：直刺0.3～0.5寸，嘱患者闭目，医生用左手轻推眼球向外侧固定，右手持针紧靠眼眶缓慢刺入，不提插，不捻转，局部酸胀。灸法：本穴禁灸。

【备　　注】本穴进针要缓慢，不宜提插捻转，避免深刺。

攒竹（Cuánzhú）（BL 2）

【穴名来源】攒，簇聚；竹，竹子。穴在眉头，眉毛丛生，犹如竹子簇聚。

【定　　位】在面部，眉头凹陷中，额切迹处。

【功　　能】清热散风，活络明目。

【主　　治】头痛，眉棱骨痛，眼睑瞤动，口眼㖞斜。目赤肿痛，迎风流泪，近视，目视不明等。腰背扭伤，呃逆。

【刺 灸 法】刺法：直刺0.1～0.3寸，或平刺1.0～1.5寸透鱼腰穴，或用三棱针点刺出血。灸法：此穴禁灸。

眉冲（Méichōng）（BL 3）

【穴名来源】眉，眉毛；冲，直上。在前发际，眉头的直上方。

【定　　位】在头部，额切际直上入发际0.5寸。

【功　　能】明目安神，祛风通络。

【主　　治】眩晕，头痛，鼻塞，目视不明。

【刺 灸 法】刺法：平刺0.3～0.5寸，局部胀痛。灸法：艾炷灸3～5壮，或艾条灸5～10分钟。

曲差（Qūchā）（BL 4）

【穴名来源】曲，弯曲；差，不齐。膀胱经自眉冲曲而向外。于此穴又曲而向后，表现为参差不齐。

【定　　位】在头部，前发际正中直上0.5寸，旁开1.5寸。

【功　　能】清头明目，通窍安神。

【主　　治】头痛，鼻塞，鼻衄。

【刺灸法】刺法：平刺0.3～0.5寸，局部胀痛。灸法：艾炷灸3～5壮，艾条灸5～10分钟。

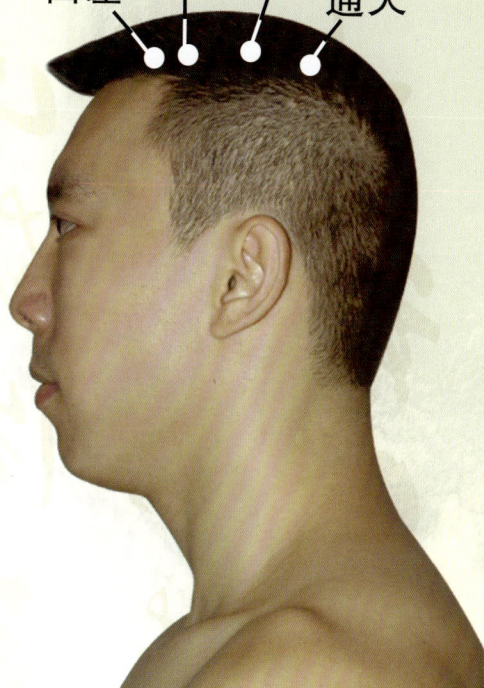

五处（Wǔchù）（BL 5）

【穴名来源】五，第五；处，处所。此为足太阳脉之第5穴所在之处。

【定　　位】在头部，前发际正中直上1.0寸，旁开1.5寸。

【功　　能】清头明目，泄热熄风。

【主　　治】小儿惊风，头痛，目眩，目视不明。

【刺灸法】刺法：平刺0.3～0.5寸，局部胀痛。灸法：艾炷灸3～5壮，艾条灸5～10分钟。

承光（Chéng guāng）（BL 6）

【穴名来源】承，承受；光，光明。穴居头顶，上承天光。

【定　　位】在头部，前发际正中直上2.5寸，旁开1.5寸。

【功　　能】清热散风，明目通窍。

【主　　治】头痛，目痛，目眩，目视不明等。

【刺灸法】刺法：平刺0.3～0.5寸，局部酸胀。灸法：艾炷灸3～5壮，艾条灸5～10分钟。

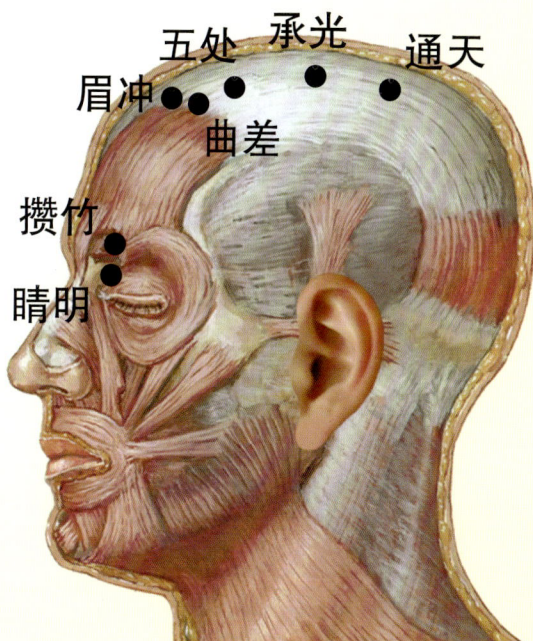

通天（Tōngtiān）（BL 7）

【穴名来源】通，通达；天，天空。上为天，穴在头部，上通巅顶。

【定　　位】在头部，前发际正中直上4.0寸，旁开1.5寸处。

【功　　能】宣肺利鼻，散风清热。

【主　　治】头痛，头重。

【刺灸法】刺法：平刺0.3～0.5寸，局部胀痛。灸法：艾炷灸3～5壮，艾条灸5～10分钟。

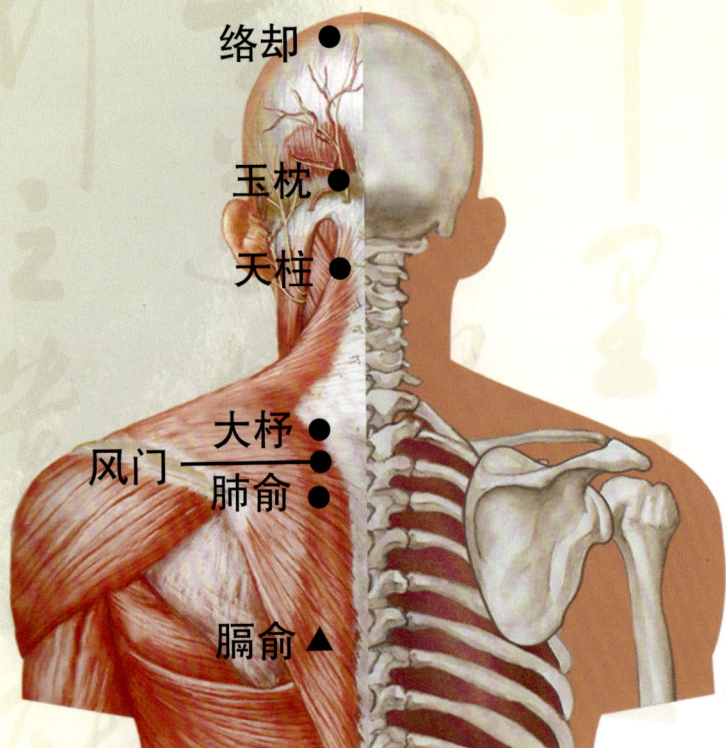

络却 ●
玉枕 ●
天柱 ●
大杼 ●
风门 —— ●
肺俞 ●
膈俞 ▲

络却（Luòquè）（BL 8）

【穴名来源】络，联络；却，返回。本经脉气由此入颅内联络于脑，然后又返回体表。

【定　　位】在头部，前发际正中直上5.5寸，旁开1.5寸。

【功　　能】祛风清热，明目通窍。

【主　　治】口喎，眩晕，癫狂，痫证，鼻塞，目视不明，项肿，瘿瘤。

【刺 灸 法】刺法：平刺0.3～0.5寸，局部酸胀。灸法：艾炷灸3～5壮，艾条灸5～10分钟。

玉枕（Yùzhěn）（BL 9）

【穴名来源】玉，玉石；枕，枕头。古称枕骨为"玉枕骨"，穴在其上。

【定　　位】在头部，后发际正中直上2.5寸，旁开1.3寸。

【功　　能】开窍明目，通经活络。

【主　　治】头痛，恶风寒，鼻塞，目痛，近视。

【刺 灸 法】刺法：平刺0.3～0.5寸，局部酸胀。灸法：艾炷灸3～5壮，艾条灸5～10分钟。

天柱（Tiānzhù）（BL 10）

【穴名来源】天，天空；柱，支柱。上为天，颈椎古称"天柱骨"，穴在其旁。

【定　　位】在颈后区，横平第2颈椎棘突上际，斜方肌外缘凹陷中。

【功　　能】强筋骨，安神志，清头目。

【主　　治】头痛，头晕，项强，鼻塞不闻香臭，目赤肿痛，咽痛，耳鸣耳聋，肩背痛。

【刺 灸 法】刺法：直刺或斜刺0.5～0.8寸，局部酸胀。灸法：艾炷灸3～5壮，艾条灸5～10分钟。

【备　　注】针刺天柱穴宜直刺向前，切勿向前内方向深进，以免损伤脊髓。

大杼（Dàzhù）（BL 11 骨会）

【穴名来源】大，大小之大；杼，椎骨古称杼骨。穴在较大的第1胸椎旁，故名。

【定　　位】在脊柱区，当第1胸椎棘突下，后正中线旁开1.5寸。

【功　　能】清热散风，强健筋骨。

【主　　治】颈项强，肩背痛，腰背强痛，骨髓冷痛。伤风不解，咳嗽气急，喘息，胸胁支满。喉痹，鼻塞，头痛，目眩。中风，癫痫，虚劳。

【刺 灸 法】刺法：向内斜刺0.5～0.8寸，局部酸胀。灸法：艾炷灸5～7壮，艾条灸10～20钟。

风门（Fēngmén）（BL 12）

【穴名来源】风，风邪；门，门户。穴居易为风邪侵入之处，并能治风邪之为病，故名。

【定　　位】在脊柱区，第2胸椎棘突下，后正中线旁开1.5寸。

【功　　能】益气固表，祛风解表，泄胸中热。

【主　　治】外感、伤风咳嗽，发热头痛，鼻流清涕，鼻塞，咳嗽气喘。颈项强痛，胸背疼痛，发背痈疽。呕吐，黄疸，水肿，角弓反张。

【刺 灸 法】刺法：向内斜刺0.5～0.8寸，局部酸胀。灸法：艾炷灸5～9壮，艾条灸10～20分钟。

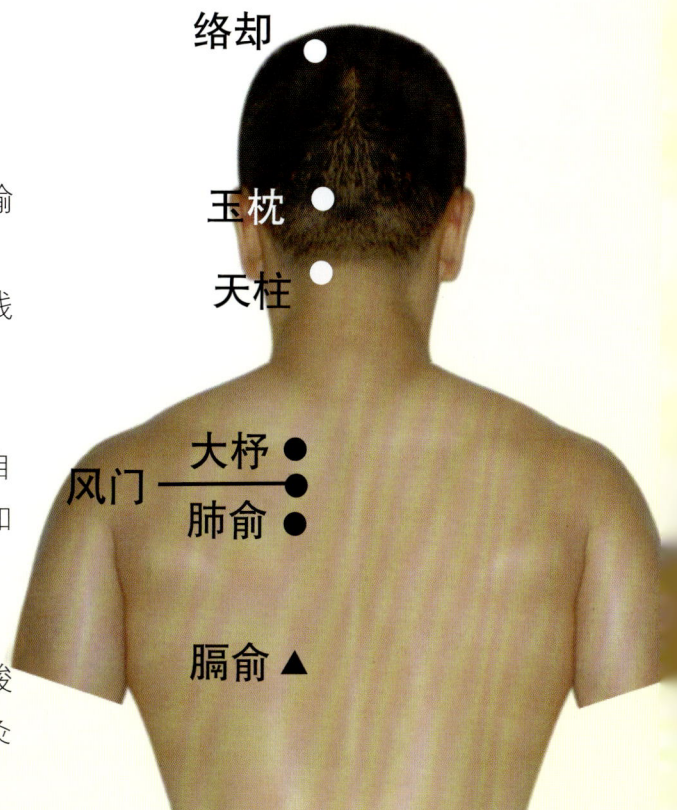

肺俞（Fèishū）（BL 13 背俞穴）

【穴名来源】肺，肺脏；俞，输注。本穴是肺气转输于后背体表的部位。

【定　　位】在脊柱区，第3胸椎棘突下，后正中线旁开1.5寸。

【功　　能】清热解表，宣理肺气。

【主　　治】咳嗽上气，胸满喘逆，咳血，喉痹，自汗盗汗，骨蒸潮热，胸闷心悸。背偻如龟，脊背疼痛。皮肤瘙痒症，荨麻疹，痤疮。眩晕，呕吐，黄疸，癫狂。

【刺 灸 法】刺法：向内斜刺0.5～0.8寸，局部酸胀。灸法：艾炷灸5～9壮，艾条灸10～20分钟。

络却

玉枕

天柱

大杼 ●
风门 ——
肺俞 ●

膈俞 ▲

厥阴俞（Juéyīnshū）（BL 14 背俞穴）

【穴名来源】厥阴，两阴交尽之意，在此指心包；俞，输注。本穴是心包之气转输于后背体表的部位。

【定　　位】在脊柱区，当第4胸椎棘突下，后正中线旁开1.5寸。

【功　　能】活血理气，清心宁志。

【主　　治】心痛，心悸，胸闷。胸胁满痛，咳嗽。逆气呕吐，肩胛酸痛。

【刺灸法】刺法：向内斜刺0.5～0.8寸，局部麻胀感。灸法：艾炷灸5～9壮，艾条灸10～20分钟。

心俞（Xīnshū）（BL 15 背俞穴）

【穴名来源】心，心脏；俞，输注。本穴是心气转输于后背体表的部位。

【定　　位】在脊柱区，第5胸椎棘突下，后正中线旁开1.5寸。

【功　　能】调气血，通心络，宁心神。

【主　　治】胸引背痛，心痛，心悸，心烦胸闷，气喘，咳嗽咯血。癫狂，痫证，失眠，健忘，悲愁恍惚。呕吐不食。肩背痛，痈疽发背。梦遗，盗汗，溲浊。

【刺灸法】刺法：向内斜刺0.5～0.8寸，局部酸胀。灸法：艾炷灸5～9壮，艾条灸10～20分钟。

督俞（Dūshū）（BL 16）

【穴名来源】督，督脉；俞，输注。本穴是督脉之气转输于后背体表的部位。

【定　　位】在脊柱区，第6胸椎棘突下，后正中线旁开1.5寸。

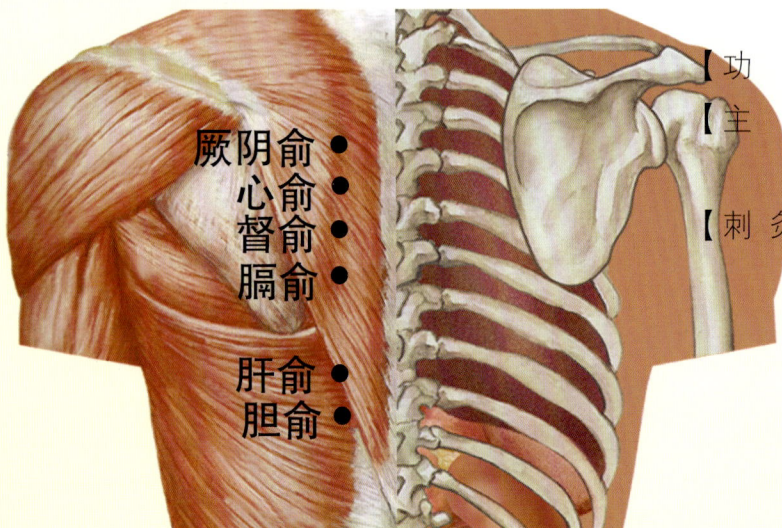

厥阴俞
心俞
督俞
膈俞

肝俞
胆俞

【功　　能】理气活血，强心通脉。

【主　　治】心痛，腹痛，腹胀，肠鸣，呃逆。

【刺灸法】刺法：向内斜刺0.5～0.8寸，局部酸胀。灸法：艾炷灸5～7壮，艾条灸10～20分钟。

膈俞（Géshū）（BL 17 血会）

【穴名来源】膈，横膈；俞，输注。本穴是膈气转输于后背体表的部位。

【定　　位】在脊柱区，第7胸椎棘突下，后正中线旁开1.5寸。

【功　　能】理气降逆，活血通脉。

【主　　治】咯血，衄血，便血，产后败血冲心。心痛，心悸，胸痛，胸闷。呕吐，呃逆。盗汗。荨麻疹。

【刺 灸 法】刺法：向内斜刺0.5～0.8寸，局部酸胀。灸法：艾炷灸5～9壮，艾条灸10～20分钟。

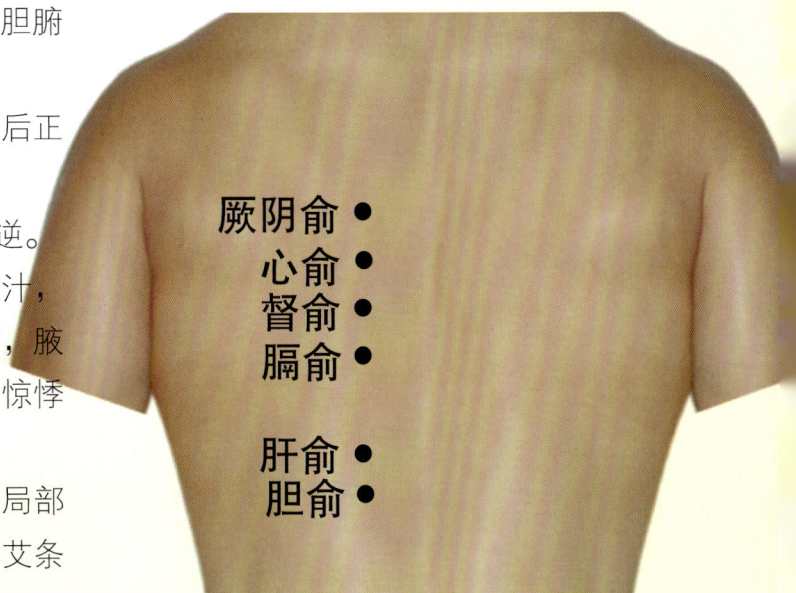

肝俞（Gānshū）（BL 18 背俞穴）

【穴名来源】肝，肝脏；俞，输注。本人是肝气转输于后背体表的部位。

【定　　位】在脊柱区，第9胸椎棘突下，后正中线旁开1.5寸。

【功　　能】疏肝理气，利胆解郁。

【主　　治】脘腹胀满，胸胁支满，黄疸结胸，吞酸吐食，饮食不化，心腹积聚痞满。癫狂，痫证。目赤痛痒，胬肉攀睛，目生白翳，多眵，雀目，青盲，目视不明。咳血，吐血，鼻衄。颈项强痛，腰背痛，寒疝。月经不调，闭经，痛经。头痛、眩晕。

【刺 灸 法】刺法：向内斜刺0.5～0.8寸，局部酸胀。灸法：艾炷灸5～9壮，艾条灸10～20分钟。

胆俞（Dǎnshū）（BL 19 背俞穴）

【穴名来源】胆，胆腑，俞，输注。本穴是胆腑之气转输于后背体表的部位。

【定　　位】在脊柱区，第10胸椎棘突下，后正中线旁开1.5寸。

【功　　能】疏肝利胆，养阴清热，和胃降逆。

【主　　治】脘腹胀满，饮食不下，呕吐胆汁，口苦，目黄，黄疸。胸胁疼痛，腋下肿痛。肺痨，潮热，头痛，惊悸不寐。

【刺 灸 法】刺法：向内斜刺0.5～0.8寸，局部酸胀。灸法：艾炷灸5～9壮，艾条灸10～20分钟。

厥阴俞 ●
心俞 ●
督俞 ●
膈俞 ●

肝俞 ●
胆俞 ●

脾俞（Píshū）（BL 20 背俞穴）

【穴名来源】脾，脾脏；俞，输注。本穴是脾气转输于后背体表的部位。

【定　　位】在脊柱区，第11胸椎棘突下，后正中线旁开1.5寸。

【功　　能】健脾统血，和胃益气。

【主　　治】腹胀，呕吐，泄泻，痢疾，完谷不化，胃痛。吐血，便血，尿血。消渴。

【刺 灸 法】刺法：向内斜刺0.5～0.8寸，局部酸胀。灸法：艾炷灸5～9壮，艾条灸10～20分钟。

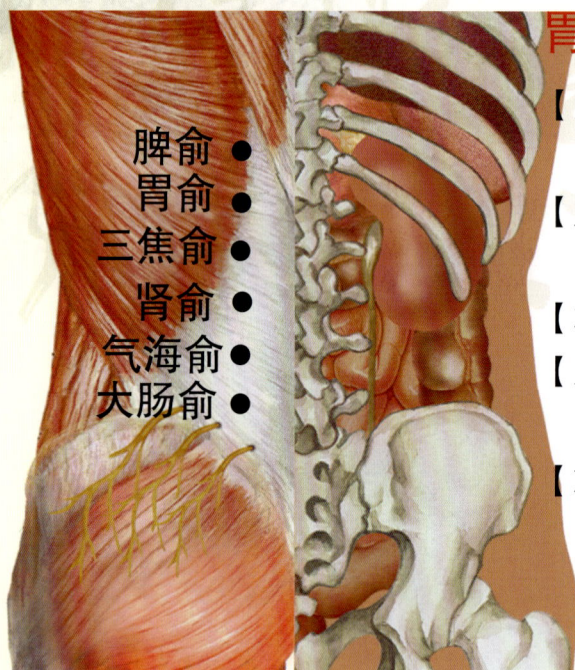

脾俞 ●
胃俞 ●
三焦俞 ●
肾俞 ●
气海俞 ●
大肠俞 ●

胃俞（Wèishū）（BL 21 背俞穴）

【穴名来源】胃，胃腑；俞，输注。本穴是胃气转输于后背体表的部位。

【定　　位】在脊柱区，第12胸椎棘突下，后正中线旁开1.5寸。

【功　　能】和胃健脾，消食利湿。

【主　　治】胃脘痛，反胃，呕吐，肠鸣，泄泻，痢疾，小儿疳积。

【刺 灸 法】刺法：直刺0.5～0.8寸，局部酸胀。灸法：艾炷灸5～9壮，艾灸10～20分钟。

三焦俞（Sānjiāoshū）（BL 22 背俞穴）

【穴名来源】三焦，六腑之一；俞，输注。本穴是三焦之气转输于后背体表的部位。

【定　　位】在脊柱区，第1腰椎棘突下，后正中线旁开1.5寸。

【功　　能】调三焦，利水道，益元气，强腰膝。

【主　　治】水肿，小便不利，遗尿，腹水，肠鸣泄泻。

【刺 灸 法】刺法：直刺0.8～1.0寸，局部酸胀。灸法：艾炷灸5～9壮，艾条灸10～20分钟。

肾俞（Shènshū）（BL 23 背俞穴）

【穴名来源】肾，肾脏；俞，输注。本穴是肾气转输于后背体表的部位。

【定　　位】在脊柱区，第2腰椎棘突下，后正中线旁开1.5寸。

【功　　能】益肾强腰，壮阳利水，明目聪耳。

【主　　治】遗精，阳痿，月经不调，白带，不孕；遗尿，小便不利，水肿，腰膝酸痛；目昏，耳鸣，耳聋。

【刺 灸 法】刺法：直刺0.8～1.0寸，腰部酸胀。灸法：艾炷灸5～9壮，艾条灸10～20分钟。

大肠俞（Dàchángshū）（BL 25 背俞穴）

【穴名来源】大肠，六腑之一；俞，输注。是大肠之气转输于后背体表的部位。

【定　　位】在脊柱，当第4腰椎棘突下，后正中线旁开1.5寸。

【功　　能】疏调肠胃，理气化滞。

【主　　治】腹痛，腹胀，泄泻，肠鸣，便秘，痢疾，腰脊强痛等。

【刺 灸 法】刺法：直刺0.8～1.0寸，局部酸胀。灸法：艾炷灸5～9壮，艾条灸10～20分钟。

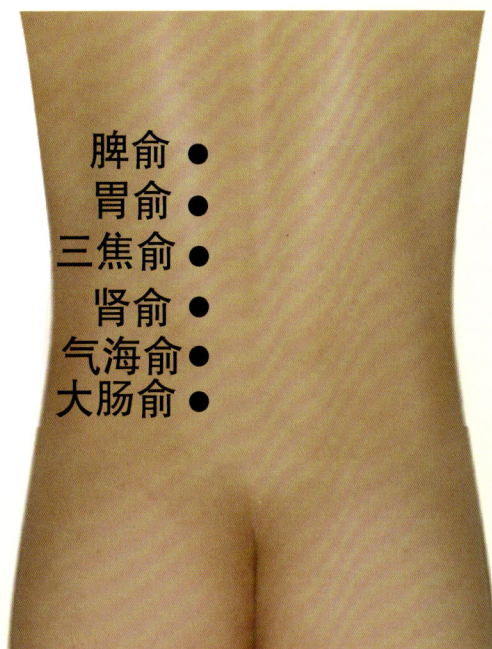

气海俞（Qìhǎishū）（BL 24）

【穴名来源】气海，元气之海；俞，输注。前应气海，是元气转输于后背体表的部位。

【定　　位】在脊柱区，第3腰椎棘突下，后正中线旁开1.5寸。

【功　　能】补肾壮阳，行气活血。

【主　　治】痛经，痔漏，腰痛，腿膝不利。

【刺 灸 法】刺法：直刺0.8～1.0寸，局部酸胀。灸法：艾炷灸5～9壮，艾条灸10～20分钟。

脾俞
胃俞
三焦俞
肾俞
气海俞
大肠俞

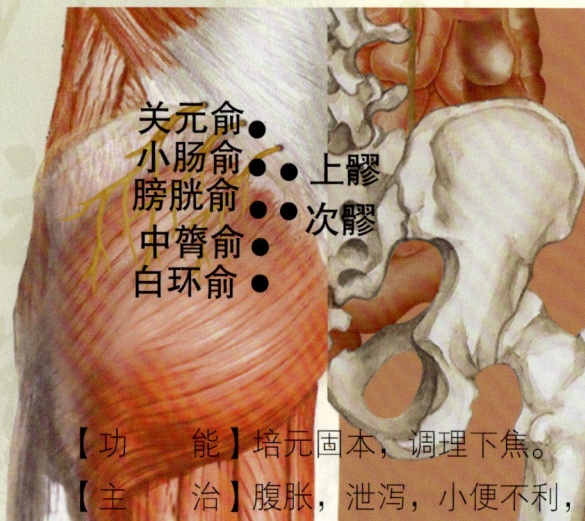

関元俞・
小肠俞・ ・上髎
膀胱俞・ ・次髎
中膂俞・
白环俞・

关元俞（Guānyuánshū）（BL 26）

【穴名来源】关，关藏；元，元气；俞，输注。前应关元，能治虚损诸疾，是关藏的元阴元阳之气转输于后背体表的部位。

【定　　位】在脊柱区，第5腰椎棘突下，后正中线旁开1.5寸。

【功　　能】培元固本，调理下焦。

【主　　治】腹胀，泄泻，小便不利，遗尿，腰痛。

【刺 灸 法】刺法：直刺0.8～1.0寸，局部酸胀。灸法：艾炷灸5～9壮，艾条温和灸10～20分钟。

小肠俞（Xiǎochángshū）（BL 27 背俞穴）

【穴名来源】小肠，六腑之一；俞，输注。是小肠之气转输于后背体表的部位。

【定　　位】在骶区，横平第1骶后孔，骶正中嵴旁1.5寸。

【功　　能】清热利湿，通调二便。

【主　　治】痢疾，泄泻，疝气，痔疾。

【刺 灸 法】刺法：直刺0.8～1.0寸，局部酸胀。灸法：艾炷5～7壮，艾条灸10～10分钟。

膀胱俞（Pángguāngshū）（BL 28 背俞穴）

【穴名来源】膀胱，六腑之一；俞，输注。是膀胱之气转输于后背体表的部位。

【定　　位】在骶区，横平第2骶后孔，骶正中嵴旁1.5寸。

【功　　能】清热利尿，培补下元。

【主　　治】小便赤涩，癃闭，遗尿，遗精。

【刺 灸 法】刺法：直刺0.8～1.0寸，局部酸胀。灸法：艾炷灸5～7壮，艾条灸10～20分钟。

中膂俞（Zhōnglǚshū）（BL 29）

【穴名来源】中，中间；膂，挟脊肌肉；俞，输注。穴位约居人身之中部，是挟脊肌肉之气转输。

【定　　位】在骶区，横平第3骶后孔，骶正中嵴旁1.5寸。

【功　　能】温阳理气，清热散寒。

【主　　治】腰脊强痛，消渴，疝气，痢疾。

【刺 灸 法】刺法：直刺0.8~1.0寸，局部酸胀。灸法：艾炷灸3~5壮，艾条灸5~10分钟。

白环俞（Báihuánshū）（BL 30）

【穴名来源】白，白色；环，玉环；俞，输注。此穴可治妇女白带和男子遗精白浊等症，故名。

【定　　位】在骶区，横平第4骶后孔，骶正中嵴旁1.5寸。

【功　　能】调理下焦，温经活络。

【主　　治】白带，月经不调，疝气，遗精，腰腿痛。

【刺 灸 法】刺法：直刺1.0~1.5寸，局部酸胀，可扩散至臀部。灸法：艾炷灸5~7壮，艾条灸5~10分钟。

上髎（Shàngliáo）（BL 31）

【穴名来源】上，上下之上；髎，骨隙。本穴适对第一骶后孔。

【定　　位】在骶区，正对第1骶后孔中。

【功　　能】补益下焦，清热利湿。

【主　　治】月经不调，带下，遗精，阳痿，阴挺，二便不利，腰骶痛，膝软。

【刺 灸 法】刺法：直刺0.8~1.0寸，或深刺1.0~2.0寸，刺入骶后孔中。灸法：艾炷灸3~5壮，艾条灸5~10分钟。

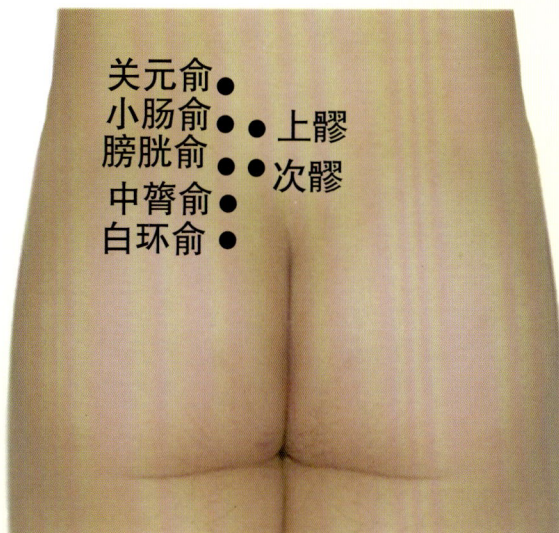

次髎（Cìliáo）（BL 32）

【穴名来源】次，第2；髎，骨隙。本穴适对第2骶后孔。

【定　　位】在骶区，正对第2骶后孔中。

【功　　能】补益下焦，清热利湿。

【主　　治】月经不调，带下，遗精，阳痿，阴挺，二便不利，腰骶痛，膝软。

【刺 灸 法】刺法：直刺0.8~1.0寸，或深刺1.0~2.0寸，刺入骶后孔中。灸法：艾炷灸3~5壮，艾条灸5~10分钟。

关元俞
小肠俞
膀胱俞　　上髎
　　　　　次髎
中膂俞
白环俞

承扶 •

殷门 •

14寸

• 浮郄
委中 • • 委阳

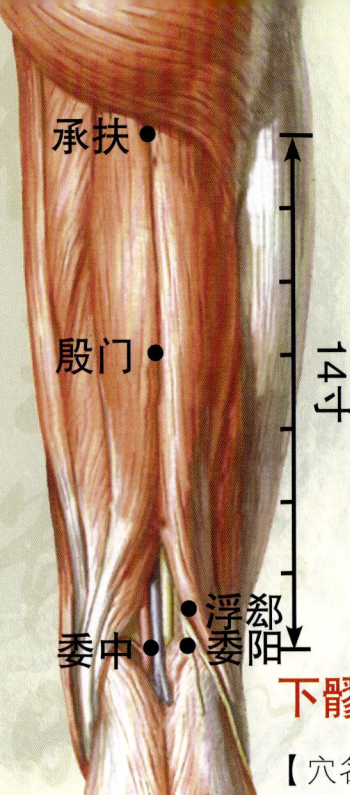

中髎（Zhōngliáo）（BL 33）

【穴名来源】中，中间；髎，骨隙。本穴位当第3骶后孔。

【定　　位】在骶区，正对第3骶孔中。

【功　　能】补益下焦，清热利湿。

【主　　治】月经不调，带下，遗精，阳痿，阴挺，二便不利，腰骶痛，膝软。

【刺 灸 法】刺法：直刺0.8～1.0寸，或深刺1.0～2.0寸，刺入骶后孔中。灸法：艾炷灸3～5壮，艾条灸5～10分钟。

下髎（Xiàliáo）（BL 34）

【穴名来源】下，上下之下；髎，骨隙。本穴适对最下的第4骶后孔。

【定　　位】在骶区，正对第4骶孔中。

【功　　能】补益下焦，清热利湿。

【主　　治】月经不调，带下，遗精，阳痿，阴挺，二便不利，腰骶痛，膝软。

【刺 灸 法】刺法：直刺0.8～1.0寸，骶部酸胀。灸法：艾炷灸或温针3～5壮，艾条灸5～10分钟。

会阳（Huìyáng）（BL 35）

【穴名来源】会，交会；阳，阴阳之阳。穴属阳经，又与阳脉之海的督脉相交，故称会阳。

【定　　位】在骶区，尾骨端旁开0.5寸。

【功　　能】清热利湿，理气升阳。

【主　　治】泄泻，痢疾，痔疾，便血，阳痿，带下。

【刺 灸 法】刺法：直刺0.8～1.0寸，局部酸胀。灸法：艾炷灸3～5壮，艾条灸5～10分钟。

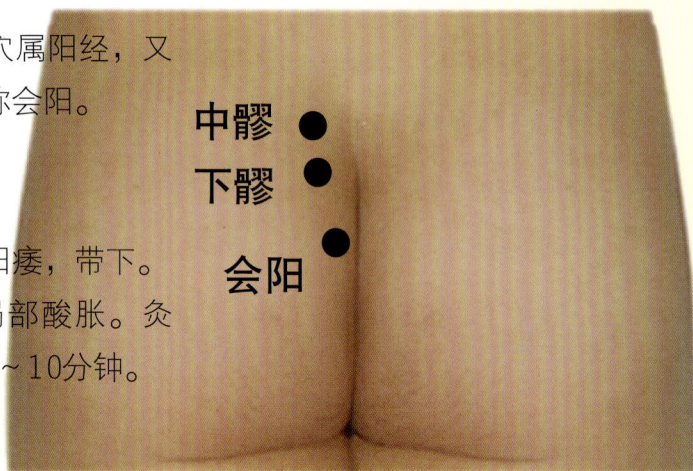

中髎

下髎

会阳

承扶（Chéngfú）（BL 36）

【穴名来源】承，承受；扶，佐助。本穴位于大腿上部，当躯干与下肢分界的臀沟中点，有佐助下肢承受头身重量的作用。

【定　　位】在股后区，臀沟的中点。

【功　　能】舒筋活络，通调二便。

【主　　治】腰、骶、臀、股部疼痛，下肢瘫痪，痔疮。

【刺 灸 法】刺法：直刺1.5～2.5寸，局部酸胀。灸法：艾炷灸5～9壮，艾条灸10～20分钟。

殷门（Yīnmén）（BL 37）

【穴名来源】殷，深厚，正中；门，门户。穴在大腿后面正中，局部肌肉深厚，为膀胱经气通过之门户。

【定　　位】在股后区，臀沟下6寸，股二头肌与半腱肌之间。

【功　　能】舒筋通络，强健腰腿。

【主　　治】腰、骶、臀、股部疼痛，下肢瘫痪。

【刺 灸 法】刺法：直刺1.5～2.5寸。灸法：艾炷灸5～7壮，艾条灸10～20分钟。

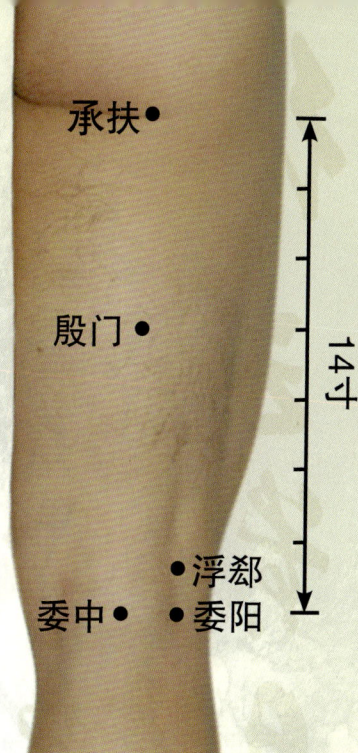

浮郄（Fúxì）（BL 38）

【穴名来源】浮，顺流；郄，孔隙。本经脉气从股后顺流而下进入穴隙。

【定　　位】在膝后区，腘横纹上1寸，股二头肌腱的内侧缘。

【功　　能】通经活络，舒筋利节。

【主　　治】腰、骶、臀、股部疼痛，腘筋挛急，下肢瘫痪。

【刺 灸 法】刺法：直刺0.5～1.0寸，局部酸胀。灸法：艾炷灸3～5壮，艾条灸5～10分钟。

委阳（Wěiyáng）（BL 39　三焦下合穴）

【穴名来源】委，弯曲；阳，阴阳之阳，外属阳。穴在腘窝横纹中，委中穴外侧。

【定　　位】在膝部，腘横纹上，当股二头肌腱内侧缘。

【功　　能】通利三焦，舒筋通络。

【主　　治】小便淋沥，遗溺，癃闭，便秘。

【刺 灸 法】刺法：直刺0.5～1.0寸，局部酸胀。灸法：艾炷灸3～5壮，艾条灸10～20分钟。

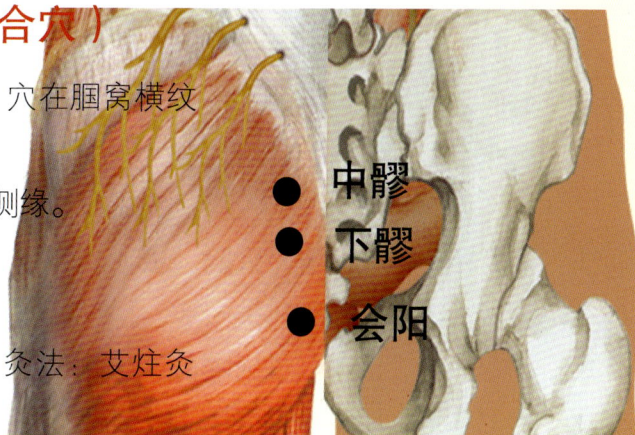

委中（Wěizhōng）（BL 40　合穴、膀胱下合穴）

【穴名来源】委，弯曲；中，中间。穴在腘窝横纹中点。

【定　　位】在膝后区，腘横纹中点。

【功　　能】清暑泄热，凉血解毒，醒脑安神，疏筋活络。

【主　　治】腰脊痛，尻股寒，髀枢痛，风寒湿痹，半身不遂，筋挛急，脚弱无力，脚气。丹毒，疔疮，疖肿，肌衄，皮肤瘙痒。腹痛，吐泻。

【刺 灸 法】刺法：直刺0.5～1.0寸，针感为沉、麻、胀，可向下传导至足部，或用三棱针点刺腘静脉出血。灸法：艾炷灸5～7壮，艾条灸10～20分钟。

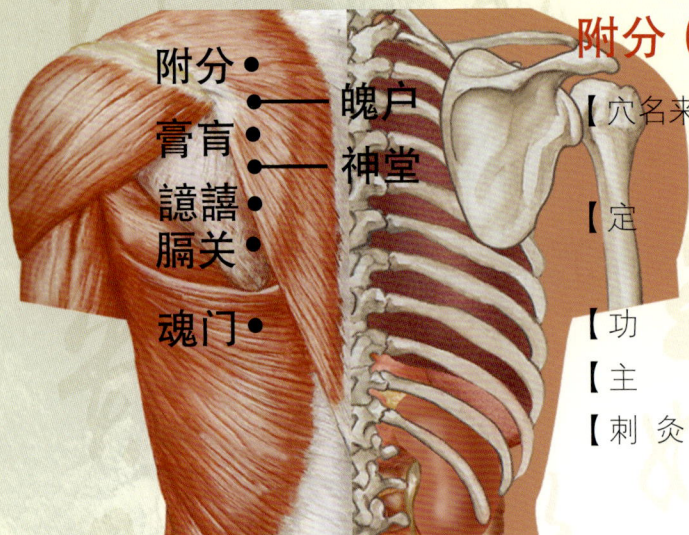

附分 •
膊户
膏肓 •
神堂
譩譆 •
膈关 •

魂门 •

附分（Fùfēn）（BL 41）

【穴名来源】附，依附，分，分离。膀胱经自肩胛部分为两行，本穴居第2行之首，附于第1行之旁。

【定　　位】在脊柱区，第2胸椎棘突下，后正中线旁开3寸。

【功　　能】祛风散邪，疏通经络。

【主　　治】肩背拘急疼痛，颈项强痛，肘臂麻木疼痛。

【刺 灸 法】刺法：斜刺0.5～0.8寸，局部酸胀。灸法：艾炷灸3～7壮，艾条温灸5～10分钟。

膊户（Pòhù）（BL 42）

【穴名来源】魄，肺脏之灵气；户，门户。肺藏魄，魄指肺；穴在肺俞外侧，如肺气出入之门户。

【定　　位】在脊柱区，第3胸椎棘突下，后正中线旁开3寸。

【功　　能】补肺滋阴，下气降逆。

【主　　治】肺痨，咳嗽，气喘，项强，肩背痛。

【刺 灸 法】刺法：斜刺0.5～0.8寸，局部酸胀。灸法：艾炷灸3～5壮，艾条灸5～10分钟。

膏肓（Gāohuāng）（BL 43）

【穴名来源】膏，膏脂；肓，肓膜。在此指心下膈上的膏脂肓膜。因近于心包故被看作心包组成部分。穴与厥阴俞并列，因名膏肓。

【定　　位】在脊柱区，第4胸椎棘突下，后正中线旁开3寸。

【功　　能】补虚益损，调理肺气。

【主　　治】肺痨，咳嗽，气喘，盗汗，健忘，遗精，完谷不化。

【刺 灸 法】刺法：斜刺0.5～0.8寸，局部酸胀。灸法：艾炷灸7～15壮，艾条灸20～30分钟。

神堂（Shéntáng）（BL 44）

【穴名来源】神，神灵；堂，殿堂。心藏神，神指心，穴在心俞外侧，如心神所居之殿堂。

【定　　位】在脊柱区，第5胸椎棘突下，后正中线旁开3寸。

【功　　能】宁心安神，活血通络。

【主　　治】心痛，心悸，心烦胸闷，气喘，癫狂，痫证，失眠，健忘，梦遗，盗汗。

【刺 灸 法】刺法：斜刺0.5～0.8寸，局部酸胀。灸法：艾炷灸5～9壮，艾条灸10～20分钟。

譩譆（Yìxǐ）（BL 45）

【穴名来源】譩譆，一种声音。取穴时，令病人发譩譆声，医生能感到穴位局部动应手指，故名。

【定　　位】在脊柱区，第6胸椎棘突下，后正中线旁开3寸处。

【功　　能】止咳平喘，通窍活络。

【主　　治】咳嗽，气喘，肩背痛，季胁痛。

【刺 灸 法】刺法：斜刺0.5～0.8寸，局部酸胀。灸法：艾炷灸3～5壮，艾条灸5～10分钟。

膈关（Gé guān）（BL 46）

【穴名来源】膈，横膈；关，关隘。穴在膈俞外侧，喻之为治疗横膈疾患的关隘。

【定　　位】在脊柱区，第7胸椎棘突下，后正中线旁开3寸。

【功　　能】理气宽胸，和胃降逆。

【主　　治】饮食不下，呕吐，嗳气，胸中噎闷，脊背强痛。

【刺 灸 法】刺法：斜刺0.5～0.8寸，局部酸胀。灸法：艾炷灸3～5壮，艾条灸5～10分钟。

魂门（Húnmén）（BL 47）

【穴名来源】魂，灵魂；门，门户。肝藏魂，魂指肝，穴在肝俞外侧，如肝气出入之门户。

【定　　位】在脊柱区，第9胸椎棘突下，后正中线旁开3寸处。

【功　　能】疏肝理气，健脾和胃。

【主　　治】胸胁胀痛，饮食不下，呕吐，肠鸣泄泻，背痛。

【刺 灸 法】刺法：斜刺0.5～0.8寸，局部酸胀。灸法：艾炷灸5～7壮，艾条灸5～10分钟。

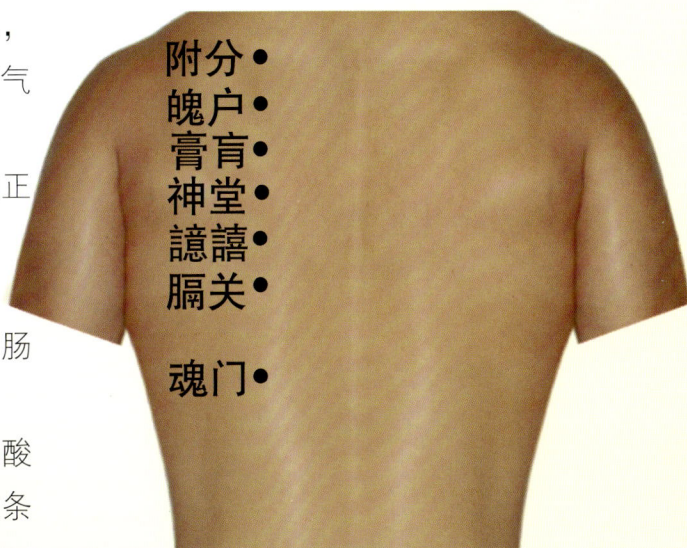

附分●
魄户●
膏肓●
神堂●
譩譆●
膈关●
魂门●

阳纲（Yáng gāng）（BL 48）

【穴名来源】阳，阴阳之阳；纲，纲要。胆属阳，"十一脏皆取决于胆"，穴在胆俞外侧，故名阳纲。

【定　　位】在脊柱区，第10胸椎棘突下，后正中线旁开3寸。

【功　　能】清热利胆，和中化滞。

【主　　治】泄泻，黄疸，腹痛，肠鸣，消渴。

【刺 灸 法】刺法：斜刺0.5～0.8寸，局部酸胀。灸法：艾炷灸3～5壮，艾条灸5～10分钟。

意舍（Yì shè）（BL 49）

【穴名来源】意，意念；舍，宅舍。脾藏意；穴在脾俞外侧，如脾气之宅舍。

【定　　位】在脊柱区，第11胸椎棘突下，后正中线旁开3寸处。

【功　　能】健脾和胃，清热利湿。

【主　　治】腹胀，泄泻，呕吐，纳呆。

【刺 灸 法】刺法：斜刺0.5～0.8寸，局部酸胀。灸法：艾炷灸5～7壮，艾条灸10～15分钟。

胃仓（Wèi cāng）（BL 50）

【穴名来源】胃，胃腑；仓，粮仓。胃为"仓廪之官"；穴在胃俞外侧，胃主纳谷，犹如粮仓，故称胃仓。

【定　　位】在脊柱区，第12胸椎棘突下，后正中线旁开3寸处。

【功　　能】健脾和胃，消积导滞。

【主　　治】胃痛，小儿食积，腹胀，水肿，脊背痛。

【刺 灸 法】刺法：斜刺0.5～0.8寸，局部酸胀。灸法：艾炷灸3～5壮，艾条灸10～30分钟。

阳纲 ●
意舍 ●
胃仓 ●
肓门 ●
志室 ●

胞肓 ●
秩边 ●

肓门（Huāngmén）（BL 51）

【穴名来源】肓，肓膜；门，门户。穴在三焦俞外侧，如肓膜之气出入的门户。

【定　　位】在腰区，第1腰椎棘突下，后正中线旁开3寸处。

【功　　能】调理肠胃，化滞消痞。

【主　　治】痞块，妇人乳疾，上腹痛，便秘等

【刺 灸 法】刺法：直刺0.8～1.0寸，局部酸胀。
　　　　　　灸法：艾炷灸3～5壮，艾条灸5～10分钟。

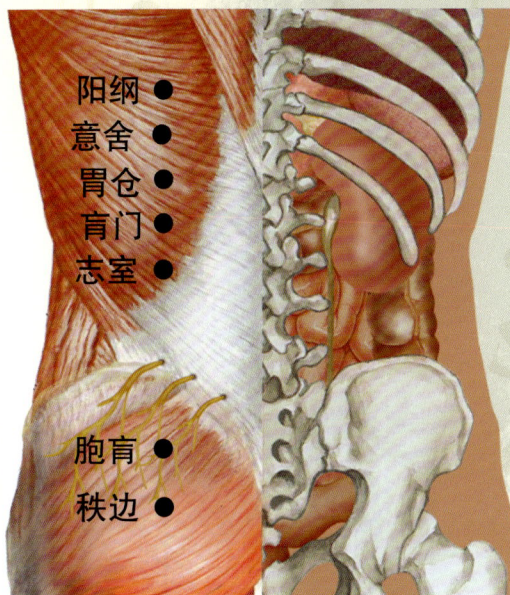

阳纲
意舍
胃仓
肓门
志室

胞肓
秩边

志室（Zhìshì）（BL 52）

【穴名来源】志，志意；室，房室。肾藏志；穴在肾俞外侧，如肾气聚集之房室。

【定　　位】在腰区，第2腰椎棘突下，后正中线旁开3寸处。

【功　　能】补肾益精，调经止带，利湿通淋，强壮腰膝。

【主　　治】遗精，阳痿，阴痛水肿，小便不利，腰脊强痛。

【刺 灸 法】刺法：直刺0.8～1.0寸，局部酸胀。灸法：艾炷灸5～9壮，艾条灸10～20分钟。

胞肓（Bāohuāng）（BL 53）

【穴名来源】胞，囊袋，在此主要指膀胱；肓，肓膜。穴齐膀胱俞外侧，故名。

【定　　位】在骶区，横平第2骶后孔，骶正中嵴旁开3寸。

【功　　能】补肾壮腰，舒筋活络。

【主　　治】小便不利，腰脊痛，腹胀，肠鸣，便秘。

【刺 灸 法】刺法：直刺0.8～1.0寸，局部酸胀。灸法：艾炷灸3～5壮，艾条灸5～10分钟。

秩边（Zhìbiān）（BL 54）

【穴名来源】秩，秩序；边，边缘。膀胱经的背部诸穴，排列有序，本穴居其最下边。

【定　　位】在骶区，横平第4骶后孔，骶正中嵴旁开3寸。

【功　　能】舒筋通络，强健腰膝，疏调下焦。

【主　　治】腰骶痛，下肢痿痹，痔疾，大便不利，小便不利。

【刺 灸 法】刺法：直刺1.5～3寸，局部酸胀，有麻电感向下肢放散。灸法：艾炷灸5～9壮，艾条灸10～20分钟。

委中 ●
合阳 ●
承筋 ●
承山 ●
　　● 飞扬

16寸

　　● 跗阳
　　● 昆仑

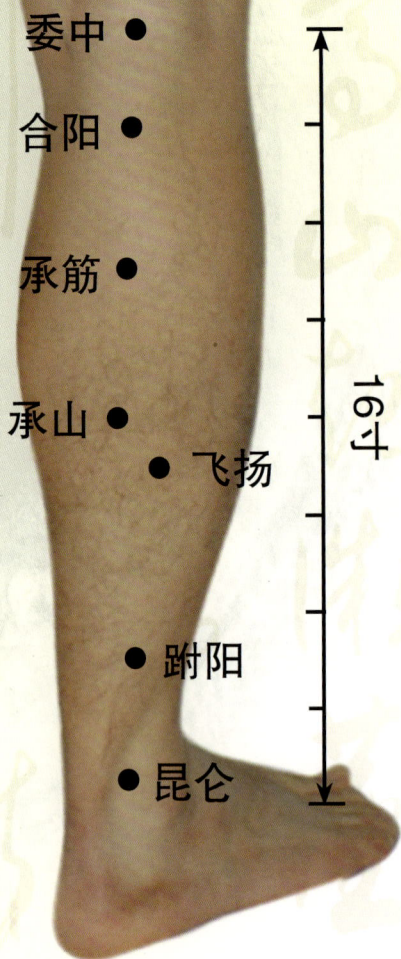

合阳（Héyáng）（BL 55）

【穴名来源】合，汇合；阳，阴阳之阳。本经自项而下分成两支，行至委中与本穴则合而下行。

【定　　位】在小腿后区，腘横纹下2寸，腓肠肌内、外侧头之间。

【功　　能】活血调经，舒筋通络，强健腰膝。

【主　　治】腰脊痛，下肢酸痛，痿痹，崩漏，带下。

【刺 灸 法】刺法：直刺0.5～1.0寸，局部酸胀。灸法：艾炷灸5～9壮，艾条灸10～20分钟。

承筋（Chéngjīn）（BL 56）

【穴名来源】承，承受；筋，肋肉。穴在腓肠肌处，这是小腿部的主要筋肉。

【定　　位】小腿后区，腘横纹下5寸，腓肠肌肌腹之间。

【功　　能】舒筋通络，强健腰膝，通调大肠。

【主　　治】小腿痛，腰脊拘急，转筋，痔疮。

【刺 灸 法】刺法：直刺0.5～1.0寸，局部酸胀。灸法：艾炷灸5～7壮，艾条灸10～20分钟。

承山（Chéngshān）（BL 57）

【穴名来源】承，承受；山，山岭。腓肠肌之二肌腹高突如山，穴在其下，有承受之势。

【定　　位】在小腿后区，腓肠肌两肌腹与肌腱交角处。

【功　　能】舒筋活络，调理肠腑。

【主　　治】痔疮，便秘，脱肛，癫疾，鼻衄，疝气，腰背痛，腿痛。

【刺 灸 法】刺法：直刺1.0～1.5寸，局部酸胀。灸法：艾炷灸5～7壮，艾条灸10～20分钟。

跗阳（Fūyáng）（BL 59 阳跷郄穴）

【穴名来源】跗，足背；阳，阴阳之阳。穴在足背外上方。

【定　　位】在小腿后区，昆仑(BL 60)直上3寸，腓骨与跟腱之间。

【功　　能】通经活络，清热散风。

【主　　治】腰、骶、髋、股后外疼痛，膝胫酸重，霍乱转筋，寒湿脚气，外踝红肿，两足生疮，头重如石，头重目眩。

【刺 灸 法】刺法：直刺0.5～1.0寸，局部酸胀。灸法：艾炷灸3～5壮，艾条灸5～10分钟。

昆仑（Kūnlún）（BL 60 经穴）

【穴名来源】昆仑，山名；外踝高突如山，故比作昆仑，穴在其后。

【定　　位】在踝区，外踝尖与跟腱之间的凹陷中。

【功　　能】舒筋活络，清头明目。

【主　　治】头痛，目眩，目痛，鼻衄。项强，腰骶疼痛，肩背拘急，脚跟肿痛。惊痫，难产，疟疾。

【刺 灸 法】刺法：直刺0.5～1.5寸，深刺可透太溪。灸法：艾炷灸5～9壮，艾条灸10～20分钟。

飞扬（Fēiyáng）（BL 58 络穴）

【穴名来源】飞，飞翔；扬，向上扬起。穴在小腿外侧，本经之络脉从此处飞离而去络肾经。

【定　　位】在小腿后区，昆仑(BL 60)直上7寸，腓肠肌外下缘与跟腱移行处。

【功　　能】舒筋活络，清热消肿。

【主　　治】头痛，目眩，鼻衄，颈项强。腰腿痛，膝胫无力，小腿酸痛，足痿，历节痛风足趾不得屈伸，脚气。寒疟，痔疮，癫狂。

【刺 灸 法】刺法：直刺0.7～1.0寸，局部酸胀。灸法：艾炷灸3～5壮，艾条灸5～10分钟。

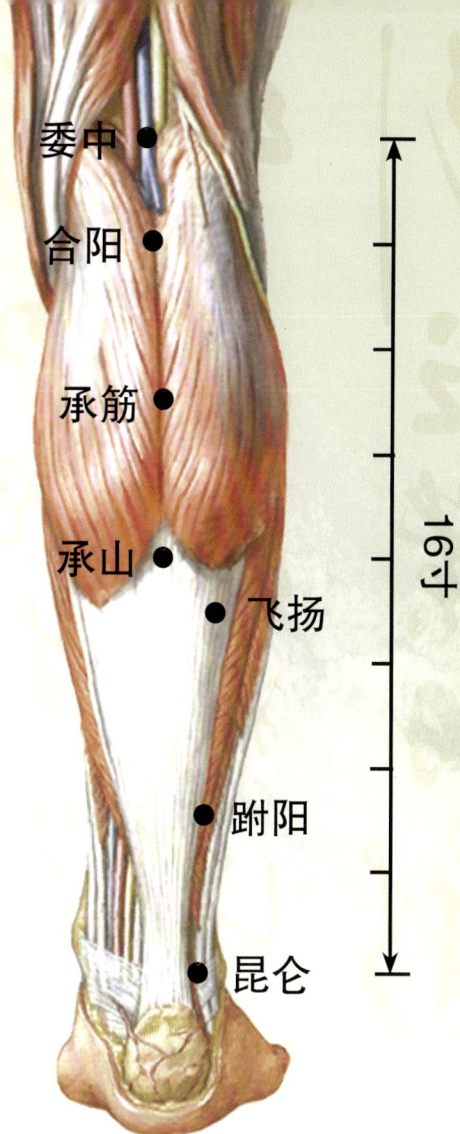

委中
合阳
承筋
承山
飞扬
跗阳
昆仑

16寸

仆参（Púcān）（BL 61）

【穴名来源】仆，仆人；参，参拜。穴在足跟外侧，参拜时此处最容易显露。

【定　　位】在跟区，昆仑(BL 60)直下，跟骨外侧，赤白肉际处。

【功　　能】舒筋骨，利腰腿。

【主　　治】下肢痿弱，足跟痛，腿痛转筋，脚气，膝肿，癫痫。

【刺 灸 法】刺法：直刺0.3～0.5寸，局部酸胀。灸法：艾炷灸3～5壮，艾条灸5～10分钟。

申脉（Shēnmài）（BL 62　八脉交会穴通阳跷）

【穴名来源】申，通"伸"，伸展；脉，经脉。穴属膀胱经，又是阳跷脉的起点，由此
　　　　　　向阳跷脉伸展。

【定　　位】在踝区，外踝尖直下外踝下缘与跟骨之间凹陷中。

【功　　能】活血理气，宁志安神。

【主　　治】失眠，癫狂，痫症，中风不省人事。偏正头痛，眩晕。

【刺 灸 法】刺法：直刺0.2～0.3寸，局部酸胀。灸法：艾炷灸3～5壮，艾条灸5～10分钟。

金门（Jīnmén）（BL 63　郄穴）

【穴名来源】金，金银之金，在此指阳维脉；门，门户。穴属足太阳经，又是阳维脉所
　　　　　　生之处，故喻为进入阳维脉之门户。

【定　　位】在足背，外踝前缘直下，第5跖骨粗隆后方，骰骨下缘凹陷中。

【功　　能】通经活络，清脑安神。

【主　　治】头风，牙痛。癫痫，惊风，尸厥。肩背痛，腰膝酸痛，下肢不遂，历节痛
　　　　　　风，外踝红肿，足部扭伤，霍乱转筋。

【刺 灸 法】刺法：直刺0.3～0.5寸，局部酸胀。灸法：艾炷灸3～5壮，艾条灸5～10分钟。

京骨（Jīnggǔ）（BL 64　原穴）

【穴名来源】京骨，第5跖骨粗隆古称京骨。穴在其前下方，故名。

【定　　位】在跖区，第5跖骨粗隆前下方，赤白肉际处。

【功　　能】清热散风，宁心安神。

【主　　治】头痛，眩晕，目赤目翳，鼻塞鼻衄。背寒，脊强，腰尻疼痛，髀枢痛。半身不遂，膝胫酸痛，寒湿脚气，两足生疮。癫狂，痫症。心痛，腹满，泄泻，便血，疟疾。

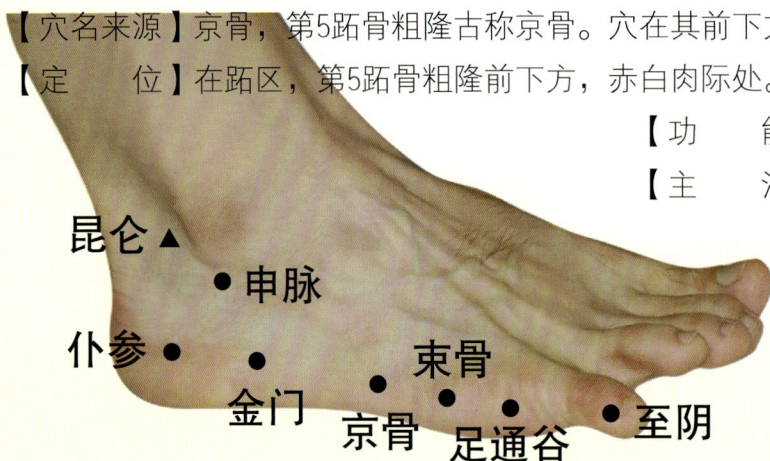

昆仑▲
●申脉
仆参●　●
　金门　京骨　束骨
　　　　足通谷　●至阴

【刺　灸　法】刺法：直刺0.3～0.5寸，局部酸胀。灸法：艾炷灸3～7壮，艾条灸5～10分钟。

束骨（Shùgǔ）（BL 65 输穴）

【穴名来源】束骨，第5跖骨小头古称束骨。穴在其后上方，故名。

【定　　位】在跖区，第5跖趾关节的近端，赤白肉际处。

【功　　能】通经活络，清热散风。

【主　　治】头痛，眩晕，目赤目翳，鼻塞鼻衄。癫狂，惊痫。颈强，腰背痛，背生疔疮，痔疮，下肢后侧痛。

【刺　灸　法】刺法：直刺0.3～0.5寸，局部酸胀。灸法：艾炷灸3～5壮，艾条灸5～10分钟。

足通谷（Zútōnggǔ）（BL 66 荥穴）

【穴名来源】足，足部；通，通过；谷，山谷。穴在足部，该处凹陷如谷，脉气由此通过。

【定　　位】在足趾，第5跖趾关节的远端，赤白肉际处。

【功　　能】疏通经气，安神益智。

【主　　治】头痛，项强，目眩，鼻衄，口歪，舌肿。癫狂。膝痛。热病汗不出，咳喘，胸满。

【刺　灸　法】刺法：直刺0.2～0.3寸，局部痛胀感。灸法：艾炷灸3～5壮，艾条灸5～60分钟。

至阴（Zhìyīn）（BL 67 井穴）

【穴名来源】至，到达；阴，阴阳之阴。在此指足少阴经。此系膀胱经末穴，从这里到达足少阴经。

【定　　位】在足趾，小趾末节外侧，趾甲根角侧后方0.1寸(指寸)。

【功　　能】活血理气，正胎催产，清头明目。

【主　　治】头痛，鼻塞，鼻衄，目痛。胞衣不下，胎位不正，难产。足下热。

【刺　灸　法】刺法：浅刺0.1～0.2寸，或用三棱针点刺出血。灸法：艾炷灸3～5壮，艾条灸10～20分钟。

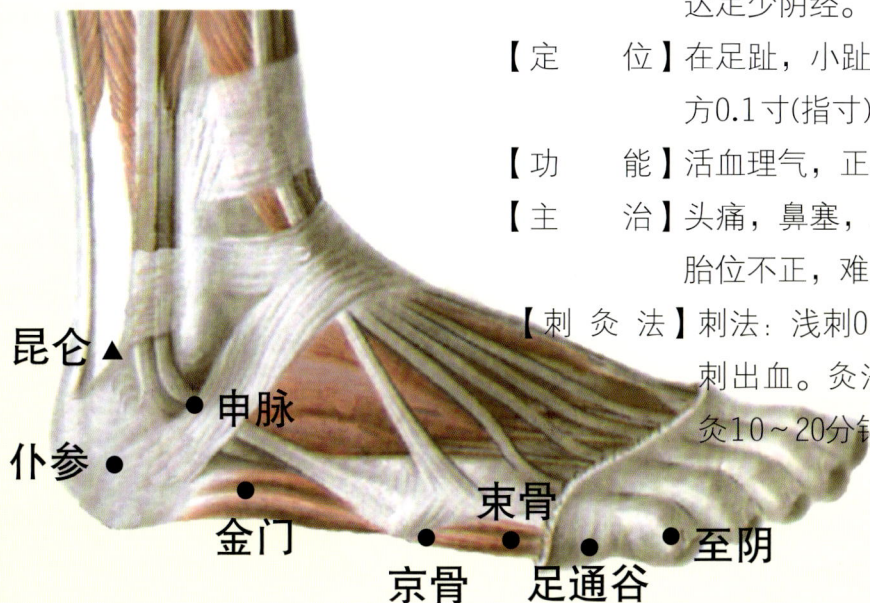

昆仑▲

申脉

仆参

金门　　　束骨

京骨　足通谷　至阴

第九章　足少阴肾经

经脉循行

肾足少阴之脉：起于小指之下，邪走足心，出于然谷之下，循内踝之后，别入跟中，以上腨内，出腘内廉，上股骨内后廉，贯脊属肾，络膀胱。

其直者：从肾，上贯肝、膈，入肺中，循喉咙，挟舌本。

其支者：从肺出，络心，注胸中。

循行白话解

足少阴肾经：从脚小趾下边开始，斜向脚底心（涌泉），出于舟骨粗隆下（然谷、照海、水泉），沿内踝之后（太溪），分支进入脚跟中（大钟）；上向小腿内（复溜，交信；会三阴交），出窝内侧（筑宾、阴谷），上大腿内后侧，通过脊柱（会长强）属于肾、络于膀胱（肓俞、中注、四满、气穴、大赫、横骨；会关元、中极）。

它直行的脉：从肾向上（商曲、石关、阴都、通谷，幽门），通过肝、膈，进入肺中（步廊、神封、灵墟、神藏，彧中、俞府），沿着喉咙，夹舌根旁（通廉泉）。

它的支脉：从肺出来，络于心，流注于胸中，接手厥阴心包经。

主治病候

本经腧穴主治妇科病，前阴病，肾、肺、咽喉病及经脉循行位置的病症。如咳血，气喘，舌干，咽喉肿痛，水肿，大便秘结，泄泻，腰痛，脊股内后侧痛，痿弱无力，足心热等症。

经穴歌诀

KI二十七肾经属，起于涌泉止俞府，肝心脾肺膀胱肾，

肠腹泌尿生殖喉，足心凹陷是涌泉，舟骨之下取然谷，

太溪内踝跟腱间，大钟溪泉稍后主，水泉太溪下一寸，

照海踝下四分处，复溜踝上二寸取，交信溜前胫骨后，

踝上五寸寻筑宾，膝内两筋取阴谷，从腹中线开半寸，

横骨平取曲骨沿，大赫气穴并四满，中注肓俞平脐看，
商曲又凭下脘取，石关阴都通谷言，幽门适当巨阙旁，
诸穴相距一寸连，再从中线开二寸，穴穴均在肋隙间，
步廊却近中庭穴，神封灵墟神藏间，或中俞府平璇玑，
都隔一肋仔细研。

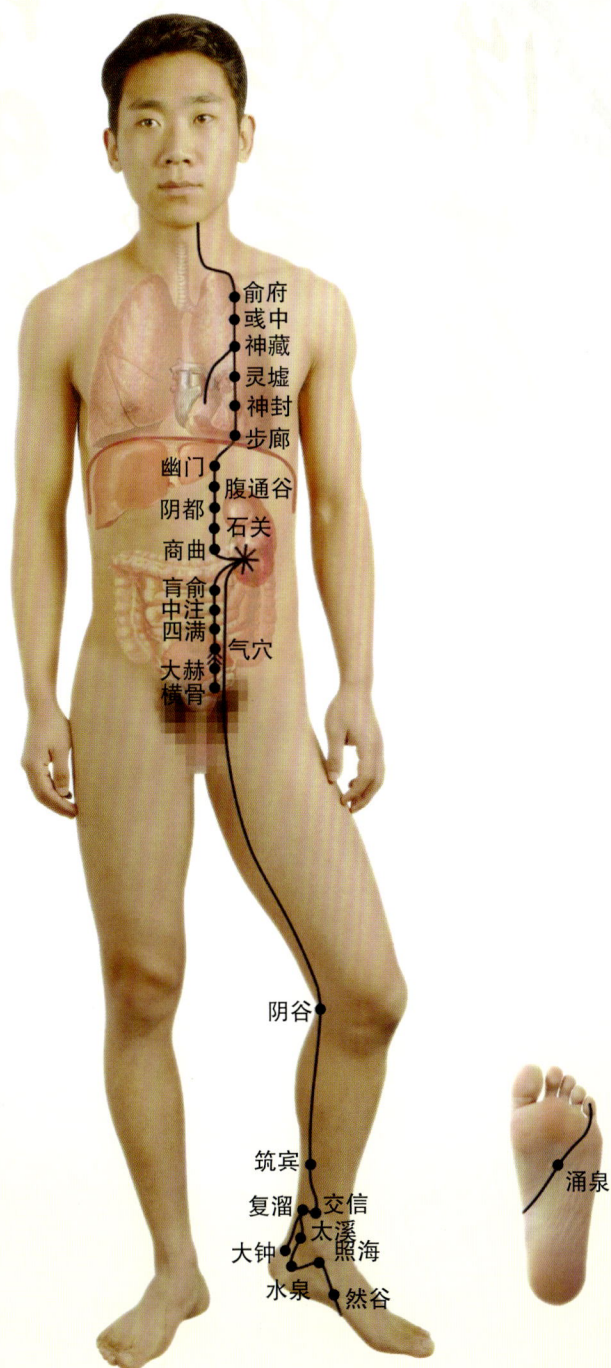

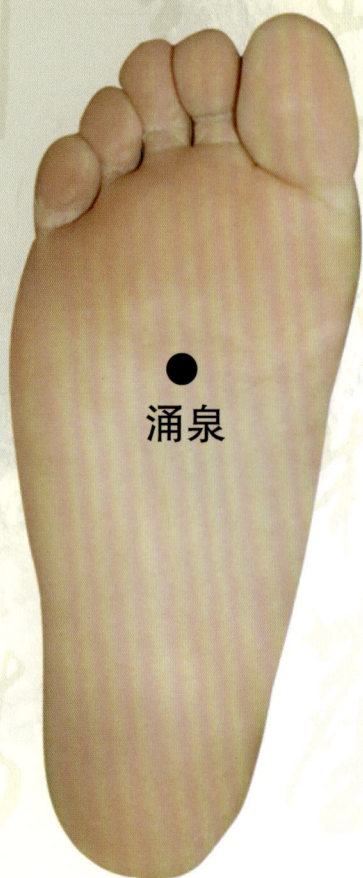

涌泉（Yǒngquán）（KI 1 井穴）

【穴名来源】涌，涌出；泉，水泉。水上出为涌泉。穴居足心陷中，经气自下而上，如涌出之水泉。

【定　　位】在足底，屈足卷趾时足心最凹陷处。

【功　　能】滋阴益肾，平肝熄风、醒脑开窍。

【主　　治】尸厥，癫狂，痫症，善恐，善忘，小儿惊风。头痛，头晕，目眩，舌干，咽喉肿痛，鼻衄，暗不能言。喘逆，咳嗽短气，咳血，肺痨。阳痿，经闭，难产，妇人无子。足心热，五趾尽痛，下肢瘫痪，奔豚气。

【刺 灸 法】刺法：直刺0.5～1.0寸，局部胀痛或扩散至整个足底部。灸法：艾炷灸3～5壮，艾条灸5～10分钟。

然谷（Rángǔ）（KI 2 荥穴）

【穴名来源】然，然骨；谷。山谷。古称舟骨粗隆为然骨。穴在其下方凹陷处，故名。

【定　　位】在足内侧，足舟骨粗隆下方，赤白肉际处。

【功　　能】滋阴补肾，清热利湿。

【主　　治】月经不调，胸胁胀满。

【刺 灸 法】刺法：直刺0.5～1.0寸，局部胀痛。灸法：艾炷灸3～5壮，艾条灸5～10分钟。

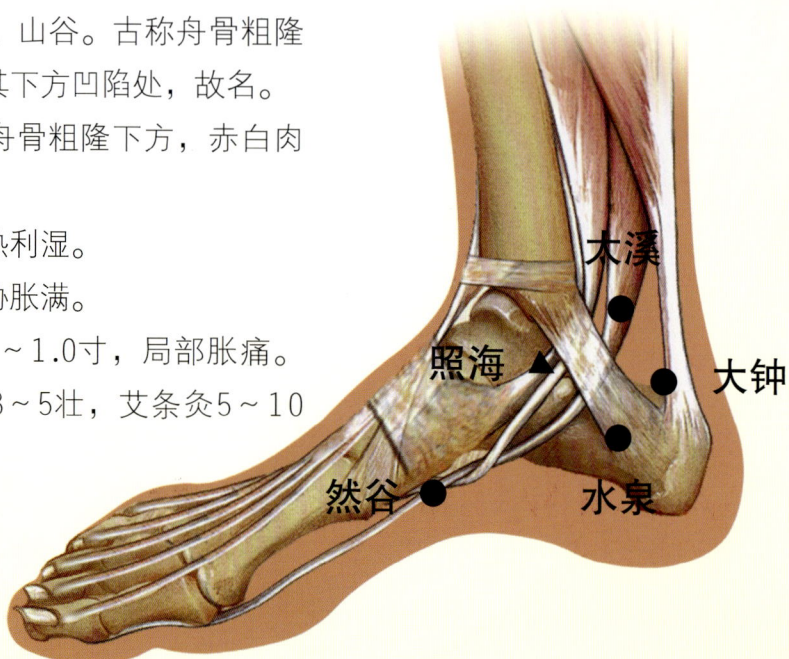

大钟（Dàzhōng）（KI 4 络穴）

【穴名来源】大，大小之大；钟，通"踵"，即足跟。穴在足跟，其骨较大，故名大钟。

【定　　位】在跟区，内踝后下方，跟骨上缘，跟腱附着部前缘凹陷中。

【功　　能】利水消肿，益肾调经，清热安神。

【主　　治】咽喉肿痛，舌本出血，食噎不下。咳嗽，咳血，哮喘。烦心，失眠，痴呆。小便淋漓，月经不调。足跟肿痛，腰脊强痛。嗜卧，疟疾。

【刺 灸 法】刺法：直刺0.5～1.0寸，局部酸胀。灸法：艾炷灸3～5壮，艾条灸5～10分钟。

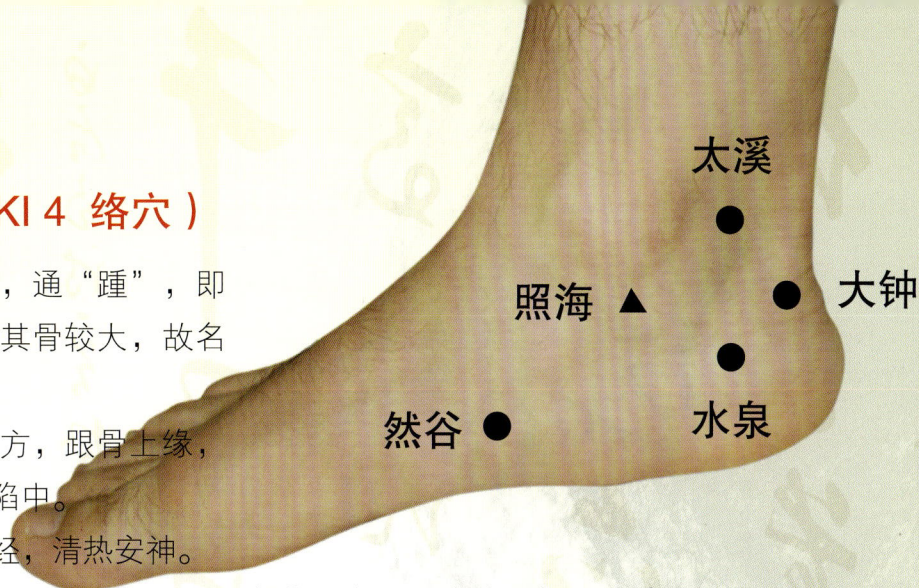

水泉（Shuǐquán）（KI 5 郄穴）

【穴名来源】水，水液，泉，水泉。肾主水，能治小便淋漓的水泉病。

【定　　位】在跟区，太溪（KI 3）直下1寸，跟骨结节内侧凹陷中。

【功　　能】利水消肿，活血调经。

【主　　治】月经不调，经闭，痛经，阴挺。小便不利，腹痛，目昏花。足跟痛。

【刺 灸 法】刺法：直刺0.3～0.5寸，局部酸胀。灸法：艾炷灸3～5壮，艾条灸5～10分钟。

太溪（Tàixī）（KI 3 输穴、原穴）

【穴名来源】太，甚大；溪，沟溪。穴在内踝与跟腱之间的间陷中，如居大的沟溪之中。

【定　　位】在踝区，内踝尖与跟腱之间的凹陷中。

【功　　能】滋阴益肾，培土生金。

【主　　治】遗尿、癃闭，淋证，遗精，阳痿，小便频，水肿。月经不调，经闭，带下，不孕。咳嗽，气喘，咯血。失眠，健忘，神经衰弱。头痛，牙痛，咽喉肿痛，暴喑，鼻衄不止，耳鸣耳聋，青盲，夜盲，口中热。内踝肿痛，足跟痛，下肢厥冷，腰痛，厥脊痛。虚劳，脱证，脱发，咯血，消渴。

【刺 灸 法】刺法：直刺0.5～1.0寸，深刺可透昆仑，局部有酸胀感。灸法：艾炷灸3～5壮，艾条灸5～10分钟。

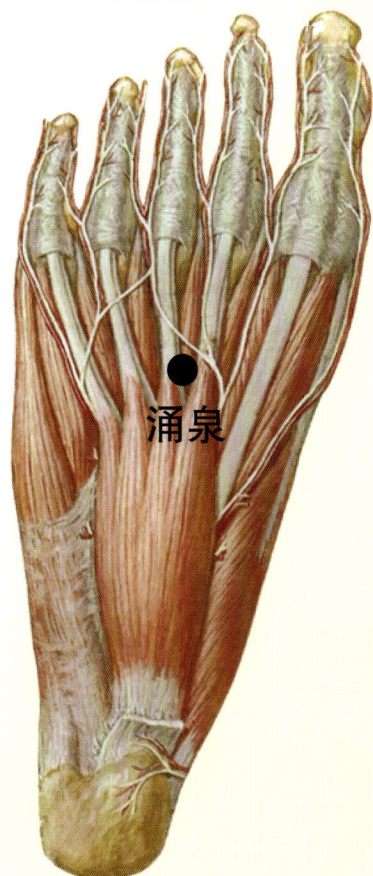

照海（Zhàohǎi）（KI 6 八脉交会穴通阴跷）

【穴名来源】照，光照；海，海洋。穴属肾经，气盛如
海，意为肾中真阳，可光照周身。

【定　　位】在踝区，内踝尖下1寸，内踝下缘边际凹
陷中。

【功　　能】滋阴调经，熄风止痉，利咽安神。

【主　　治】咽喉肿痛暴喑。心痛，气喘，便秘，肠鸣泄
泻。月经不调，痛经，经闭，赤白带下，阴
挺，阴痒，妇人血晕，恶露不止，难产，疝
气，淋病，遗精白浊，癃闭，小便频数，遗
尿。痫病夜发，惊恐不安。

【刺 灸 法】刺法：直刺0.5～0.8寸，局部酸麻。灸法：
艾炷灸3～5壮，艾条温和灸5～10分钟。

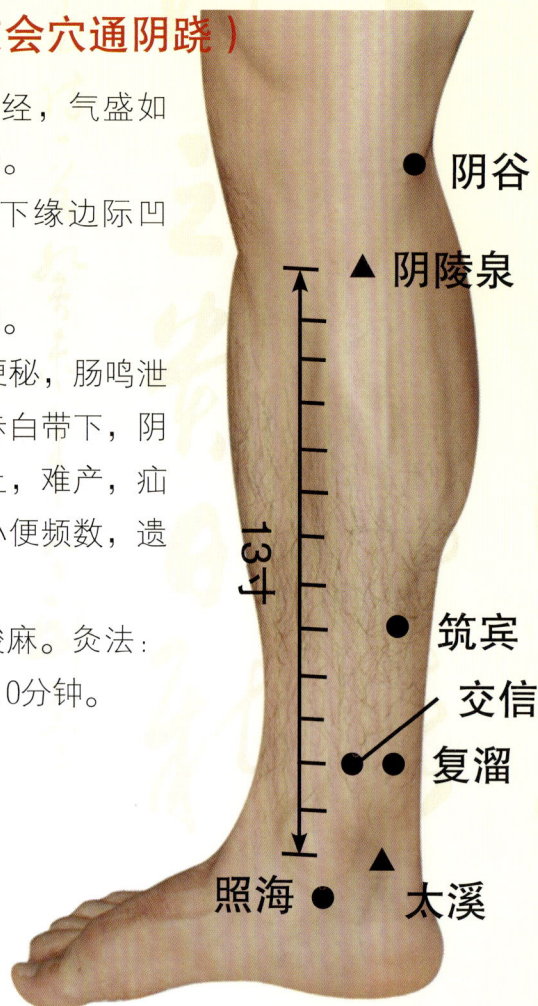

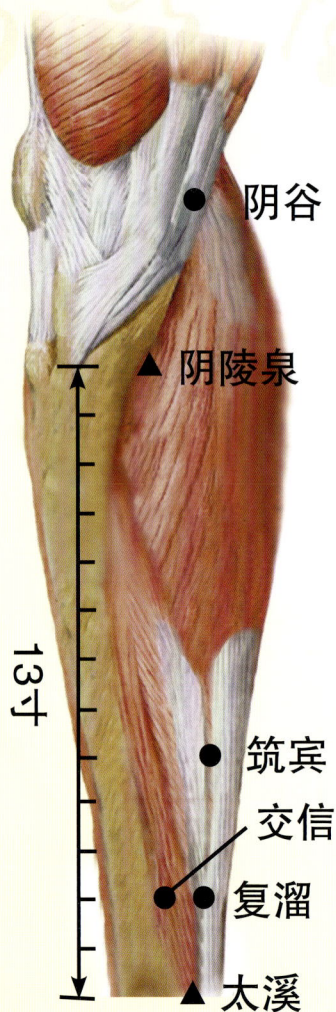

阴谷

▲ 阴陵泉

13寸

筑宾

交信

复溜

照海

▲ 太溪

阴谷

▲ 阴陵泉

13寸

筑宾

交信

复溜

▲ 太溪

复溜（Fùliū）（KI 7 经穴）

【穴名来源】复，同"伏"，深伏；溜，流动。穴在
太溪直上，肾经之经气，经太溪复上行
流注于此穴。

【定　　位】在小腿内侧，内踝尖上2寸，跟腱的
前缘。

【功　　能】发汗解表，温阳利水。

【主　　治】水肿，腹胀，腰脊强痛，腿肿。盗汗，
身热无汗，自汗。

【刺 灸 法】刺法：直刺0.8～1.0寸，局部酸麻。
灸法：艾炷灸3～5壮，艾条灸10～15
分钟。

交信（Jiāoxìn）（KI 8 阴跷郄穴）

【穴名来源】交，交会；信，信用，五常之一，属土，指脾。古以仁、义、礼、智、信"五德"配属五行，信属脾土。足少阴经由本穴交会于脾经三阴交，故而得名。

【定　　位】在小腿内侧，内踝尖上2寸，胫骨内侧缘后际凹陷中。

【功　　能】益肾调经，清热利尿。

【主　　治】月经不调，赤白带下，崩漏，阴挺。睾丸肿痛，五淋，疝气，阴痒。股膝胫内侧痛。泄泻，大便难，赤白痢。

【刺 灸 法】刺法：直刺0.8~1.0寸，局部酸胀。灸法：艾炷灸3~5壮，艾条灸10~15分钟。

筑宾（Zhùbīn）（KI 9 阴维郄穴）

【穴名来源】筑，强健；宾，通"膑"，泛指膝和小腿。穴在小腿内侧，有使腿膝坚实的作用。

【定　　位】在小腿内侧，太溪(KI 3)直上5寸，比目鱼肌与跟腱之间。

【功　　能】调补肝肾，清热利湿。

【主　　治】癫、狂、痫。疝痛，小儿脐疝，不孕。脚软无力，足踹痛，小腿内侧痛。

【刺 灸 法】刺法：直刺0.5寸~0.8寸，局部酸胀。灸法：艾炷灸3~5壮，艾条灸5~10分钟。

阴谷（Yīngǔ）（KI 10 合穴）

【穴名来源】阴，阳阳之阴，内为阴；谷，山谷。穴在膝关节内侧，局部凹陷如谷。

【定　　位】在膝后区，腘横纹上，半腱肌肌腱外侧缘。

【功　　能】益肾助阳，理气止痛。

【主　　治】少腹、前阴、少腹疼痛，小便不利，疝痛，遗精，阳痿，阴囊湿痒，崩漏，带下，经闭。膝股后侧痛，舌下肿，心中痛。

【刺 灸 法】刺法：直刺0.8~1.2寸，局部麻胀。灸法：艾炷灸3~5壮，艾条灸5~10分钟。

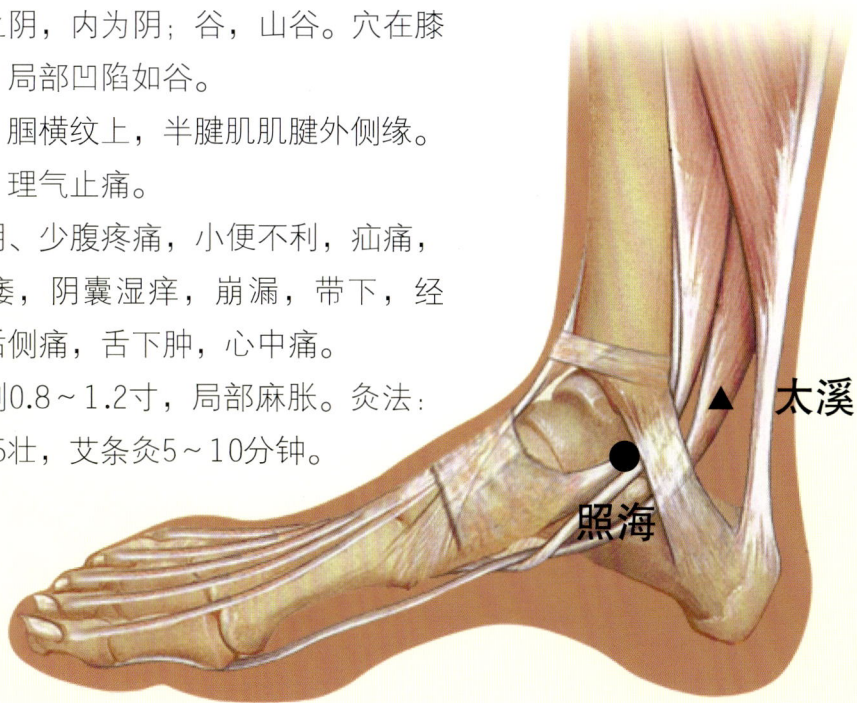

▲ 太溪

● 照海

横骨（Hénggǔ）（KI 11）

【穴名来源】横骨，为耻骨之古称。穴在横骨上缘，故名。

【定　　位】在下腹部，脐中下5寸，前正中线旁开0.5寸。

【功　　能】涩精举阳，通利下焦。

【主　　治】腹胀，腹痛，泄泻，便秘。

【刺 灸 法】刺法：直刺0.8～1.2寸，局部酸胀。灸法：艾炷灸3～5壮，艾条灸10～15分钟。

大赫（Dàhè）（KI 12）

【穴名来源】大，大小之大；赫，显赫，有盛大之意。为下焦元气充盛之处。

【定　　位】在下腹部，脐中下4寸，前正中线旁开0.5寸。

【功　　能】涩精止带，调经止痛。

【主　　治】遗精，月经不调，子宫脱垂，痛经，不孕，带下。

【刺 灸 法】刺法：直刺0.8～1.2寸，局部酸胀。灸法：艾炷灸3～5壮，艾条灸5～10分钟。

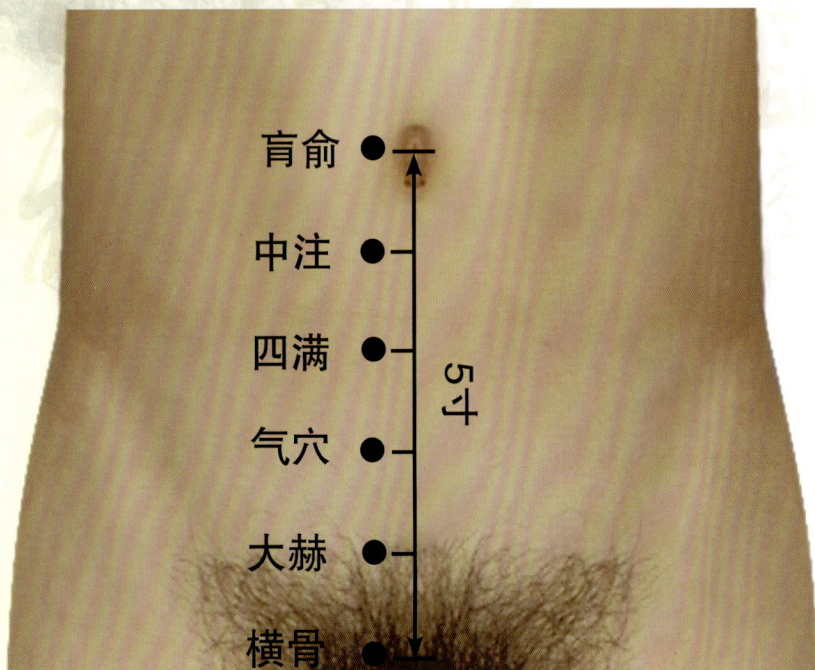

肓俞
中注
四满
气穴
大赫
横骨

5寸

气穴（Qìxué）（KI 13）

【穴名来源】气，气血的气，在此指肾气；穴，土室。穴在关元旁，为肾气藏聚之室。

【定　　位】在下腹部，脐中下3寸，前正中线旁开0.5寸。

【功　　能】止泄泻，理下焦，调冲任，益肾气。

【主　　治】月经不调，痛经，带下，不孕症。小便不通，遗精，阳痿，阴茎痛。

【刺 灸 法】刺法：直刺或斜刺0.8～1.2寸，局部酸胀。灸法：艾炷灸3～5壮，艾条灸5～10分钟。

四满（Sìmǎn）（KI 14）

【穴名来源】四，第4；满，充满。此乃肾经入腹的第4穴，可治腹部胀满。

【定　　位】在下腹部，脐中下2寸，前正中线旁开0.5寸。

【功　　能】理气健脾，调经止泻，清热利湿。

【主　　治】月经不调，痛经，不孕症，带下。遗尿，遗精，水肿。小腹痛、便秘。

【刺 灸 法】刺法：直刺0.8～1.2寸，局部酸胀。灸法：艾炷灸3～5壮，艾条灸5～10分钟。

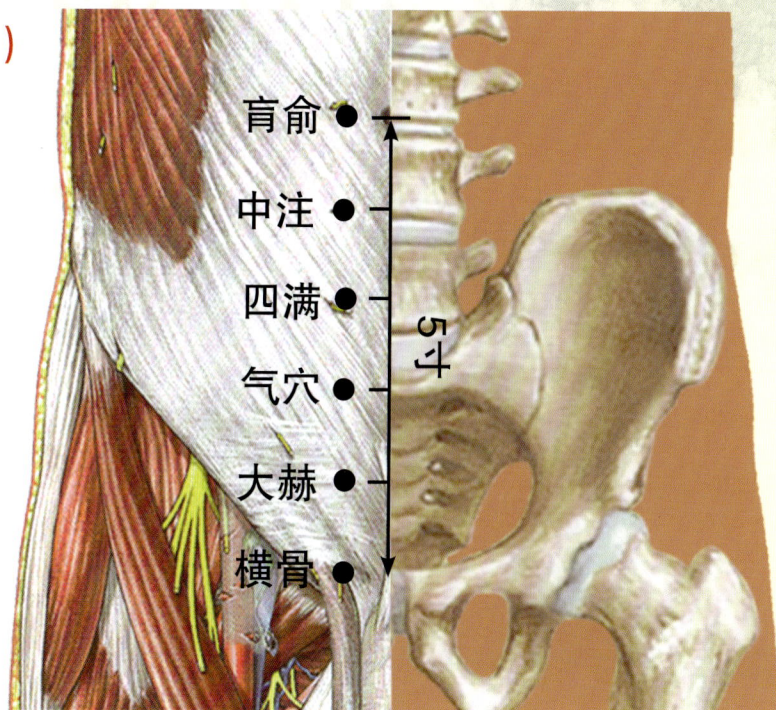

中注（Zhōngzhù）（KI 15）

【穴名来源】中，中间；注，灌注。肾经之气由此灌注中焦。

【定　　位】在下腹部，脐中下1寸，前正中线旁开0.5寸。

【功　　能】通便止泻，泄热调经，行气止痛。

【主　　治】腹胀，呕吐，泄泻，痢疾。

【刺 灸 法】刺法：直刺0.8～1.2寸，局部酸胀。灸法：艾炷灸3～5壮，艾条灸5～10分钟。

肓俞
中注
四满
气穴
大赫
横骨
5寸

肓俞（Huāngshū）（KI 16）

【穴名来源】肓，肓膜；俞，输注。肾经之气由此输注肓膜。

【定　　位】在腹中部，脐中旁开0.5寸。

【功　　能】通便止泻，理气止痛。

【主　　治】腹痛绕脐，腹胀，呕吐，泄泻，痢疾，便秘。

【刺 灸 法】刺法：直刺0.8～1.2寸，局部酸胀。灸法：艾炷灸3～5壮，艾条灸5～10分钟。

商曲（Shāngqū）（KI 17）

【穴名来源】商，五音之一，属金；曲，弯曲。商为金音，大肠属金，此穴内对肠弯曲处

【定　　位】在上腹部，脐中上2寸，前正中线旁开0.5寸。

【功　　能】理气调肠，和中化湿。

【主　　治】腹痛绕脐，腹胀，呕吐，泄泻，痢疾，便秘。

【刺 灸 法】刺法：直刺0.5～0.8寸，局部酸胀。灸法：艾炷灸3～5壮，艾条灸5～10分钟。

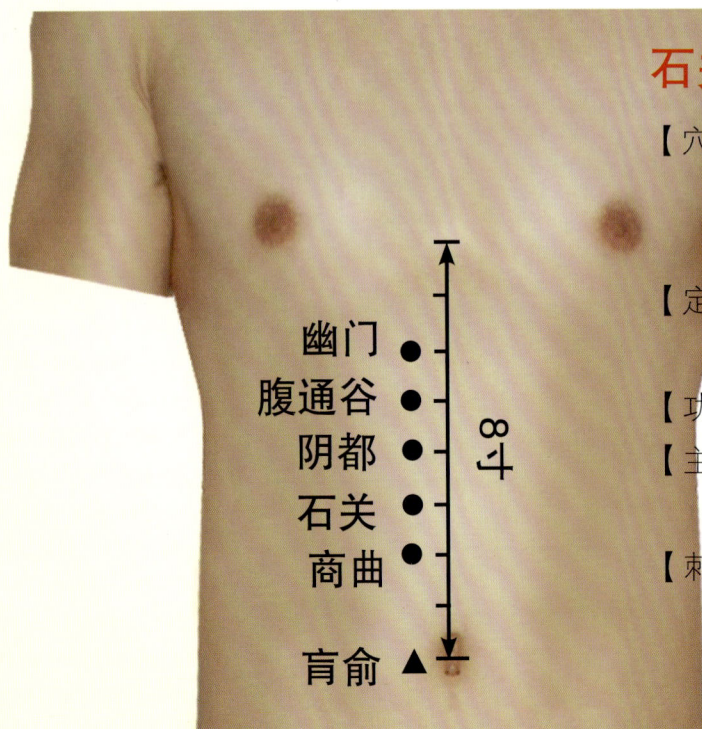

阴都（Yīndū）（KI 19）

【穴名来源】阴，阴阳之阴，腹为阴；都，会聚。穴在腹部，为水谷聚集之处。

【定　　位】在上腹部，脐中上4寸，前正中线旁开0.5寸。

【功　　能】调肠胃，理气血。

【主　　治】腹胀，肠鸣，腹痛，便秘，妇人不孕。

【刺 灸 法】刺法：直刺0.5～0.8寸，局部酸胀。灸法：艾炷灸3～5壮，艾条灸5～10分钟。

幽门
腹通谷
阴都
石关
商曲
8寸
肓俞

石关（Shíguān）（KI 18）

【穴名来源】石，石头，有坚实之意；关，重要。为治腹部坚实病症的要穴。

【定　　位】在上腹部，脐中上3寸，前正中线旁开0.5寸。

【功　　能】滋阴清热，和中化滞。

【主　　治】经闭，带下，妇人产后恶露不止，阴门瘙痒。

【刺 灸 法】刺法：直刺0.5～0.8寸，局部酸胀。灸法：艾炷灸5壮，艾条灸5～10分钟。

腹通谷（Fùtōnggǔ）（KI 20）

【穴名来源】腹，腹部；通，通过；谷，水谷。穴在腹部，为通过水谷之处。

【定　　位】在上腹部，脐中上5寸，前正中线旁开0.5寸。

【功　　能】清心益肾，降逆止呕。

【主　　治】腹痛，腹胀，呕吐，胸痛，心痛，心悸。

【刺 灸 法】刺法：直刺或斜刺0.5～0.8寸，局部酸胀。灸法：艾炷灸3～5壮，艾条灸5～10分钟。

幽门（Yōumén）（KI 21）

【穴名来源】幽，隐藏；门，门户。胃之下口称幽门。穴的深部，邻近幽门。

【定　　位】在上腹部，脐中上6寸，前正中线旁开0.5寸。

【功　　能】调理肠胃，通乳消痈。

【主　　治】腹痛，呕吐，消化不良，泄泻，痢疾。

【刺 灸 法】刺法：直刺0.5～0.8寸，局部酸沉。灸法：艾炷灸3～5壮，艾条灸5～10分钟。

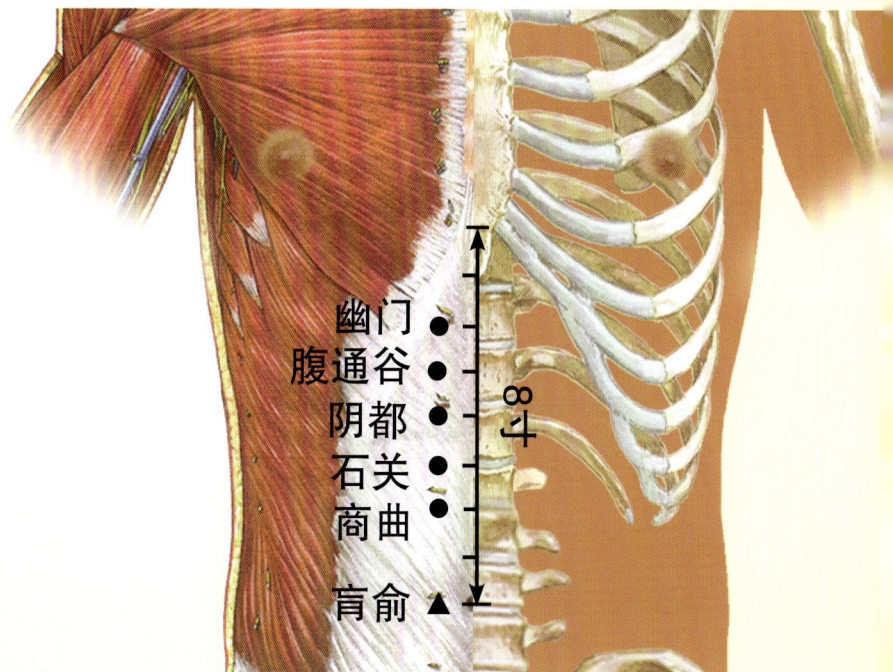

幽门　腹通谷　阴都　石关　商曲　肓俞

步廊（Bùláng）（KI 22）

【穴名来源】步，步行；廊，走廊。穴当中庭旁，经气至此，如步行于庭堂两侧的走廊。

【定　　位】在胸部，第5肋间隙，前正中线旁开2寸。

【功　　能】止咳平喘，补肾纳气。

【主　　治】咳嗽，哮喘，腹痛，呕吐，消化不良，泄泻，痢疾，乳汁缺乏，胸痛，乳痛，妊娠呕吐。

【刺 灸 法】刺法：斜刺或平刺0.5～0.8寸。灸法：艾炷灸3～5壮，艾条灸5～10分钟。

神封（Shénfēng）（KI 23）

【穴名来源】神，神灵；封，领属。穴之所为人心脏所属之处。

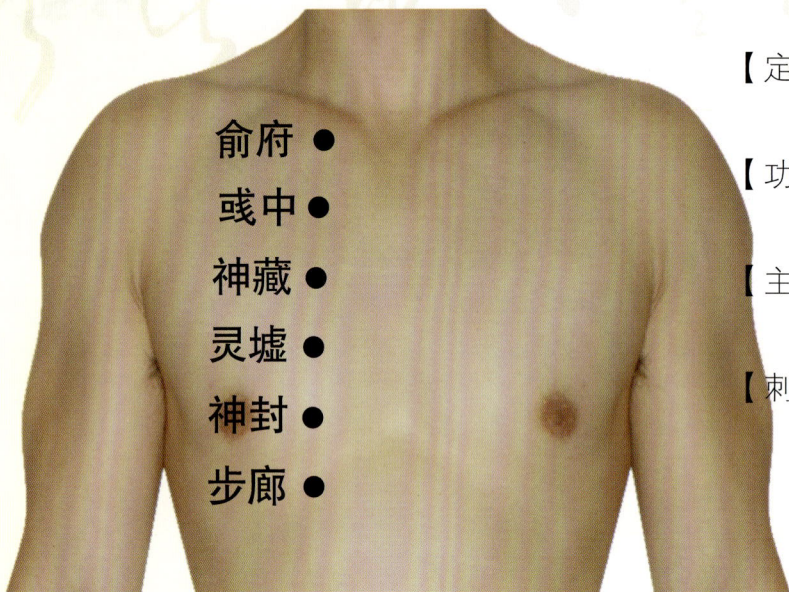

俞府 ●
彧中 ●
神藏 ●
灵墟 ●
神封 ●
步廊 ●

【定　　位】在胸部，第4肋间隙，前正中线旁开2寸。

【功　　能】通乳消痈，利气降逆，止咳平喘。

【主　　治】咳嗽，哮喘，呕吐，胸痛，乳痈。

【刺 灸 法】刺法：斜刺或平刺0.5～0.8寸。灸法：艾炷灸3～5壮，艾条灸5～10分钟。

灵墟（Língxū）（KI 24）

【穴名来源】灵，神灵；墟，土堆。此穴内应心脏，外当肌肉隆起处，其形如土堆。

【定　　位】在胸部，第3肋间隙，前正中线旁开2寸。

【功　　能】宽胸理气，清热降逆。

【主　　治】咳嗽，哮喘，胸痛，乳痈。

【刺 灸 法】刺法：斜刺或平刺0.5～0.8寸。灸法：艾炷灸3～5壮，艾条灸5～10分钟。

神藏（Shéncáng）（KI 25）

【穴名来源】神，心所藏之灵气；藏，蔽藏。穴当心神蔽藏之处。

【定　　位】在胸部，第2肋间隙，前正中线旁开2寸。

【功　　能】止咳平喘，宽胸理气。

【主　　治】咳嗽，哮喘，呕吐，胸痛，心烦，妊娠呕吐。

【刺 灸 法】刺法：斜刺或平刺0.5～0.8寸。灸法：艾炷灸3～5壮，艾条灸5～10分钟。

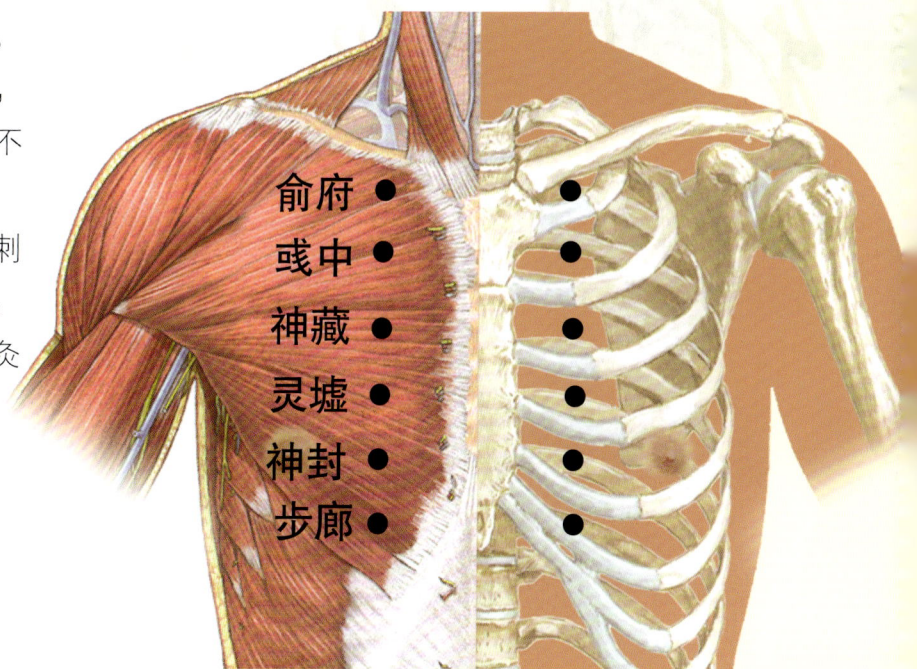

彧中（Yùzhōng）（KI 26）

【穴名来源】彧，通"郁"。茂盛之意；中，中间。穴当肾之经气行于胸中大盛之处。

【定　　位】在胸部，第1肋间隙，前正中线旁开2寸。

【功　　能】止咳平喘，降逆止呕。

【主　　治】咳嗽，胸闷，哮喘，呕吐，胸胁胀满，不嗜食。

【刺 灸 法】刺法：斜刺或平刺0.5～0.8寸。灸法：艾炷灸3～5壮，艾条灸5～10分钟。

俞府
彧中
神藏
灵墟
神封
步廊

俞府（Shūfǔ）（KI 27）

【穴名来源】俞，输注；府，通"腑"。肾之经气出此输入内腑。

【定　　位】在胸部，锁骨下缘，前正中线旁开2寸。

【功　　能】止咳平喘，理气降逆。

【主　　治】咳嗽，哮喘，呕吐，胸胁胀满，不嗜食。

【刺 灸 法】刺法：斜刺或平刺0.5～0.8寸。灸法：艾炷灸3～5壮，艾条灸5～10分钟。

第十章　手厥阴心包经

经脉循行

心主手厥阴心包络之脉，起于胸中，出属心包络，下膈，历络三焦。

其支者：循胸出胁，下腋三寸，上抵腋下，循臑内，行太阴、少阴之间，入肘中，下臂，行两筋之间，入掌中，循中指，出其端。

其支者：别掌中，循小指次指出其端。

循行白话解

手厥阴心包经：从胸中开始，浅出属于心包，通过膈肌，经历胸部、上腹和下腹，络于三焦。

它的支干脉：沿胸内出胁部，当腋下三寸处（天池）向上到腋下，沿上臂内侧（天泉），于手太阴、手少阴之间，进入肘中（曲泽），下向前臂，走两筋（桡侧腕屈肌腱与掌长肌腱之间）（郄门、间使、内关、大陵），进入掌中（劳宫），沿中指桡侧出于末端（中冲）。

它的支脉：从掌中分出，沿无名指出于末端，接手少阳三焦经。

主治病候

本经腧穴主治心、胸、胃、神志病以及经脉循行位置的病症。如心痛，胸闷，心悸，心烦，癫狂，腋肿，肘臂挛急，掌心发热等症。

经穴歌诀

PC心包手厥阴，起于天池中冲尽，心胸肺胃效皆好，

诸痛疮疡亦可寻，天池乳外旁一寸，天泉腋下二寸循，

曲泽腱内横纹上，郄门去腕五寸寻，间使腕后方三寸，

内关掌后二寸停，掌后纹中大陵在，两条肌腱标准明，

劳宫屈指掌心取，中指末端是中冲。

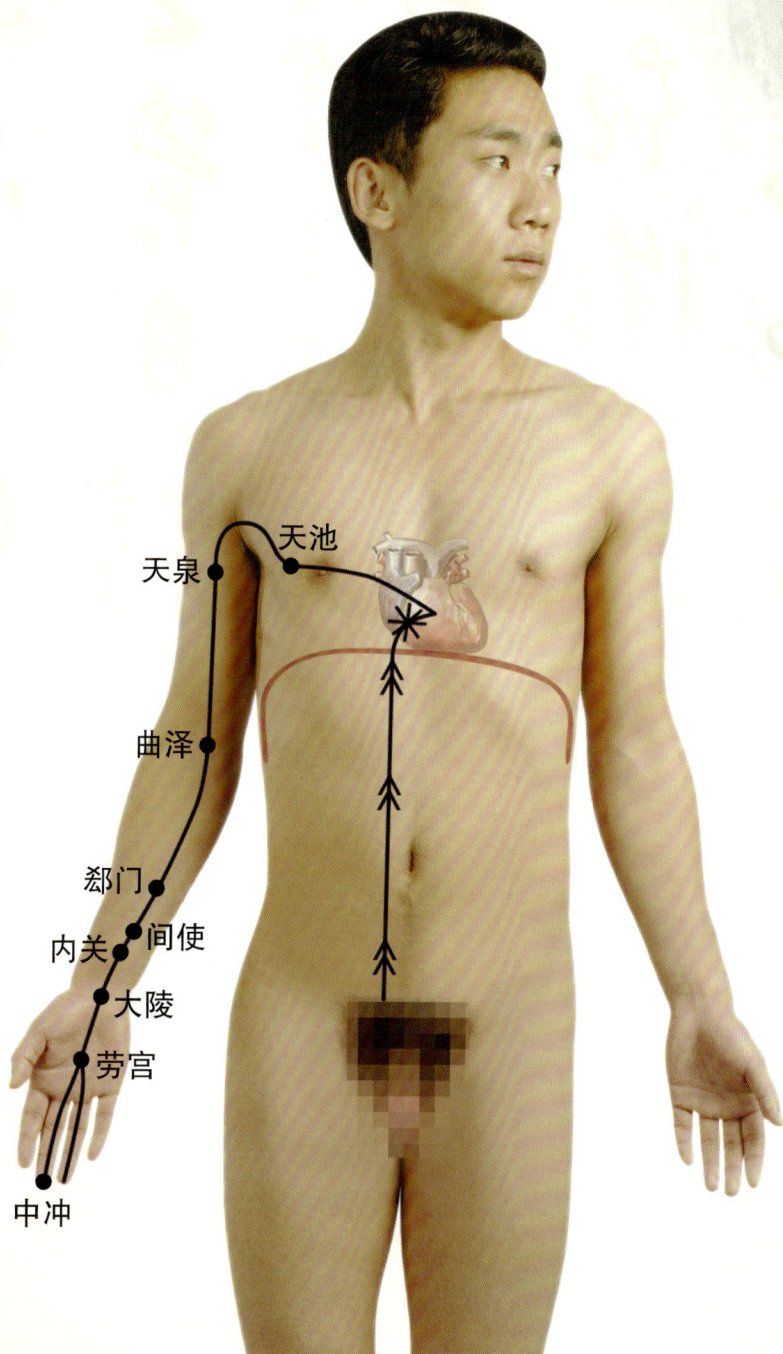

天池
天泉
曲泽
郄门
内关　间使
大陵
劳宫
中冲

天泉

9寸

曲泽

12寸

郄门

间使

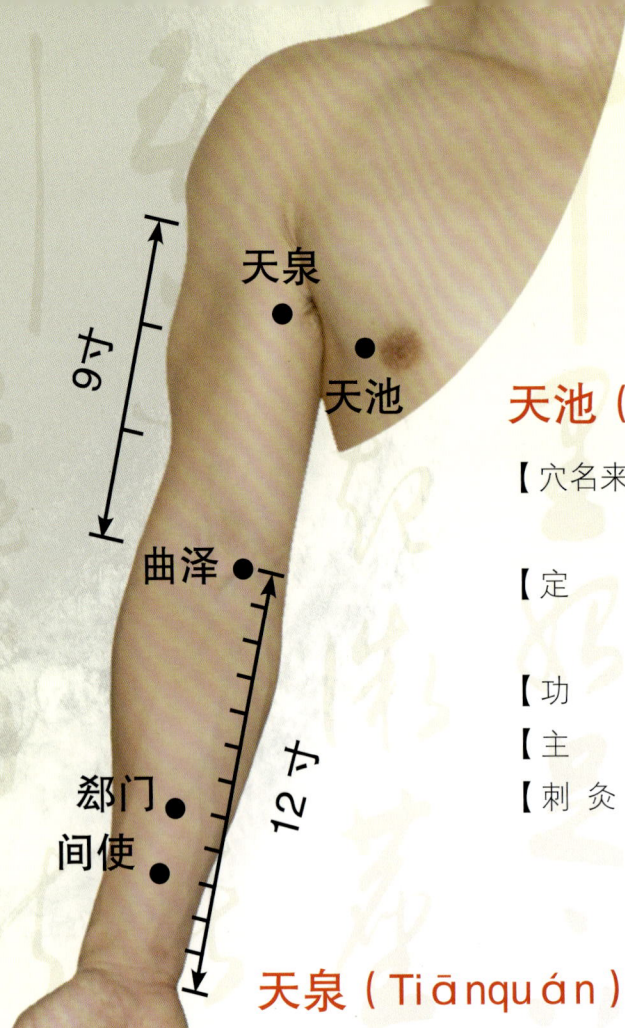

天池（Tiānchí）（PC 1）

【穴名来源】天，天空；池，池塘。穴在乳旁，乳房之泌乳，犹如水自天池而出。

【定　　位】在胸部，第4肋间隙，前正中线旁开5寸。

【功　　能】活血化瘀，止咳平喘，化痰散结。

【主　　治】咳嗽，哮喘，呕吐，胸痛，胸闷。

【刺 灸 法】刺法：向外侧斜刺或平刺0.3～0.8寸，局部酸胀。灸法：艾炷灸3～5壮；艾条温灸5～10分钟。

天泉（Tiānquán）（PC 2）

【穴名来源】天，天空；泉，泉水。源于天池的经气由此向下，如同泉水从天而降。

【定　　位】在臂前区，腋前纹头下2寸，肱二头肌的长、短头之间。

【功　　能】活血通脉，理气止痛。

【主　　治】上臂内侧痛，胸胁胀满，胸背痛。

【刺 灸 法】刺法：直刺0.5～0.8寸，局部酸胀。灸法：艾炷灸3～5壮；艾条灸5～10分钟。

曲泽（Qūzé）（PC 3 合穴）

【穴名来源】曲，弯曲；泽。沼泽。经气流注至此入曲肘浅凹处，犹如水进沼泽。

【定　　位】在肘前区，肘横纹上，肱二头肌腱的尺侧缘凹陷中。

【功　　能】清暑泻热，补益心气，通经活络，清热解毒。

【主　　治】心痛善惊，心悸，心烦。口干，呕吐，呕血，霍乱。肘臂掣痛不伸。痧症，风疹，身热烦渴，伤寒。

【刺 灸 法】刺法：直刺0.5～1.0寸，局部沉胀。或用三棱针点刺放血。灸法：艾炷3～5壮，艾条灸5～10分钟。

郄门（Xìmén）（PC 4 郄穴）

【穴名来源】郄，孔隙；门，门户。乃心包经经气出入的门户。

【定　位】在前臂前区，腕掌侧远端横纹上5寸，掌长肌腱与桡侧腕屈肌腱之间。

【功　能】理气止痛，宁心安神，清营止血。

【主　治】心痛，心悸，胸痛，癫狂。咳血、呕血、衄血。肘臂痛，腋肿。疔疮，胃痛。

【刺灸法】刺法：直刺0.5～0.8寸，局部酸胀或有麻胀感向指端放散。灸法：艾炷灸3～5壮，艾条灸10～20分钟。

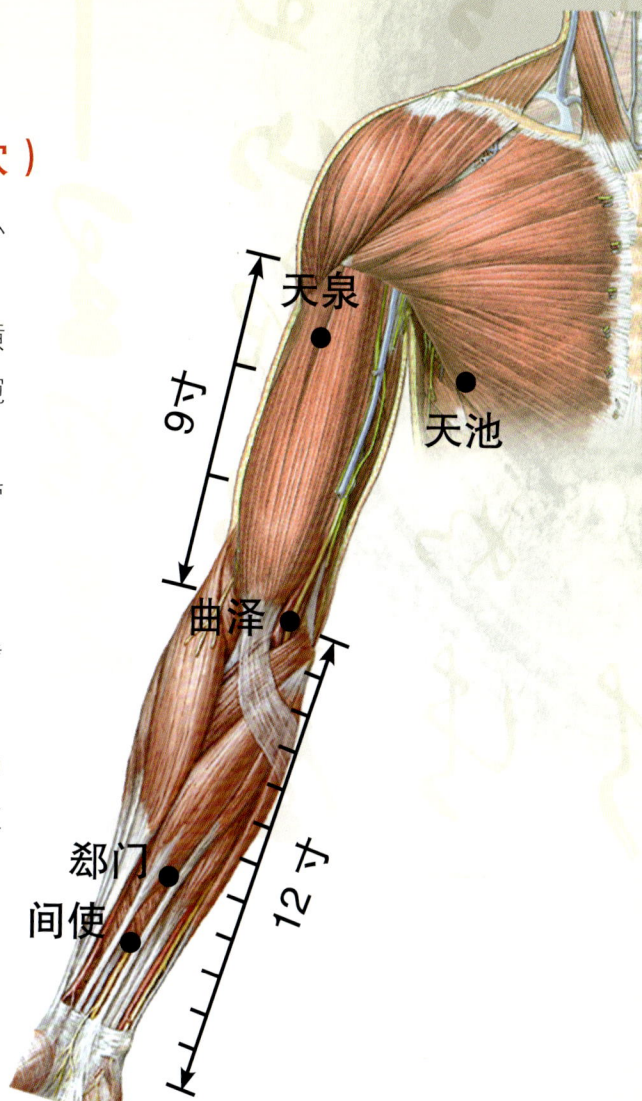

天泉

天池

9寸

曲泽

郄门

间使

12寸

间使（Jiānshǐ）（PC 5 经穴）

【穴名来源】间，间隙；使，臣使。位于两筋之间隙，心包为"臣使之官"，故名。

【定　位】在前臂前区，腕掌侧远端横纹上3寸，掌长肌腱与桡侧腕屈肌腱之间。

【功　能】截疟，安神，宽胸。

【主　治】心痛，心悸，胸胁痛，伤寒结胸。癫狂，痫证。胃痛，呕吐。月经不调，血结成块。肘挛腋肿。疟疾，暗不能言，咽中如哽。

【刺灸法】刺法：直刺0.5～1.5寸，深刺可透支沟穴，局部酸胀或有麻电感向指端放散。灸法：艾炷灸3～7壮，艾条灸5～10分钟。

曲泽▲

12寸

内关 ●

大陵 ●

劳宫 ●

中冲 ●

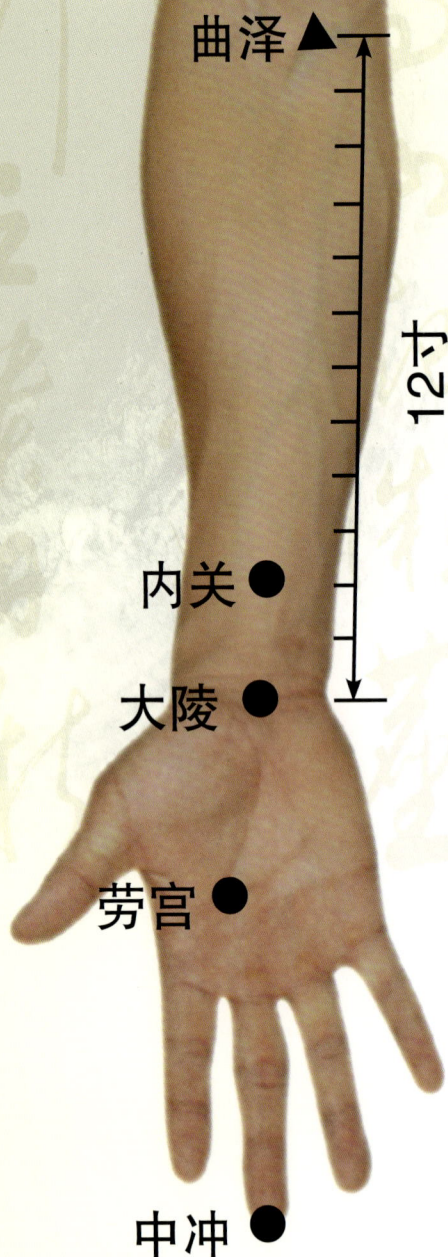

内关（Nèiguān）（PC 6 络穴、八脉交会 穴通阴维）

【穴名来源】内，内外之内；关，关隘。穴在前臂内侧要处，犹如关隘。

【定　　位】在前臂前区，腕掌侧远端横纹上2寸，掌长肌腱与桡侧腕屈肌腱之间。

【功　　能】宁心安神，和胃降逆，宽胸理气，镇静止痛。

【主　　治】心痛，心悸，善惊，烦心，失眠，脏躁，癫痫，狂妄。胸胁支满，胃脘疼痛，呕吐，呃逆，黄疸，妊娠恶阻。胸胁支满，哮喘，乳癖，乳汁缺乏。肘臂挛痛。产后血晕，痛经，月经不调，热病汗不出，头项强，目昏，面赤肌热，脱肛。

【刺 灸 法】刺法：直刺0.5～1.5寸，深刺可透外关，局部酸胀，有麻电感向指端放射。灸法：艾炷灸5～7壮，艾条灸10～20分钟。

大陵（Dàlíng）（PC 7 输穴、原穴）

【穴名来源】大，大小之大；陵，丘陵。掌根高突如同丘陵，穴在其腕侧陷中。

【定　　位】在腕前区，腕掌侧远端横纹中，掌长肌腱与桡侧腕屈肌腱之间。

【功　　能】清热宁心，宽胸和胃，通经活血。

【主　　治】心痛，心悸，胸中热痛，短气，喘咳。心烦，悲泣惊恐，嘻笑不休，狂言不乐，脏燥。胃痛，呕吐，呕血。头痛，目黄，目赤痛，喉痹，咽干，口疮，口臭。手腕臂痛，腕下垂，腕关节及周围组织疾患。

【刺 灸 法】刺法：直刺：0.3～0.5寸，局部酸胀。灸法：艾炷灸3～5壮，艾条灸10～20分钟。

劳宫（Láogōng）（PC 8 荥穴）

【穴名来源】劳，劳动；宫，中央。手司劳动，穴在手的掌部中央。

【定　　位】在掌区，横平第3掌指关节近端，第2、3掌骨之间偏于第3掌骨。

【功　　能】解表除烦，清心泻热，醒神开窍。

【主　　治】心痛，心悸，胸胁支满，胁痛，气逆。心烦善怒，喜笑不休，癫狂，小儿惊厥。溺赤，大便下血。掌中热，鹅掌风，手指麻木。目黄，口中糜烂。

【刺 灸 法】刺法：直刺0.3～0.5寸，局部胀痛。灸法：艾炷灸3～5分钟，艾条灸10～20分钟。

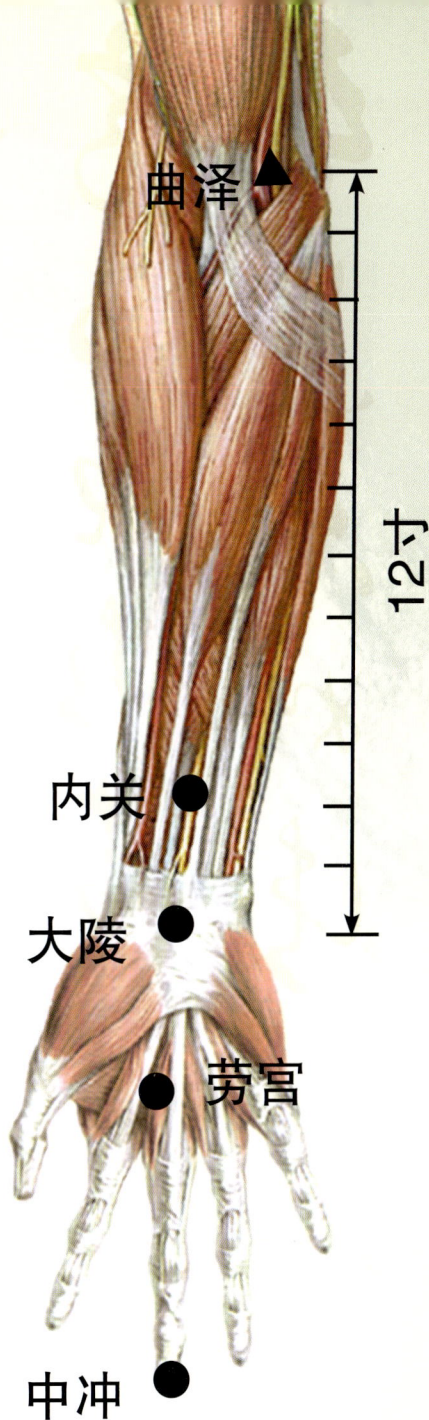

中冲（Zhōngchōng）（PC 9 井穴）

【穴名来源】中，中间；冲，冲动。穴在中指端，心包经之井穴，经气由此涌出，沿经脉上行。

【定　　位】在手指，中指末端最高点。

【功　　能】回阳救逆，醒神通络。

【主　　治】心痛，心烦，中风，晕厥，中暑。热病汗不出。目赤，舌本痛，小儿夜啼。

【刺 灸 法】刺法：浅刺0.1～0.2寸，或用三棱针点刺出血。灸法：艾炷灸1～3壮，艾条灸5～10分钟。

曲泽

12寸

内关

大陵

劳宫

中冲

第十一章　手少阳三焦经

经脉循行

三焦手少阳之脉，起于小指次指之端，上出两指之间，循手表腕，出臂外两骨之间，上贯肘，循臑外上肩，而交出足少阳之后，入缺盆，布膻中，散络心包，下膈，遍属三焦。

其支者：从膻中上出缺盆。上项，系耳后，直上出耳角，以屈下颊至䪼。

其支者：从耳后入耳中，出走耳前，过客主人，前交颊，至目锐眦。

循行白话解

手少阳三焦经：起于无名指末端（关冲），上行小指与无名指之间（液门），沿着手背（中渚、阳池），出于前臂伸侧两骨（尺骨、桡骨）之间（外关、支沟、会宗、三阳络、四渎），向上通过肘尖（天井），沿上臂外侧（清冷渊、消泺），向上通过肩部（臑会、肩髎），交出足少阳经的后面（天髎；会秉风、肩井、大椎），进入缺盆（锁骨上窝），分布于膻中（纵隔中），散络于心包，通过膈肌，广泛遍属于上、中、下三焦。

它的支脉：从膻中上行，出锁骨上窝，上向后项，连系耳后（天牖、翳风、颅息），直上出耳上方（角孙；会颔厌、悬厘、上关），弯下向面颊，至眼下（颧髎）。

它的支脉：从耳后进入耳中，出走耳前（和髎、耳门；会听会），经过上关前，交面颊，到外眼角（丝竹空；会瞳子髎）接足少阳胆经。

主治病候

本经腧穴主治侧头、耳、目、胸胁、咽喉病，热病以及经脉循行位置的病症。如腹胀，水肿，遗尿，小便不利，耳聋，耳鸣，咽喉肿痛，目赤肿痛，颊肿，耳后、肩臂肘后外侧疼痛等症。

经穴歌诀

TE二三三焦经，起关冲止丝竹空，头侧耳目热神志，

腹胀水肿遗尿癃，关冲无名指甲内，液门握拳指缝讨，

中渚液门上一寸，阳池腕表有陷凹，腕上二寸取外关，

支沟腕上三寸安，会宗三寸尺骨缘，三阳络在四寸间，

肘下五寸寻四渎，肘上一寸天井见，肘上二寸清泠渊，

消泺渊臑正中间，臑会三角肌后下，肩髎肩峰后下陷，

天髎肩井曲垣间，天牖平颌肌后缘，乳突颌角取翳风，

下三分之一瘛脉现，上三分之一颅息取，角孙入发平耳尖，

耳门屏上切迹前，和髎耳根前指宽，丝竹空在眉梢陷。

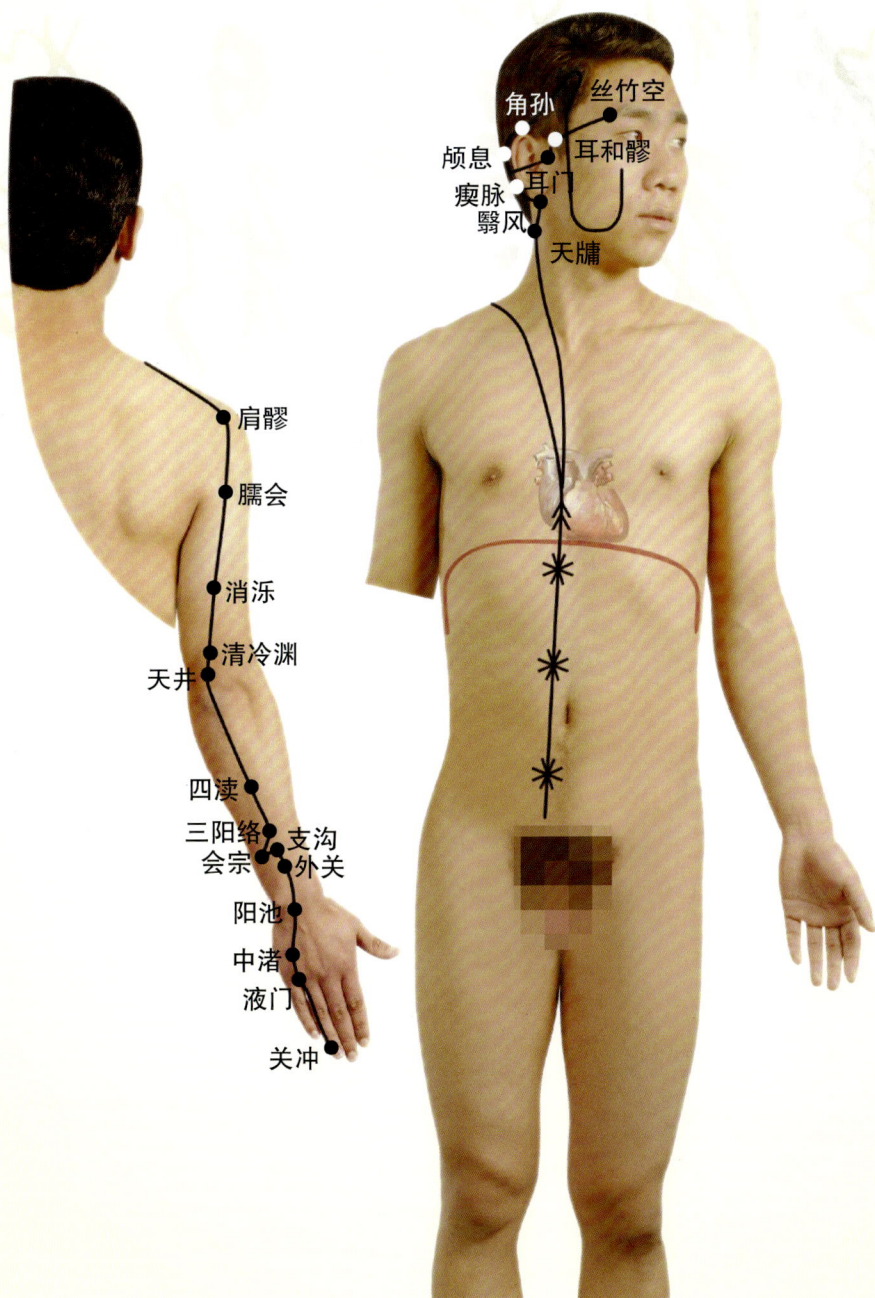

角孙　丝竹空

颅息　耳和髎

瘛脉　耳门

翳风

天牖

肩髎

臑会

消泺

清泠渊

天井

四渎

三阳络　支沟

会宗　外关

阳池

中渚

液门

关冲

关冲（Guānchōng）（TE 1 井穴）

【穴名来源】关，关隘；冲，冲要。穴为三焦经井穴，经气由此涌出，沿经脉上行。

【定　　位】在手指，第4指末节尺侧，指甲根角侧上方0.1寸(指寸)。

【功　　能】清热解毒，醒神通窍，活血通络。

【主　　治】寒热头痛，热痛汗不出。头眩目赤，颔痛，目生翳膜，视物不清，耳聋，耳鸣，舌卷口干，喉痹。臂、肘疼痛。心烦、胸中气噎，不嗜食。

【刺 灸 法】刺法：浅刺0.1～0.3寸，或用三棱针点刺挤压出血。灸法：艾炷灸3～5壮，艾条灸5～10分钟。

支沟 ●
外关 ●
● 阳池
● 中渚
● 液门
● 关冲

12寸

液门（Yèmén）（TE 2 荥穴）

【穴名来源】液，水液；门，门户，此为本经荥穴。属水，有通调水道之功，犹如水气出入之门户。

【定　　位】在手背，当第4、5指间，指蹼缘后方赤白肉际处。

【功　　能】解表清热，通络止痛。

【主　　治】热病汗不出，寒热头痛，疟疾。目赤泪出，耳聋，耳鸣，咽肿，齿龋痛。手背红肿，手肌痉挛。

【刺 灸 法】刺法：直刺0.3～0.5寸，局部胀痛。灸法：艾炷灸3～5壮，艾条灸5～10分钟。

中渚（Zhōngzhǔ）（TE 3 输穴）

【穴名来源】中，中间；渚，水中之小块陆地。穴在五腧穴流注之间，经气如水循渚而行。

【定　　位】在手背，第4、5掌骨间，掌指关节近端凹陷中。

【功　　能】清热通络，明目益聪。

【主　　治】热病汗不出，寒热。头痛目赤，目眩，目痛，目生翳膜，耳聋，耳鸣，喉痹。肘臂痛，手臂红肿，五指不得屈伸。消渴，疟疾，胁间神经痛。

【刺 灸 法】刺法：直刺0.3～0.5寸，局部酸胀。灸法：艾炷灸3～5壮，艾条灸5～10分钟。

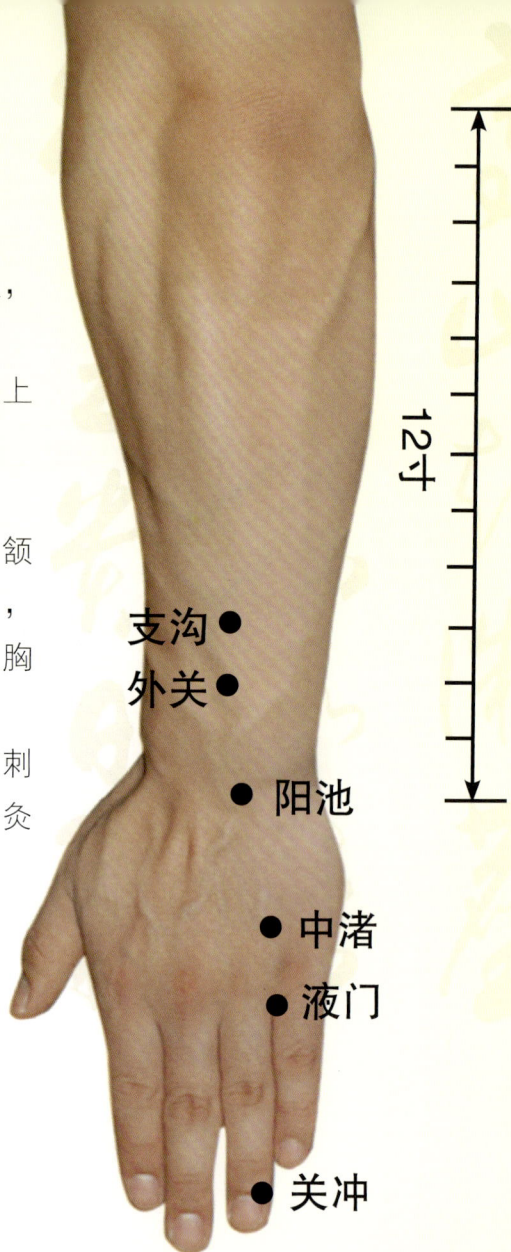

阳池（Yángchí）（TE 4 原穴）

【穴名来源】阳，阴阳之阳；池，池塘。穴在腕背陷中，经气至此如水入池塘。

【定　　位】在腕后区，腕背侧远端横纹上，指伸肌腱尺侧缘凹陷中。

【功　　能】和解表里，益阴增液。

【主　　治】头痛，头晕，耳鸣，耳聋，目痛，咽喉肿痛，项痛。肩臂痛不得举，腕痛无力，腕关节红肿不得屈伸。消渴，烦闷，口干。

【刺 灸 法】刺法：直刺0.3～0.5寸，局部酸胀。灸法：艾炷灸3～5壮，艾条灸3～5分钟。

外关（Wàiguān）（TE 5 络穴、八脉交会穴）

【穴名来源】外，内外之外；关，关隘。穴在前臂外侧要处，犹如关隘。

【定　　位】在前臂后区，腕背侧远端横纹上2寸，尺骨与桡骨间隙中点。

【功　　能】解表清热，通经活络。

【主　　治】热病，咳嗽，疟腮，感冒。头痛，耳鸣，颊痛，鼻衄，牙痛，目赤肿痛。急惊风。腹痛，便秘，肠痈，霍乱。胸胁痛，五指尽痛，不能握物，肘臂屈伸不利，上肢筋骨疼痛，手颤，肩痛。

【刺 灸 法】刺法：直刺0.5～1.0寸，或透内关穴，局部酸胀。灸法：艾炷灸3～5壮，艾条灸10～20分钟。

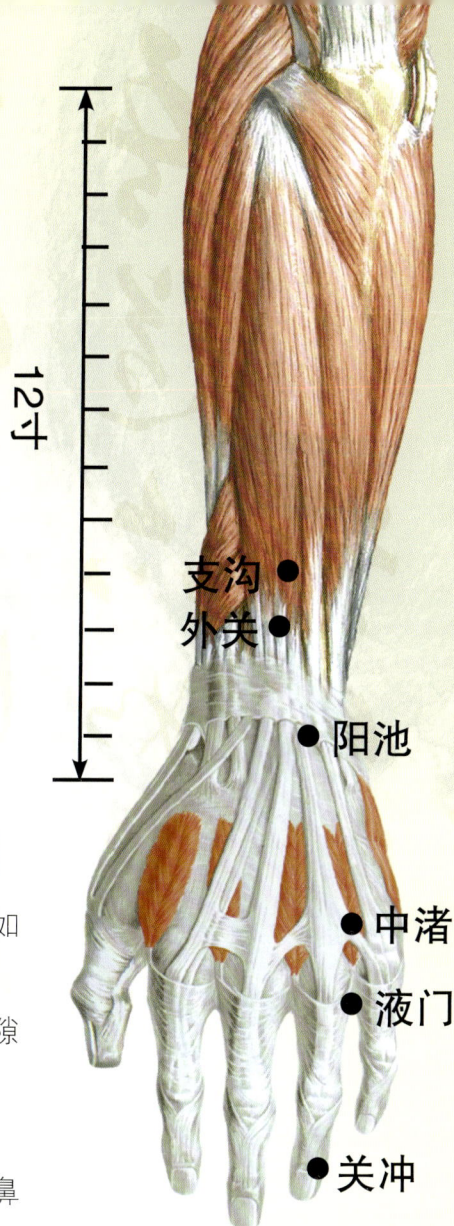

支沟（Zhīgōu）（TE 6 经穴）

【穴名来源】支，通"肢"；沟，沟渠。在此指上肢，穴在上肢尺桡骨间沟中。

【定　　位】在前臂后区，腕背侧远端横纹上3寸，尺骨与桡骨间隙中点。

【功　　能】解表清热，通经活络。

【主　　治】热病汗不出。耳聋，耳鸣，面赤，目赤肿痛，暴喑不能言，口噤。胸胁痛，咳嗽，逆气，心痛。肩臂酸痛不举。产后血晕，大便不通。

【刺 灸 法】刺法：直刺0.5～1.0寸，局部酸胀。灸法：艾炷灸3～5壮，艾条灸10～20分钟。

12寸

支沟●
外关●
●阳池
●中渚
●液门
●关冲

肩髎 ▲

臑会 ●

消泺 ●

清冷渊 ●

天井 ●

肘尖 ▲

9寸

四渎 ●

三阳络 ●

支沟 ▲

会宗

12寸

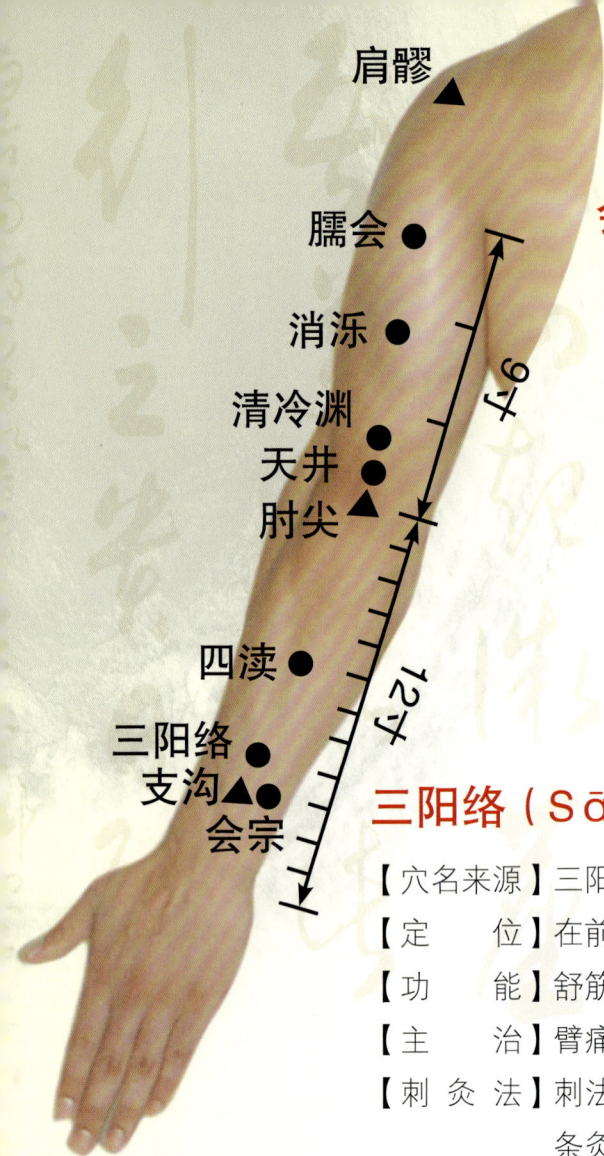

会宗（Huìzōng）（TE 7 郄穴）

【穴名来源】会，会合；宗，集聚。此为本经郄穴，是经气会聚之处。

【定　　位】在前臂后区，腕背侧远端横纹上3寸，尺骨的桡侧缘。

【功　　能】清热安神，聪耳通络。

【主　　治】偏头痛，耳聋，耳鸣。肌肤疼痛，咳喘胸满，臂痛。

【刺 灸 法】刺法：直刺0.5～1.0寸，局部酸胀。灸法：艾炷灸3～5壮，艾条灸5～10分钟。

三阳络（Sānyángluò）（TE 8）

【穴名来源】三阳，指手三阳经；络，联络。此穴联络于手之三阳经。

【定　　位】在前臂后区，腕背侧远端横纹上4寸，尺骨与桡骨间隙中点。

【功　　能】舒筋活络，开音聪耳。

【主　　治】臂痛，脑血管病后遗症，暴喑，耳聋，下牙痛，眼疾。

【刺 灸 法】刺法：直刺0.5～1.0寸，局部酸胀。灸法：艾炷灸3～5壮，艾条灸5～10分钟。

四渎（Sìdú）（TE 9）

【穴名来源】四，基数词；渎，河流。古称长江、黄河、淮河、济水为四渎。经气至此，渗灌更广喻称四渎。

【定　　位】在前臂后区，肘尖(EX-UE 1)下5寸，尺骨与桡骨间隙中点。

【功　　能】聪耳，止痛，利咽。

【主　　治】暴喑，耳聋，下牙痛，眼疾。

【刺 灸 法】刺法：直刺0.5～1.0寸，局部酸胀。灸法：艾炷灸或温针3～5壮，艾条灸5～10分钟。

天井（Tiānjǐng）（TE 10 合穴）

【穴名来源】天，天空；井，水井。上为天。穴在上肢鹰嘴窝内，其凹陷如井。

【定　　位】在肘后区，肘尖(EX-UE 1)上1寸凹陷中。

【功　　能】行气散结，安神通络。

【主　　治】臂痛，痫癫，暴喑，耳聋，下牙痛，眼疾。

【刺 灸 法】刺法：直刺0.5～1.0寸，局部酸胀。灸法：艾炷灸3～5壮，艾条灸10～20分钟。

清泠渊（Qīnglíngyuān）（TE 11）

【穴名来源】情，清凉，泠，通"灵"；渊，深水。此穴具有清三焦之热的作用，如入清凉之深水。

【定　　位】在臂后区，肘尖与肩峰角连线上，肘尖上2寸。

【功　　能】清热散风，通经活络。

【主　　治】臂痛，头项痛，眼疾。

【刺 灸 法】刺法：直刺0.5～1.0寸，局部酸胀。灸法：艾炷灸3～5壮，艾条灸5～10分钟。

肩髎▲

臑会 ●

消泺 ●

清泠渊 ●

天井 ●

肘尖 ▲

9寸

四渎 ●

三阳络 ●

支沟 ▲

会宗 ●

12寸

消泺（Xiāoluò）（TE 12）

【穴名来源】消，消除；泺，小水，沼泽。本穴属三焦经，具有通调水道的作用。

【定　　位】在臂后区，肘尖与肩峰角连线上，肘尖上5寸。

【功　　能】清热醒神，通经止痛。

【主　　治】头项强痛，臂痛，头痛，齿痛。

【刺 灸 法】刺法：直刺0.8～1.2寸，局部酸胀。灸法：艾炷灸3～5壮，艾条灸5～10分钟。

臑会（Nàohuì）（TE 13）

【穴名来源】臑，上臂肌肉隆起处，会，交会。穴在上臂肌肉隆起处，为本经和阳维脉之交会处。

【定　　位】在臂后区，肩峰角下3寸，三角肌的后下缘。

【功　　能】化痰散结，通络止痛。

【主　　治】肩胛肿痛，肩臂痛，瘿气。

【刺 灸 法】刺法：直刺1.0～1.5寸，局部酸胀。灸法：艾炷灸3～5壮，艾条灸10～20分钟。

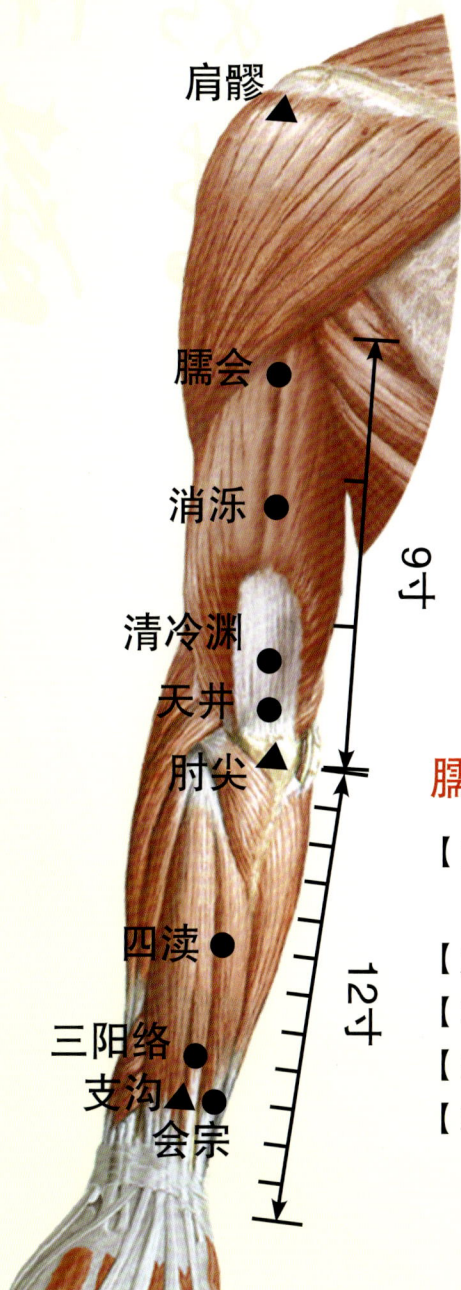

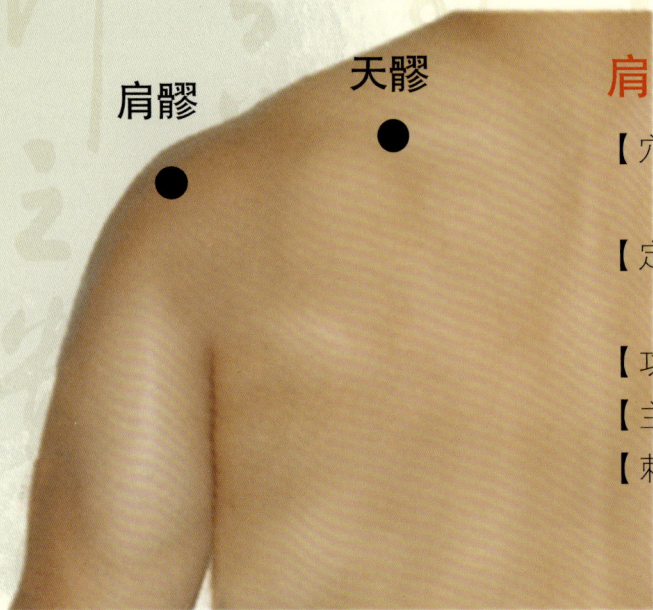

肩髎　天髎

肩髎（Jiānliáo）（TE 14）

【穴名来源】肩，肩部；髎，骨隙。穴在肩部骨隙中。

【定　　位】在三角肌区，肩峰角与肱骨大结节两骨间凹陷中。

【功　　能】祛风湿，通经络。

【主　　治】肩胛肿痛，肩臂痛，瘿气。

【刺 灸 法】刺法：直刺0.5～1.0寸，局部酸胀。灸法：艾炷灸3～7壮，艾条灸5～15分钟。

天髎（Tiānliáo）（TE 15）

【穴名来源】天，天空；髎，骨隙。上为天，穴在肩胛冈上方之骨隙中。

【定　　位】在肩胛区，肩胛骨上角骨际凹陷中。

【功　　能】通经止痛。

【主　　治】肩臂痛，颈项强痛，胸中烦满。

【刺 灸 法】刺法：直刺0.5～0.8寸，局部酸胀。灸法：艾炷灸3～5壮，艾条灸5～10分钟。

天牖（Tiānyǒu）（TE 16）

【穴名来源】天，天空；髎，窗户。穴在侧颈部上方，能开上窍，故喻为天牖。

【定　　位】在肩胛区，横平下颌角，胸锁乳突肌的后缘凹陷中。

【功　　能】清头明目，消痰截疟。

【主　　治】头痛，头晕，面肿，目昏，暴聋，项强。

【刺 灸 法】刺法：直刺0.5～1.0寸，局部酸胀。灸法：艾炷灸3～5壮，艾条灸5～10分钟。

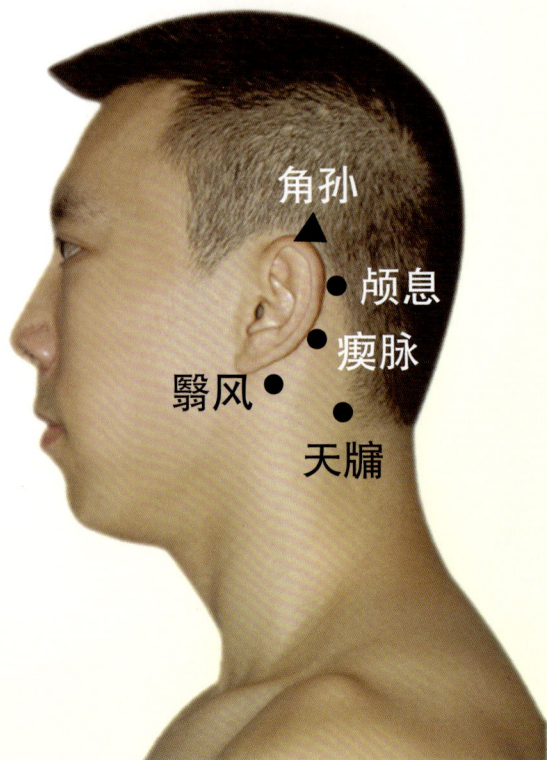

角孙
颅息
瘛脉
翳风
天牖

翳风（Yìfēng）（TE 17）

【穴名来源】翳，遮蔽；风，风邪。穴当耳垂后方，为遮蔽风邪之处。

【定　　位】在颈部，耳垂后方，乳突下端前方凹陷中。

【功　　能】通窍聪耳，祛风泄热。

【主　　治】耳鸣，耳聋，中耳炎。口眼歪斜，牙关紧闭，齿痛，颊肿。

【刺灸法】刺法：直刺0.8～1.2寸，耳后酸胀，可扩散至舌前部及半侧面部。灸法：艾炷灸3～5壮，艾条灸5～10分钟。

【备　　注】本穴不宜针刺过深，避免刺中迷走神经，引起呼吸心跳的停止或下肢异常。

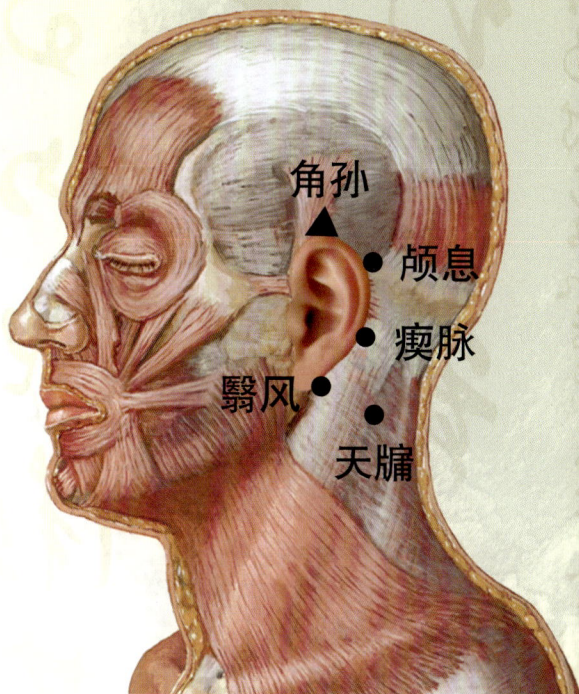

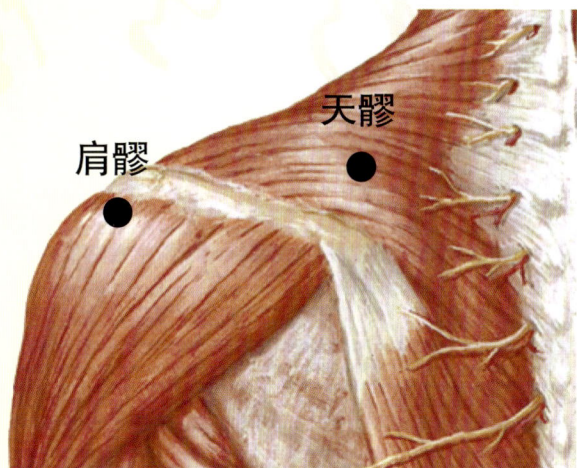

瘈脉（Chìmài）（TE 18）

【穴名来源】瘈，瘛疭；脉，指络脉。穴在耳后，布有络脉，有治瘛疭作用

【定　　位】在头部，乳突中央，角孙(TE 20)至翳风(TE 17)沿耳轮弧形连线的上2/3下1/3交点处。

【功　　能】熄风止痉，活络通窍。

【主　　治】耳鸣，头痛，耳聋，小儿惊厥，呕吐，泄泻。

【刺灸法】刺法：平刺0.3～0.5寸，局部酸胀，或用三棱针点刺出血。灸法：艾炷灸3～5壮，艾条灸5～10分钟。

颅息（Lúxī）（TE 19）

【穴名来源】颅，头颅；息，安宁。穴在头颅部，可安脑宁神。

【定　　位】在头部，角孙(TE 20)至翳风(TE 17)沿耳轮弧形连线的上1/3下2/3交点处。

【功　　能】通窍止痛，镇惊熄风。

【主　　治】耳鸣，头痛，耳聋，小儿惊厥，呕吐，泄泻。

【刺灸法】刺法：平刺0.3～0.5寸，局部酸胀。灸法：艾炷灸3～5壮，艾条灸5～10分钟。

丝竹空

角孙

耳和髎

耳门

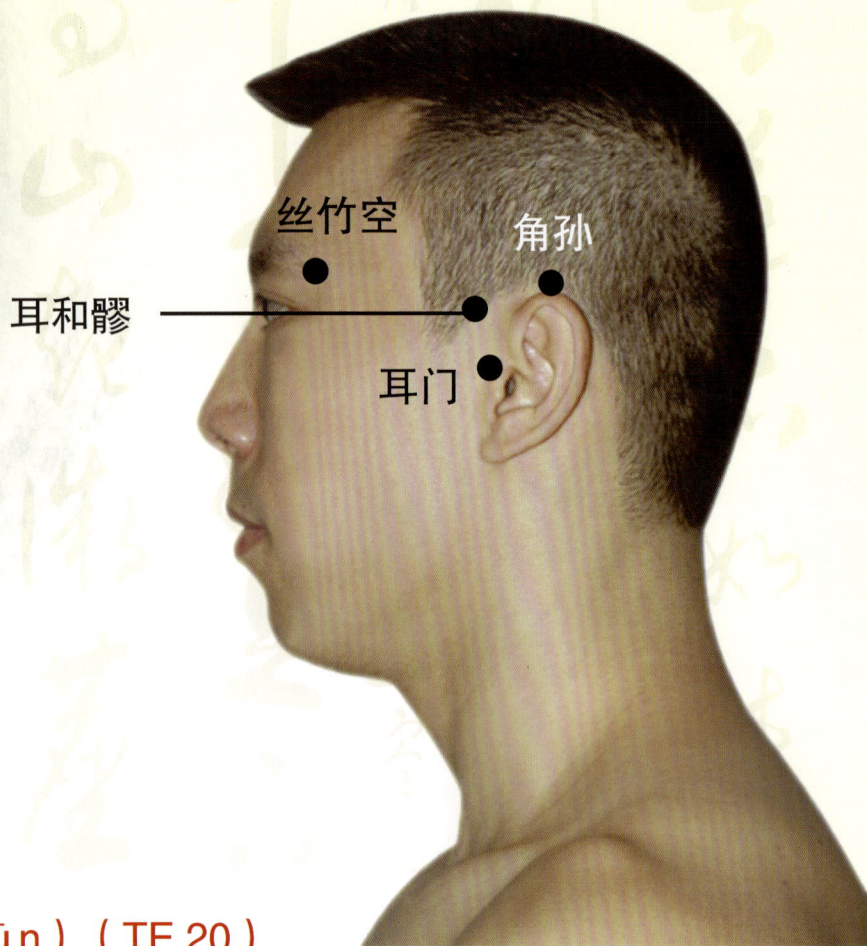

角孙（Jiǎosūn）（TE 20）

【穴名来源】角，角隅；孙，孙络。穴在颞颥部，相当于耳上角稍上处，布有孙络。

【定　　位】在头部，耳尖正对发际处。

【功　　能】清热散风，消肿止痛。

【主　　治】耳部肿痛，目赤肿痛，齿痛，头痛，项强。

【刺 灸 法】刺法：平刺0.3～0.5寸，局部酸胀。灸法：艾炷灸3～5壮，艾条灸5～10分钟。

耳门（Ěrmén）（TE 21）

【穴名来源】耳，耳窍；门，门户。穴在耳前，犹如耳之门户。

【定　　位】在耳区，耳屏上切迹与下颌骨髁突之间的凹陷中。

【功　　能】开窍益聪，祛风通络。

【主　　治】耳鸣，耳聋，聤耳，齿痛，颈颔肿，唇吻强急等

【刺 灸 法】刺法：微张口，直刺0.5～1.0寸，局部酸胀。灸法：温针灸3～5壮，艾条灸10～20分钟。

耳和髎（Ěrhéliáo）（TE 22）

【穴名来源】耳，耳窍；和，调和；髎，骨隙。穴当耳前的浅表陷隙中，可调耳和声。

【定　　位】在头部，鬓发后缘，耳廓根的前方，颞浅动脉的后缘。

【功　　能】祛风通络，消肿止痛。

【主　　治】牙关拘急，口眼㖞斜，头重痛，耳鸣，颌肿等。

【刺 灸 法】刺法：避开动脉，斜刺0.3～0.5寸，局部酸胀。灸法：艾条灸5～10分钟。

丝竹空（Sīzhúkóng）（TE 23）

【穴名来源】丝竹，即细竹；空，空隙。眉毛状如细竹，穴在眉稍之陷隙处。

【定　　位】在面部，眉稍凹陷中。

【功　　能】清头明目，散风止痛。

【主　　治】头痛，齿痛，癫痫。目眩，目赤肿痛，眼睑𥅻动。

【刺 灸 法】刺法：向后平刺0.5～1.0寸，或用三棱针点刺出血。灸法：艾条灸5～10分钟。

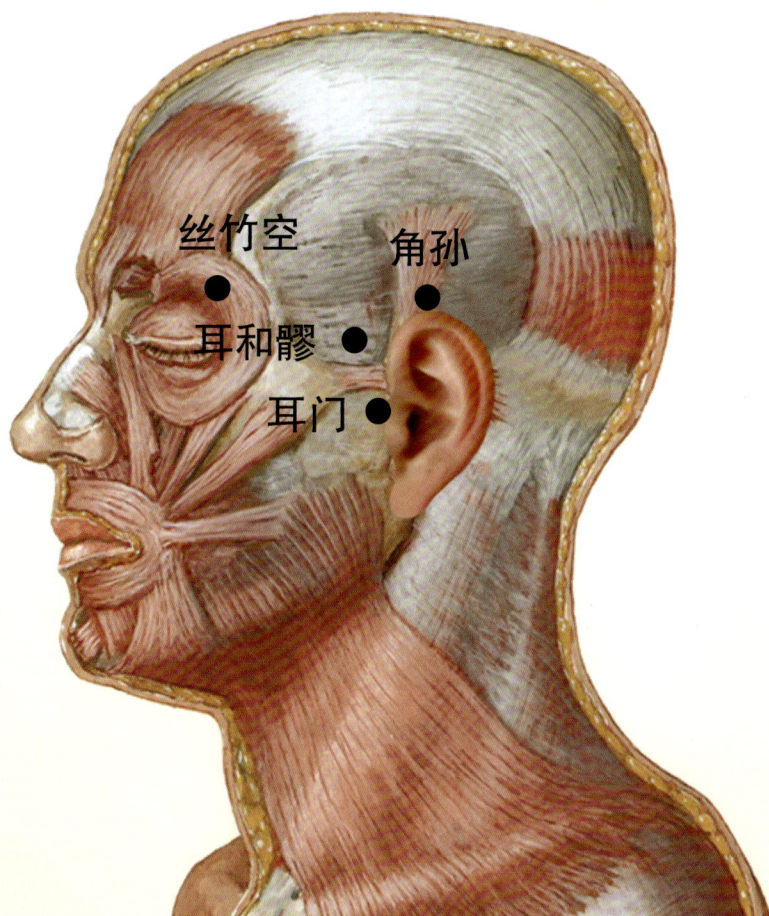

第十二章 足少阳胆经

经脉循行

胆足少阳之脉，起于目锐眦，上抵头角，下耳后，循颈，行手少阳之前，至肩上，却交出手少阳之后，入缺盆。

其支者：从耳后入耳中，出走耳前，至目锐眦后。

其支者：别锐眦，下大迎，合于手少阳，抵于𬹼，下加颊车，下颈，合缺盆——以下胸中，贯膈，络肝、属胆，循胁胁里，出气街，绕毛际，横入髀厌中。

其直者：从缺盆下腋，循胸，过季胁，下合髀厌中。——以下循髀阳，出膝外廉，下外辅骨之前，直下抵绝骨之端，下出外踝之前，循足跗上，入小指次指之间。

其支者：别跗上，入大指之间，循大指歧骨内，出其端，还贯爪甲、出三毛。

循行白话解

足少阳胆经：从外眼角开始（瞳子髎），上行到额角（颔厌、悬颅、悬厘、曲鬓；会头维、和髎、角孙），下耳后（率谷、天冲、浮白、头窍阴、完骨、本神、阳白、头临泣、目窗、正营、承灵、脑空、风池），沿颈旁，行手少阳三焦经（经天容），至肩上退后，交出手少阳三焦经之后（会大椎，经肩井，会秉风），进入缺盆（锁骨上窝）。

它的支脉：从耳后进入耳中（会翳风），走耳前（听会、上关；会听宫、下关），至外眼角后；另一支脉：从外眼角分出，下向大迎，会合手少阳三焦经至眼下；下边盖过颊车（下颌角），下行颈部，会合于缺盆（锁骨上窝）。由此下向胸中，通过膈肌，络于肝，属于胆；沿胁里，出于腹股沟动脉处，绕阴部毛际，横向进入髋关节部。

它的直行脉：从缺盆（锁骨上窝）下向腋下（渊液、辄筋；会天池），沿胸侧，过季胁（日月、京门；会章门），向下会合于髋关节部（带脉、五枢、维道、居髎、环跳）。由此向下，沿大腿外侧（风市、中渎），出膝外侧（膝阳关），下向腓骨头前（阳陵泉），直下到腓骨下段（阳交、外丘、光明、阳辅、悬钟），下出外踝之前（丘墟），沿足背进入第四趾外侧（足临泣、地五会、侠溪、足窍阴）。

它的支脉：从足背分出，进入大趾趾缝间，沿第一、二跖骨间，出趾端，回转来通过爪甲，出于趾背毫毛部，接足厥阴肝经。

主治病候

本经腧穴主治头、耳、目、咽喉、神志、热病和经脉循行所经过部位的疾病，如头痛，头晕，耳鸣，耳聋，目眩，目外眦痛，咽干，口苦，咽喉肿痛，惊悸，怔忡，寒热往来，疟疾，黄疸，缺盆中痛，腋下肿，胸胁痛，下肢外侧痛等。

经穴歌诀

GB四十四足少阳，起瞳子髎止窍阴，头侧耳目鼻喉恙，
身侧神志热妇良，外眦五分瞳子髎，听会耳前珠陷详，
上关下关上一寸，以下五穴细推商，头维胃经连颔厌，
悬颅悬厘在下方，曲鬓角孙前一指，头维曲鬓串一行，
五穴间隔均相等，率谷入发寸半量，天冲率后斜五分，
浮白率后一寸乡，头窍阴穴乳突上，完骨乳突后下方，
本神神庭三寸旁，阳白眉上一寸量，入发五分头临泣，
庭维之间取之良，目窗正营与承灵，相距寸寸寸半良，
脑空池上平脑户，粗隆上缘外两旁，风池耳后发际陷，
颅底筋外有陷凹，肩井大椎肩峰间，渊腋腋下三寸见，
辄筋腋前横一寸，日月乳下三肋现，京门十二肋骨端，
带脉章下平脐看，五枢髂前上棘前，略下五分维道见，
居髎髂前转子取，环跳髀枢陷中间，风市垂手中指尽，
其下二寸中渎陈，阳关阳陵上三寸，小头前下阳陵泉，
阳交外丘骨后前，踝上七寸丘在前，光明踝五阳辅四，
悬钟三寸骨前缘，外踝前下丘墟寻，临泣四趾本节扪，
侠溪穴与地五会，跖趾关节前后寻，四趾外端足窍阴，
四十四穴仔细吟。

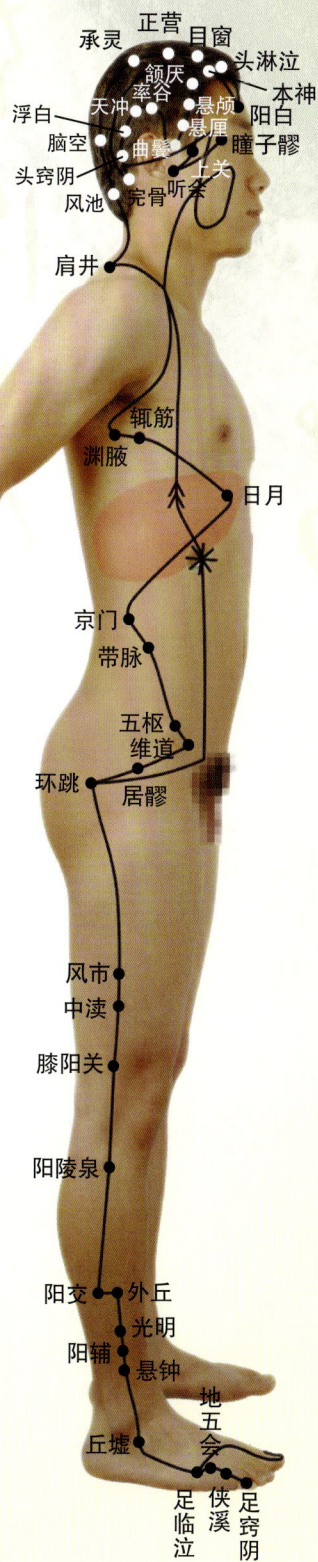

正营　目窗
承灵　　头淋泣
颔厌　　　本神
率谷　　　
天冲　悬颅　阳白
浮白　悬厘
脑空　曲鬓　瞳子髎
头窍阴　　上关
风池　完骨　听会
肩井

辄筋
渊腋
日月

京门
带脉
五枢
维道
环跳　居髎

风市
中渎
膝阳关

阳陵泉

阳交　外丘
光明
阳辅　悬钟
地五会
丘墟
足临泣　侠溪　足窍阴

瞳子髎 (Tóngzǐliáo) (GB 1)

【穴名来源】瞳子，瞳仁；髎，骨隙。穴在目锐眦外侧入骨隙处，横对瞳孔。

【定　　位】在面部，目外眦外侧0.5寸凹陷中。

【功　　能】疏散风热，明目退翳。

【主　　治】头痛眩晕，口眼㖞斜。目痛，目翳，迎风流泪，目多眵，目生翳膜。

【刺 灸 法】刺法：向后平刺0.5～0.8寸，局部酸胀，或用三棱针点刺出血。灸法：艾条灸5～10分钟。

听会 (Tīnghuì) (GB 2)

【穴名来源】听，听觉；会，聚会。穴在耳前，司听闻，为耳部经脉之气会聚之处。

【定　　位】在面部，耳屏间切迹与下颌骨髁突之间的凹陷中。

【功　　能】开窍聪耳，活络安神。

【主　　治】头痛眩晕，口眼㖞斜。耳鸣，耳聋。

【刺 灸 法】刺法：直刺0.5～1.0寸，局部酸胀。灸法：温针灸3～5壮，艾条灸10～20分钟。

上关 (Shàngguān) (GB 3)

【穴名来源】上，上方；关，关界，指颧骨弓。穴当其上缘。

【定　　位】在面部，颧弓上缘中央凹陷中。

【功　　能】聪耳开窍，散风活络。

【主　　治】头痛眩晕，口眼歪斜，惊痫，瘈疭。耳鸣，耳聋，聤耳，目痛，目翳，迎风流泪，目多眵，目生翳膜。

【刺 灸 法】刺法：直刺0.5～0.8寸，局部酸胀。灸法：艾炷灸3～5壮，艾条灸10～15分钟。

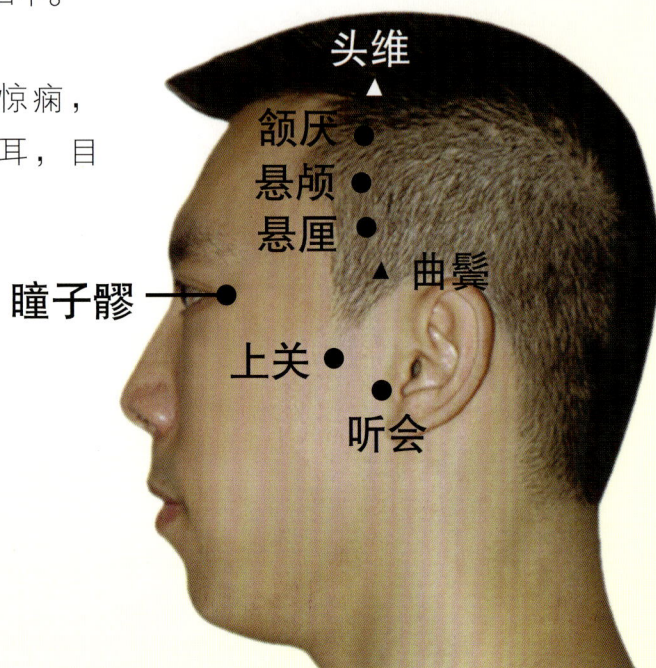

颔厌（Hànyàn）（GB 4）

【穴名来源】 颔，下颌；厌，顺从。穴在颞颥部，随咀嚼顺从下颌运动。

【定　　位】 在头部，从头维(ST 8)至曲鬓(GB 7)的弧形连线(其弧度与鬓发弧度相应)的上1/4与下3/4的交点处。

【功　　能】 聪耳开窍，散风活络

【主　　治】 头痛眩晕，口眼歪斜，惊痫，瘛疭。耳鸣，耳聋，聤耳，目痛，目翳，迎风流泪，目外眦痛，齿痛。

【刺 灸 法】 刺法：平刺0.3～0.5寸，局部酸胀。灸法：艾炷灸3～5壮，艾条灸5～10分钟。

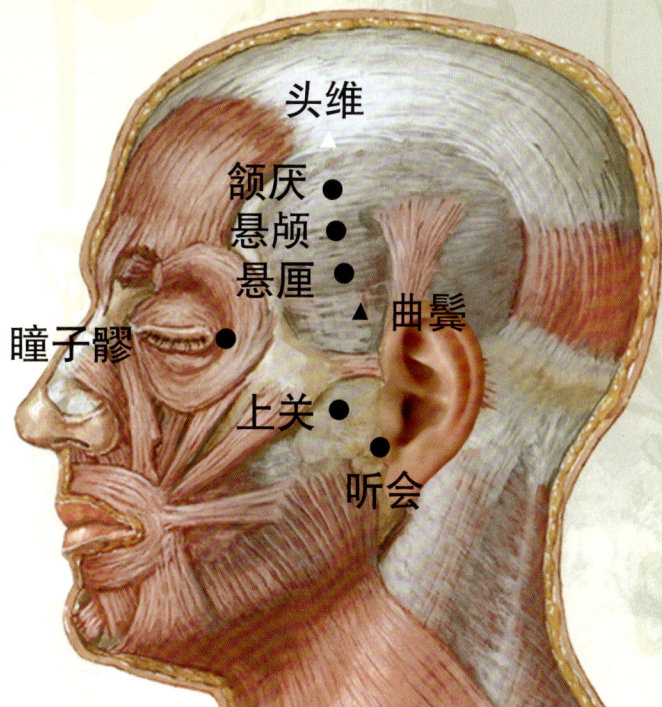

头维
颔厌
悬颅
悬厘
瞳子髎
曲鬓
上关
听会

悬颅（Xuánlú）（GB 5）

【穴名来源】 悬，悬挂；颅，头颅。穴在颞颥部，如悬挂在头颅之两侧。

【定　　位】 在头部，从头维(ST 8)至曲鬓(GB 7)的弧形连线(其弧度与鬓发弧度相应)的中点处。

【功　　能】 疏通经络，清热散风。

【主　　治】 偏头痛，面肿，目外眦痛。鼻流清涕，衄衊，齿痛。

【刺 灸 法】 刺法：平刺0.5～0.8寸，局部酸胀。灸法：艾炷灸3～5壮，艾条灸5～10分钟。

悬厘（Xuánlí）（GB 6）

【穴名来源】 悬，悬垂；厘，同"氂"，指头发。穴在颞颥部，位于悬垂的鬓发之中。

【定　　位】 在头部，从头维(ST 8)至曲鬓(GB 7)的弧形连线(其弧度与鬓发弧度相应)的上3/4与下1/4的交点处。

【功　　能】 疏经通络，清热散风。

【主　　治】 头痛眩晕，口眼歪斜。耳鸣，耳聋，聤耳，目痛，目翳，迎风流泪，目外眦痛，齿痛。

【刺 灸 法】 刺法：平刺0.5～0.8寸，局部酸胀。灸法：艾炷灸3～5壮，艾条灸5～10分钟。

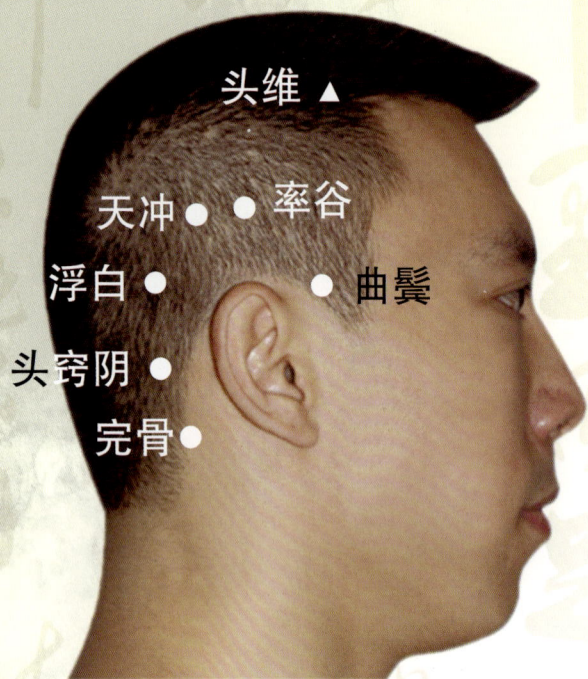

头维 ▲
天冲 ● ● 率谷
浮白 ●   ● 曲鬓
头窍阴 ●
完骨 ●

曲鬓（Qūbìn）（GB7）

【穴名来源】曲，弯曲；鬓，鬓发。穴在耳上鬓发边际的弯曲处。

【定　　位】在头部，耳前鬓角发际后缘与耳尖水平线的交点处。

【功　　能】清热散风，活络通窍。

【主　　治】头痛眩晕，口眼歪斜。耳鸣，耳聋，聤耳，目痛，目翳，迎风流泪，目外眦痛，齿痛。

【刺灸法】刺法：平刺0.5～0.8寸，局部酸胀。灸法：艾炷灸3～5壮，艾条灸5～10分钟。

率谷（Shuàigǔ）（GB8）

【穴名来源】率，统率；谷，山谷。穴在耳上，为以"谷"命名的诸穴最高者，如诸谷之统率。

【定　　位】在头部，耳尖直上入发际1.5寸。

【功　　能】清热熄风，通经活络。

【主　　治】头痛，眩晕，小儿惊风。

【刺灸法】刺法：平刺0.5～0.8寸，局部酸胀。灸法：艾炷灸3～5壮，艾条灸5～10分钟。

天冲（Tiānchōng）（GB9）

【穴名来源】天，天空，指头部；冲，冲出。本经气血在该穴冲向巅顶。

【定　　位】在头部，耳根后缘直上，入发际2寸。

【功　　能】祛风定惊，清热散结。

【主　　治】头痛眩晕，癫痫，口眼歪斜。耳鸣，耳聋，目痛，齿痛。

【刺灸法】刺法：平刺0.5～1.0寸，局部酸胀。灸法：艾炷灸3～5壮，艾条灸5～10分钟。

浮白（Fúbái）（GB 10）

【穴名来源】浮，浮浅；白，明白。穴位于体表浮浅部位，有清头明目之功。

【定　　位】在头部，耳后乳突的后上方，从天冲与完骨弧形连线(其弧度与耳郭弧度相应)的上1/3与下2/3交点处。

【功　　能】清头散风，理气散结。

【主　　治】头痛，颈项强痛，寒热，咳逆，齿痛，耳鸣，头痛，颈项强痛，寒热，咳逆，齿痛，耳鸣。

【刺 灸 法】刺法：平刺0.5～0.8寸，局部酸胀。灸法：艾炷灸3～5壮，艾条灸5～10分钟。

头窍阴（Tóuqiàoyīn）（GB 11）

【穴名来源】头，头部；窍，孔窍；阴，阴阳之阴。肾和肝均属阴脏，开窍于耳目。穴在耳后，能治耳目诸病。

【定　　位】在头部，耳后乳突的后上方，当天冲与完骨的弧形连线(其弧度与耳郭弧度相应)的上2/3与下1/3交点处。

【功　　能】理气镇痛，开窍聪耳。

【主　　治】头痛眩晕，癫痫，口眼㖞斜。耳鸣，耳聋，目痛，齿痛。胸胁痛、口苦。

【刺 灸 法】刺法：平刺0.5～0.8寸，局部酸胀。灸法：艾炷灸3～5壮，艾条灸5～10分钟。

完骨（Wángǔ）（GB 12）

【穴名来源】古称颞骨乳突为完骨，穴在其后下方，故名。

【定　　位】在头部，耳后乳突的后下方凹陷中。

【功　　能】通经活络，祛风清热。

【主　　治】头痛眩晕，癫痫，口眼歪斜。耳鸣，耳聋，目痛，齿痛。胸胁痛，口苦。

【刺 灸 法】刺法：斜刺0.5～0.8寸，局部酸胀。灸法：艾炷灸3～5壮，艾条灸5～10分钟。

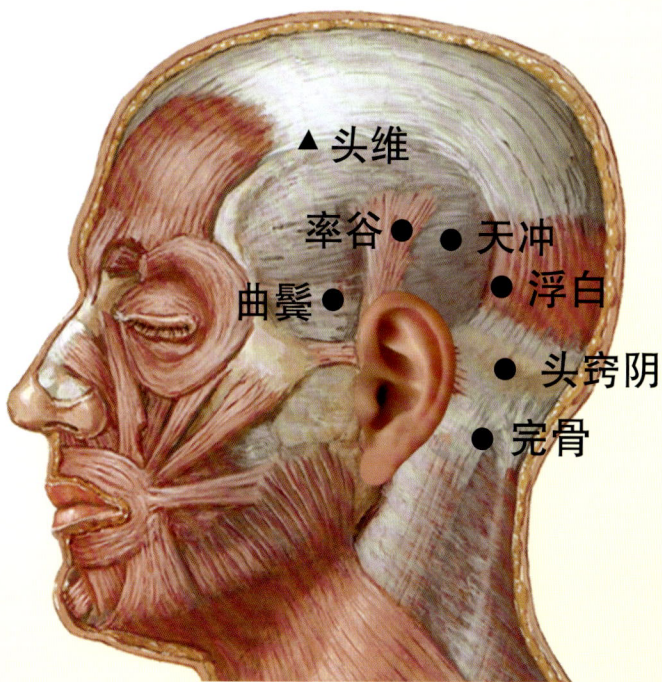

▲头维

率谷● ●天冲

曲鬓● ●浮白

●头窍阴

●完骨

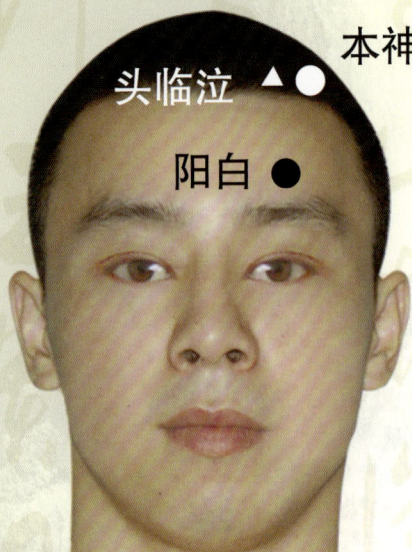

本神（Běnshén）（GB 13）

【穴名来源】本，根本；神，神志。穴在前发际神庭旁，内为脑之所在，脑为元神之府，主神志为人之根本。

【定　位】在头部，前发际上0.5寸，头正中线旁开3寸。

【功　能】祛风定惊，清热止痛。

【主　治】中风不省人事，癫疾，小儿惊厥。头痛，眩晕，颈项强急。

【刺 灸 法】刺法：平刺0.5～0.8寸，局部酸胀。灸法：艾炷灸3～5壮，艾条灸5～10分钟。

阳白（Yángbái）（GB 14）

【穴名来源】阳，阴阳之阳；白，光明。头在上为阳，穴在面部眉上方，有明目之功。

【定　位】在头部，眉上一寸，瞳孔直上。

【功　能】清头明目，祛风泄热。

【主　治】中风不省人事，癫疾，小儿惊厥。头痛，眩晕，颈项强急。

【刺 灸 法】刺法：平刺0.5～0.8寸，局部酸胀。灸法：艾炷灸3～5壮，艾条灸5～10分钟。

头临泣（Tóulínqì）（GB 15）

【穴名来源】头，头部；临，调治；泣，流泪。穴在头部，可调治流泪等眼病。

【定　位】在头部，前发际上0.5寸，瞳孔直上。

【功　能】清头明目，安神定志。

【主　治】头痛目眩，目赤肿痛，内障雀目，翳膜遮睛，多眵冷泪，耳鸣耳聋，鼻塞，鼻渊。小儿惊痫，复视，卒中不省人事。

【刺 灸 法】刺法：平刺0.5～0.8寸，局部酸胀。灸法：艾炷灸3～5壮，艾条灸5～10分钟。

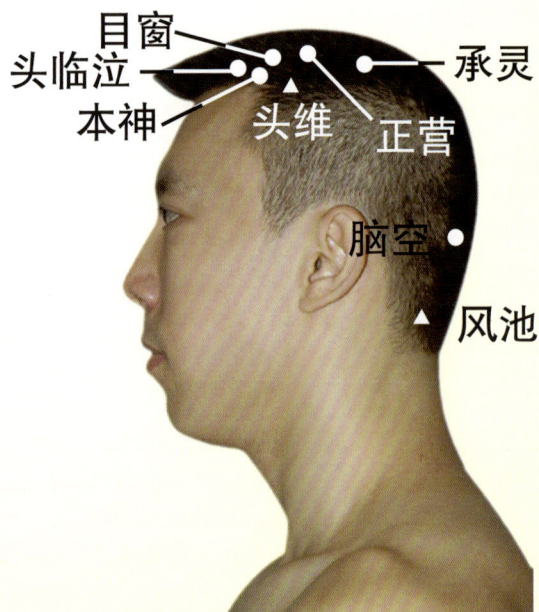

目窗（Mùchuāng）（GB 16）

【穴名来源】目，眼睛；窗，窗户。穴在头部

116

眼的上方，能治眼疾，犹如眼目
之窗。

【定　　位】在头部，前发际上1.5寸，瞳孔
直上。

【功　　能】清头明目，发散风热。

【主　　治】头痛头晕，面目浮肿，目赤肿痛，
青盲内障，目翳遮睛，鼻塞，唇吻
强急，上齿龋肿。小儿惊痫。

【刺 灸 法】刺法：平刺0.5～0.8寸，局部酸
胀。灸法：艾炷灸3～5壮，艾条灸
5～10分钟。

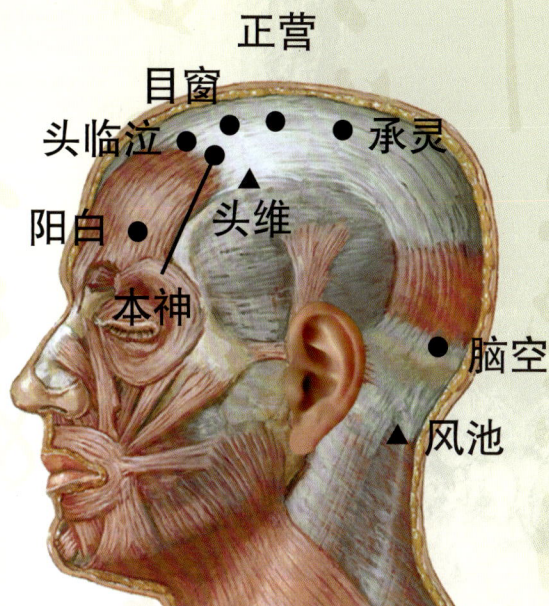

正营
目窗
头临泣
承灵
阳白
头维
本神
脑空
风池

正营（Zhèngyíng）（GB 17）

【穴名来源】正，正当；营，同荣。本穴有主治
惶恐不安等神志病的作用。

【定　　位】在头部，前发际上2.5寸，瞳孔直上。

【功　　能】清头明目，疏风止痛。

【主　　治】头痛头晕，面目浮肿，目赤肿痛，鼻塞，唇吻强急，上齿龋肿。

【刺 灸 法】刺法：平刺0.5～0.8寸，局部酸胀。灸法：艾炷灸3～5壮，艾条灸5～10
分钟。

承灵（Chénglíng）（GB 18）

【穴名来源】承，承受；灵，神灵。脑主神灵，故脑上顶骨又称天灵骨，穴就在其外下方。

【定　　位】在头部，前发际上4寸，瞳孔直上。

【功　　能】清头目，散风热。

【主　　治】头痛，鼻塞，多涕，鼻渊，鼻衄，眩晕，目痛等。

【刺 灸 法】刺法：平刺0.5～0.8寸，局部酸胀。灸法：艾炷灸3～5壮，艾条灸5～10分钟。

脑空（Nǎokōng）（GB 19）

【穴名来源】脑，脑髓；空，空窍。穴在枕骨外侧，内通脑，主治脑病。

【定　　位】在头部，横平枕外隆凸的上缘，风池(GB 20)直上。

【功　　能】醒脑通窍，活络散风。

【主　　治】头痛，癫痫，惊悸，目眩，目赤肿痛，鼻痛，耳聋，颈项强痛。

【刺 灸 法】刺法：平刺0.5～0.8寸，局部酸胀。灸法：艾炷灸3～5壮，艾条灸5～10分钟。

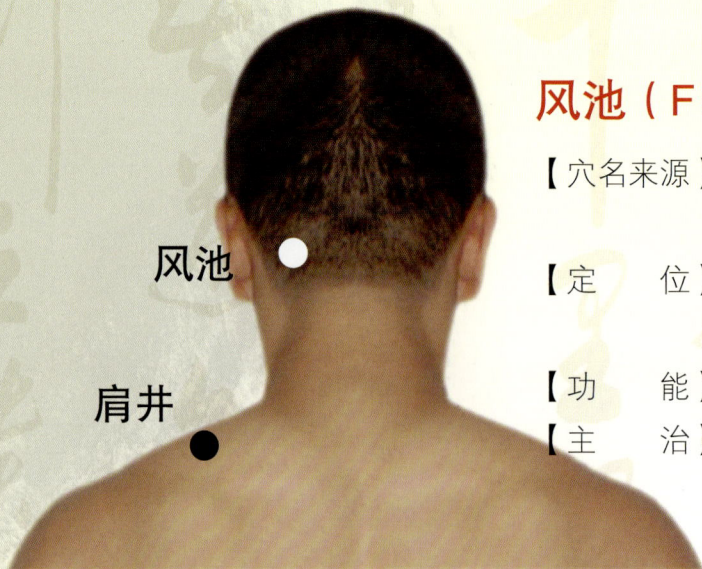

风池（Fēngchí）（GB 20）

【穴名来源】风，风邪；池，池塘。穴在枕骨下，局部凹陷如池，常为祛风之要穴。

【定　　位】在颈后区，枕骨之下，胸锁乳突肌上端与斜方肌上端之间的凹陷中。

【功　　能】清头明目，祛风解毒，通利官窍。

【主　　治】头痛发热，热病汗不出，颈项强痛。头痛头晕，目赤肿痛，迎风流泪，翳膜遮睛，目视不明，雀目，青盲，面肿，口喎。鼻渊，鼻衄，耳鸣耳聋。失眠，癫痫，中风昏迷，气厥。

【刺 灸 法】刺法：向对侧或同侧口角方向斜刺0.5～1.0寸，局部酸胀。灸法：艾炷灸5～7壮，艾条灸10～20分钟。

【备　　注】本穴不可向内上方深刺，以免损伤椎动脉、延髓。

肩井（Jiānjǐng）（GB 21）

【穴名来源】肩，肩部；井，水井。穴在肩上，局部凹陷如井。

【定　　位】在肩胛区，第7颈椎棘突与肩峰最外侧点连线的中点。

【功　　能】降逆理气，散结补虚，通经活络。

【主　　治】肩臂疼痛，乳腺炎，中风，难产，诸虚百损，手臂不举，颈项强痛。

【刺 灸 法】刺法：直刺0.5～0.8寸，局部酸胀，扩散至肩部。灸法：艾炷灸3～5壮，艾条灸10～20分钟。

【备　　注】针刺肩井穴，切忌向前内下方深刺，以免刺中胸膜顶和肺尖。

渊腋（Yuānyè）（GB 22）

【穴名来源】渊，深潭；腋，腋部。腋深如渊，穴在腋下。

【定　　位】在胸外侧区，第4肋间隙中，在腋中线上。

【功　　能】理气活血，通经止痛。

【主　　治】胸满，胁痛，腋下肿，臂痛不举等症。

【刺 灸 法】刺法：斜刺0.5～0.8寸，局部酸胀。灸法：艾炷灸3～5壮，艾条灸5～10分钟。

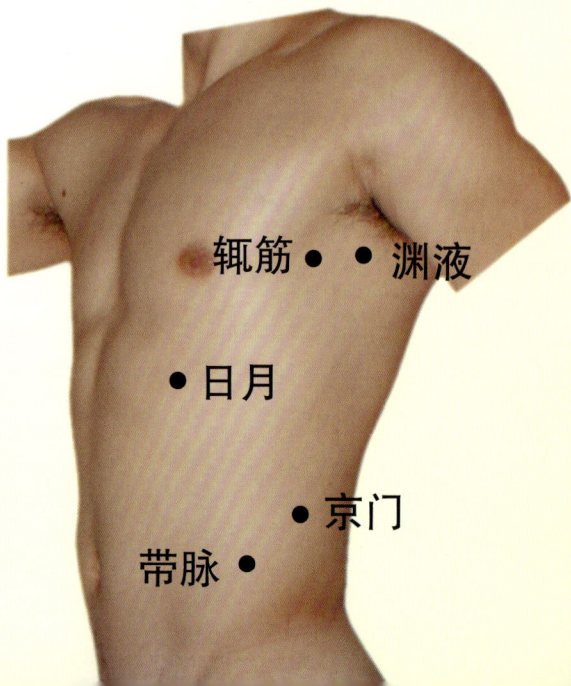

輒筋　渊液

日月

京门

带脉

辄筋（Zhéjīn）（GB 23）

【穴名来源】辄，车耳，即马车的护轮板；筋，筋肉。两侧胁肋筋
　　　　　　肉隆起，形如车耳，穴在其处。

【定　　位】在胸外侧区，第4肋间隙中，腋中线前1寸。

【功　　能】降逆平喘，理气活血。

【主　　治】胸胁痛，腋肿，咳嗽，气喘，呕吐，吞酸。

【刺 灸 法】刺法：斜刺0.5～0.8寸，局部酸胀。灸法：艾炷灸
　　　　　　3～5壮，艾条灸5～10分钟。

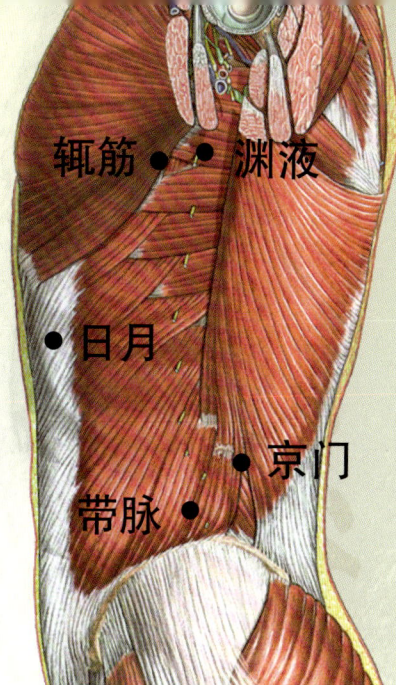

日月（Rìyuè）（GB 24　胆募穴）

【穴名来源】日，太阳；月，月亮。日为阳，指胆；月为阴，指肝。此为治肝胆疾病的
　　　　　　要穴。

【定　　位】在胸部，第7肋间隙，前正中线旁开4寸。

【功　　能】降逆利胆，调理肠胃。

【主　　治】呃逆，反胃吞酸，口苦多唾，黄疸，胸闷。胁肋疼痛。

【刺 灸 法】刺法：斜刺0.5～0.8寸，局部酸胀。灸法：艾炷灸3～5壮，艾条灸10～20分钟。

京门（Jīngmén）（GB 25　肾募穴）

【穴名来源】京，同"原"字；门，门户。此为肾之募穴。穴主
　　　　　　一身之原气，穴为肾气出入之门户。

【定　　位】在上腹部，第12肋骨游离端下际。

【功　　能】利尿通淋，补肾温阳。

【主　　治】胸胁肋痛，腹胀，腰脊痛，项背寒，肩胛内廉痛。
　　　　　　小便不利，溺黄，小腹痛，洞泄下痢。

【刺 灸 法】刺法：斜刺0.5～1.0寸，局部酸胀。灸法：艾炷灸
　　　　　　5～9壮，艾条灸10～20分钟。

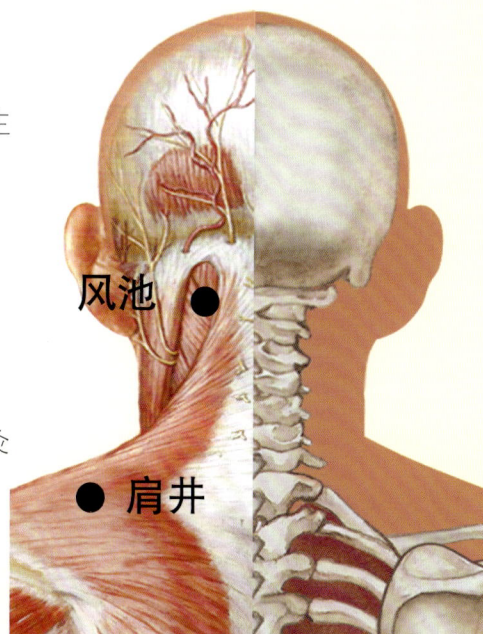

带脉（Dàimài）（GB 26）

【穴名来源】带，腰带；脉，经脉。穴属胆经，与奇经八脉中的带脉交会处。

【定　　位】在侧腹部，第11肋骨游离端垂线与脐水平线的交点上。

【功　　能】清热利湿，调经止带。

【主　　治】妇人少腹痛，月经不调，赤白带下，经闭，痛经，不孕。七疝偏坠，腰
　　　　　　痛，胁痛连背。

【刺 灸 法】刺法：斜刺0.5～1.0寸，局部酸胀。灸法：艾条灸10～20分钟。

辄筋　渊液

日月

京门

带脉

风池

肩井

五枢（Wǔshū）（GB 27）

【穴名来源】五，5个；枢，枢纽。5为中数，少阳主枢，穴在人身中部的枢要之处。

【定　　位】在下腹部，横平脐下 3 寸，髂前上棘内侧。

【功　　能】调经带，理下焦，通腑气。

【主　　治】妇人少腹痛，月经不调，赤白带下，经闭，痛经，不孕。七疝偏坠，腰痛，胁痛连背。

【刺灸法】刺法：直刺 0.5 ～ 1.0 寸，局部酸胀。灸法：艾炷灸 3 ～ 5 壮，艾条灸 10 ～ 20 分钟。

维道（Wéidào）（GB 28）

【穴名来源】维，维系；道，通道。穴属胆经，交会于带脉，带脉维系诸经。

【定　　位】在下腹部，髂前上棘内下 0.5 寸。

【功　　能】调冲任，理下焦。

【主　　治】妇人少腹痛，月经不调，赤白带下，经闭，痛经，不孕。七疝偏坠，腰痛，胁痛连背。

【刺灸法】刺法：向下方斜刺 1.0 ～ 1.5 寸，局部酸胀。灸法：艾炷灸 3 ～ 5 壮，艾条灸 10 ～ 20 分钟。

居髎（Jūliáo）（GB 29）

【穴名来源】居，居处；髎，骨隙。穴居髋骨之上凹陷处。

【定　　位】在臀区，髂前上棘与股骨大转子最凸点连线的中点处。

【功　　能】舒筋活络，强健腰腿。

【主　　治】腰腿痹痛，瘫痪，足痿，疝气。

【刺灸法】刺法：直刺或斜刺 1.5 ～ 3.0 寸，局部酸胀可扩散至髋关节、臀部和腹外侧。灸法：艾炷灸 5 ～ 7 壮，艾条灸 10 ～ 20 分钟。

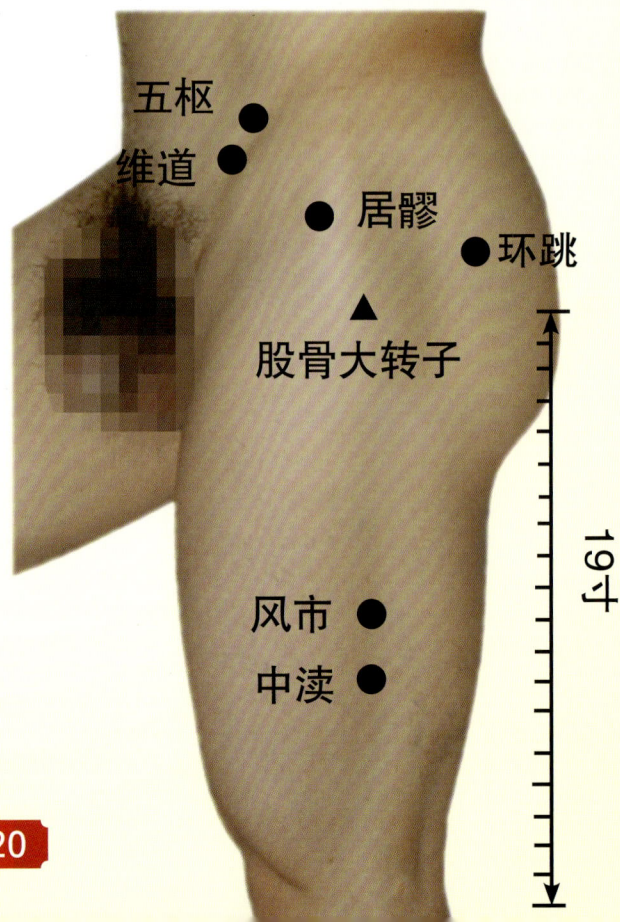

五枢
维道
居髎
环跳
股骨大转子
风市
中渎
19寸

环跳（Huántiào）（GB 30）

【穴名来源】环，环曲；跳，跳跃。穴在髀枢中，髀枢为环曲跳跃之枢纽。

【定　　位】在臀区，股骨大转子最凸点与骶管裂孔连线上的外 1/3 与 2/3 交点处。

【功　　能】祛风湿，利腰腿。

【主　　治】腰胯疼痛，挫闪腰痛，下肢痿痹，膝踝肿痛。遍身风疹，半身不遂。

【刺 灸 法】刺法：向会阴方向斜刺 2.0～3.0 寸，局部酸胀，有放电感向下肢或外生殖器放散。灸法：艾炷灸 5～7 壮，艾条灸 10～20 分钟。

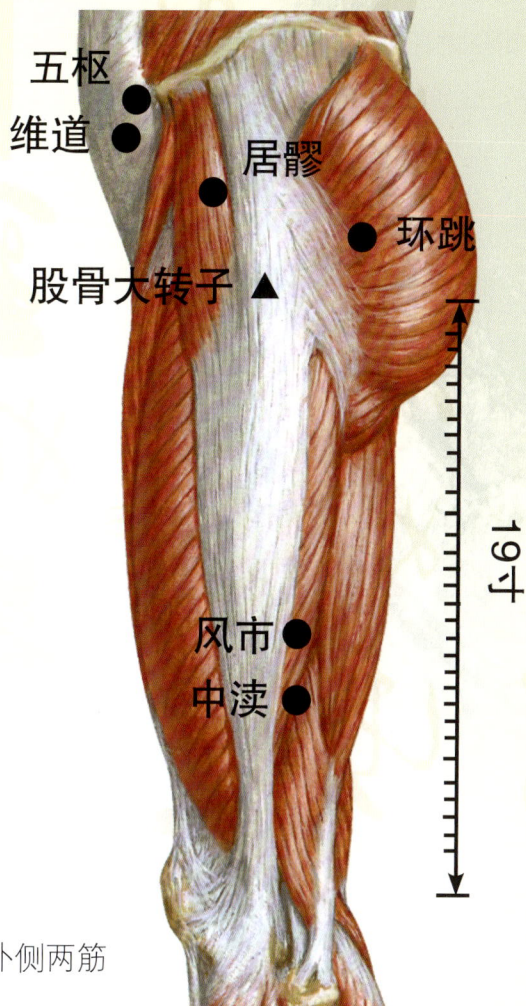

五枢
维道
居髎
环跳
股骨大转子 ▲
风市
中渎
19寸

中渎（Zhōngdú）（GB 32）

【穴名来源】中，中间；渎，小的沟渠。穴在股外侧两筋之间，如在沟渎之中。

【定　　位】在股部，腘横纹上 7 寸，髂胫束后缘。

【功　　能】通经活络，祛风散寒。

【主　　治】下肢痿痹，麻木，半身不遂等。

【刺 灸 法】刺法：直刺 1.0～2.0 寸，局部酸胀，可向下扩散。
灸法：艾炷灸 3～5 壮，艾条灸 10～20 分钟。

风市（Fēngshì）（GB 31）

【穴名来源】风，风邪；市，集市。此穴有疏散风邪之作用，为治风邪之要穴。

【定　　位】在股部，直立垂手，掌心贴于大腿时，中指尖所指凹陷中，髂胫束后缘。

【功　　能】祛风湿，调气血，通经络。

【主　　治】中风半身不遂，下肢痿痹，遍身瘙痒。

【刺 灸 法】刺法：直刺 0.5～1.5 寸，局部酸胀，可向下放散。灸法：艾炷灸 3～5 壮，艾条灸 10～20 分钟。

膝阳关（Xīyángguān）（GB 33）

【穴名来源】膝，膝部；阳，阴阳之阳；关，机关。外为阳，穴在膝关节外侧。

【定　　位】在膝部，股骨外上髁后上缘，股二头肌腱与髂胫束之间的凹陷中。

【功　　能】疏筋脉，利关节，祛风湿。

【主　　治】膝髌肿痛，腘筋挛急，小腿麻木等。

【刺 灸 法】刺法：直刺1.0～2.0寸，局部酸胀。灸法：艾炷灸3～5壮，艾条灸10～20分钟。

阳陵泉（Yánglíngquán）（GB 34 合穴、筋会、胆下合穴）

【穴名来源】阳，阴阳之阳；陵，丘陵；泉，水泉。外为阳，膝外侧腓骨小头隆起如陵，穴在其下陷中，犹如水泉。

【定　　位】在小腿外侧，腓骨头前下方凹陷中。

【功　　能】清热熄风，消肿止痛。

【主　　治】头痛，耳鸣，耳聋，目痛，颊肿。胸胁痛，乳肿痛，气喘，咳逆。胸胁支满，胁肋疼痛，呕吐胆汁，寒热往来，黄疸。膝肿痛，下肢痿痹、麻木，脚胫酸痛，筋挛，筋软，筋缩，筋紧，脚气，半身不遂。虚劳失精，小便不禁，遗尿。

【刺 灸 法】刺法：直刺1.0～2.0寸，深刺可透阴陵泉，局部酸胀，有麻电感向下发散。灸法：艾炷灸3～5壮，艾条灸5～10分钟。

阳交（Yángjiāo）（GB 35）

【穴名来源】阳，阴阳之阳；交，交会。外为阳，穴在小腿外侧，与膀胱经交会。

【定　　位】在小腿外侧，外踝尖上7寸，腓骨后缘。

【功　　能】舒筋活络，安神定志。

【主　　治】癫疾惊狂。面肿，喉痹，颈项强痛，胸胁胀满，髀枢痛，膝痛，足胫痿痹，霍乱转筋。

【刺 灸 法】刺法：直刺1.0～1.5寸，局部酸胀或向足部放散。灸法：艾炷灸3～5壮，艾条灸5～10分钟。

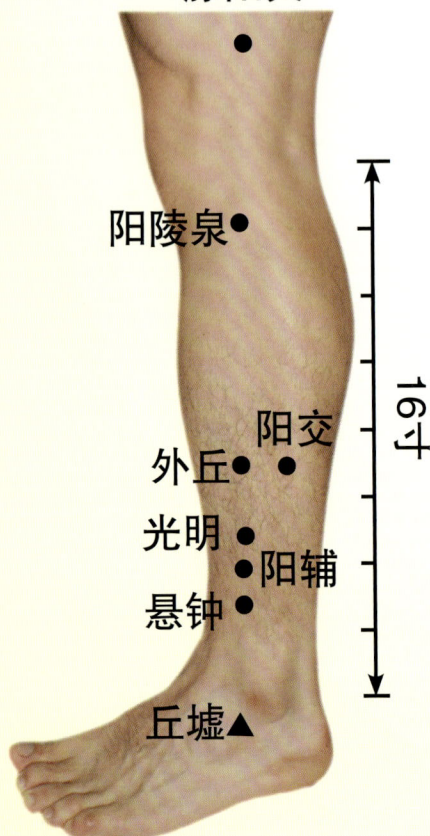

膝阳关

阳陵泉●

阳交
外丘●　●
光明●
　　●阳辅
悬钟●

16寸

丘墟▲

外丘（Wàiqiū）（GB 36 郄穴）

【穴名来源】外，内外之外；丘，丘陵。穴在外踝上方，局部肌肉隆起如丘。

【定　　位】在小腿外侧，外踝尖上 7 寸，腓骨前缘。

【功　　能】舒肝理气，通经活络。

【主　　治】头项强痛，胸胁支满，肢痛痿痹，寒湿脚气。癫疾呕沫。

【刺 灸 法】刺法：直刺 0.5 ~ 0.8 寸，局部酸胀。灸法：艾炷灸 3 ~ 5 壮，
　　　　　　艾条灸 5 ~ 10 分钟。

光明（Guāngmíng）（GB 37 络穴）

【穴名来源】光明，即明亮的意思。穴属胆经，主治眼病，使之
　　　　　　重见光明。

【定　　位】在小腿外侧，外踝尖上 5 寸，腓骨前缘。

【功　　能】疏肝明目，通经活络。

【主　　治】目赤肿痛，视物不明，青盲雀目。颊肿，乳胀痛，
　　　　　　腿膝酸痛，下肢痿痹，手足发凉。

【刺 灸 法】刺法：直刺 1.0 ~ 1.2 寸，局部酸胀。灸法：艾炷
　　　　　　灸 3 ~ 5 壮，艾条灸 10 ~ 20 分钟。

阳辅（Yángfǔ）（GB 38 经穴）

【穴名来源】阳，阴阳之阳，外为阳；辅，辅助，指辅骨，即腓骨。穴在小腿外侧腓骨前。

【定　　位】在小腿外侧，外踝尖上 4 寸，腓骨前缘。

【功　　能】清热散风，舒筋活络。

【主　　治】头偏头痛，目外眦痛。胸胁痛，腋下肿，下肢外侧痛。瘰疬。

【刺 灸 法】刺法：直刺 1.0 ~ 1.5 寸，局部酸胀。灸法：艾炷灸 3 ~ 5 壮，艾条灸
　　　　　　10 ~ 20 分钟。

悬钟（Xuánzhōng）（GB 39 髓会）

【穴名来源】悬，悬挂；钟，钟铃。穴当外踝上，正是古时小儿悬挂脚铃处。

【定　　位】在小腿外侧，外踝尖上 3 寸，腓骨前缘。

【功　　能】益髓生血，舒筋活络。

【主　　治】颈项强，四肢关节酸痛，半身不遂，筋骨挛痛，脚气，躄足，跟骨痛，附骨疽。
　　　　　　瘰疬，腋肿，心腹胀满，胸胁疼痛。头晕，失眠，记忆减退，耳鸣耳聋，高血压。

【刺 灸 法】刺法：直刺 1.0 ~ 2.0 寸，深刺可透三阴交，局部酸胀，可向足底放散。灸法：
　　　　　　艾炷灸 3 ~ 5 壮，艾条灸 10 ~ 20 分钟。

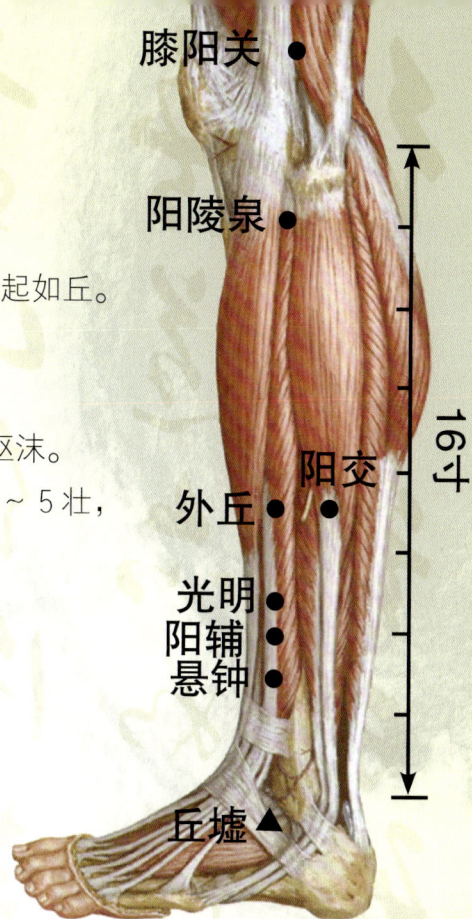

膝阳关
阳陵泉
阳交
外丘
光明
阳辅
悬钟
丘墟
16寸

丘墟（Qiūxū）（GB 40 原穴）

【穴名来源】丘，小土堆，墟，大土堆。此穴在外踝(如墟)与跟骨滑车突(如丘)之间。

【定　　位】在踝区，外踝的前下方，趾长伸肌腱的外侧凹陷中。

【功　　能】清暑泄热，凉血解毒，醒脑安神，疏筋活络。

【主　　治】偏头痛，目疾，齿痛，耳聋，咽肿，颈项痛。寒热往来，乳肿，月水不来，疟疾，疝气。胸胁痛。

【刺 灸 法】刺法：直刺0.5～1.0寸，针感为沉、麻、胀，可向下传导至足部。灸法：艾炷灸5～7壮，艾条灸10～20分钟。

足临泣（Zúlínqì）（GB 41 输穴、八脉交会穴通带脉）

【穴名来源】足，足部；临，调治；泣，流泪。穴在足部，可调治流泪等眼病。

【定　　位】在足背，第4、5跖骨底结合部的前方，第5趾长伸肌腱外侧凹陷中。

【功　　能】舒肝解郁，熄风泻火。

【主　　治】头痛目眩，目赤肿痛，颌痛，齿痛，咽肿，耳聋。乳痛，呼吸困难，腋下肿，胁肋痛。足跗肿痛，髀枢痛，膝踝关节痛，足背红肿。

【刺 灸 法】刺法：直刺0.5～0.8寸，局部酸胀，或用三棱针点刺出血。

地五会（Dìwǔhuì）（GB 42）

【穴名来源】地，土地，指足部；五，基数词；会，会合。布于足部胆经穴有5个，此穴居其中，为上下脉气会合之处。

【定　　位】在足背，第4、5跖骨间，第4跖趾关节近端凹陷中。

【功　　能】舒肝利胆，通经活络。

【主　　治】头痛目眩，目赤肿痛，咽肿，耳聋。

【刺 灸 法】刺法：直刺或向上斜刺0.5～0.8寸，局部酸胀。灸法：艾炷灸3～5壮，艾条灸5～10分钟。

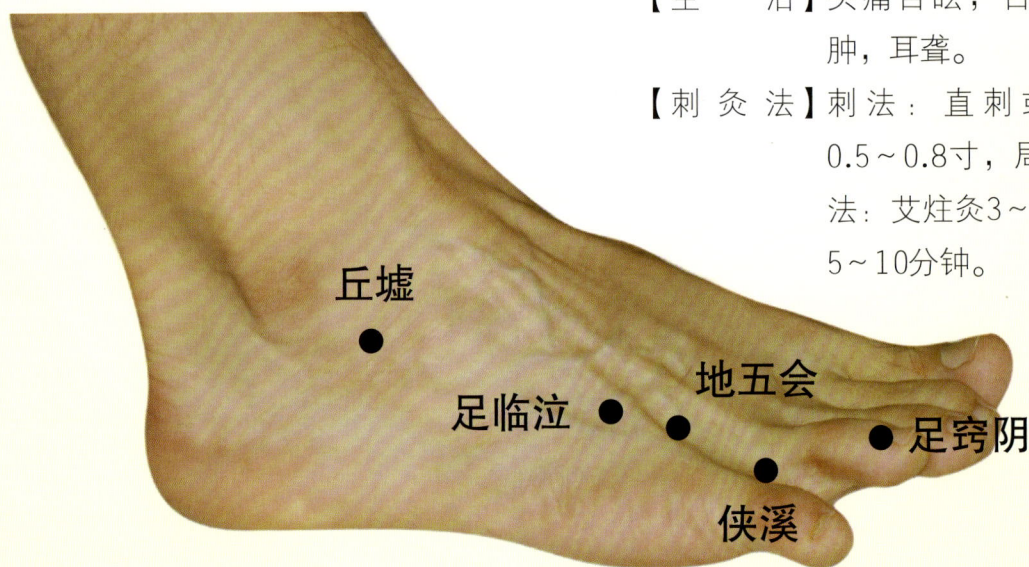

丘墟
足临泣
地五会
侠溪
足窍阴

侠溪（Xiáxī）（GB 43 荥穴）

【穴名来源】侠，通"夹"；溪，沟溪。穴在第4、5趾的夹缝间，局部犹如沟溪。

【定　　位】在足背，第4、5趾间，趾蹼缘后方赤白肉际处。

【功　　能】清热熄风，消肿止痛。

【主　　治】头痛，耳鸣，耳聋，目痛，颊肿。胸胁痛，乳肿痛，气喘，咳逆。膝股痛，足跗肿痛。

【刺 灸 法】刺法：向上斜刺0.5～0.8寸，局部酸胀。灸法：艾炷灸3～5壮，艾条灸5～10分钟。

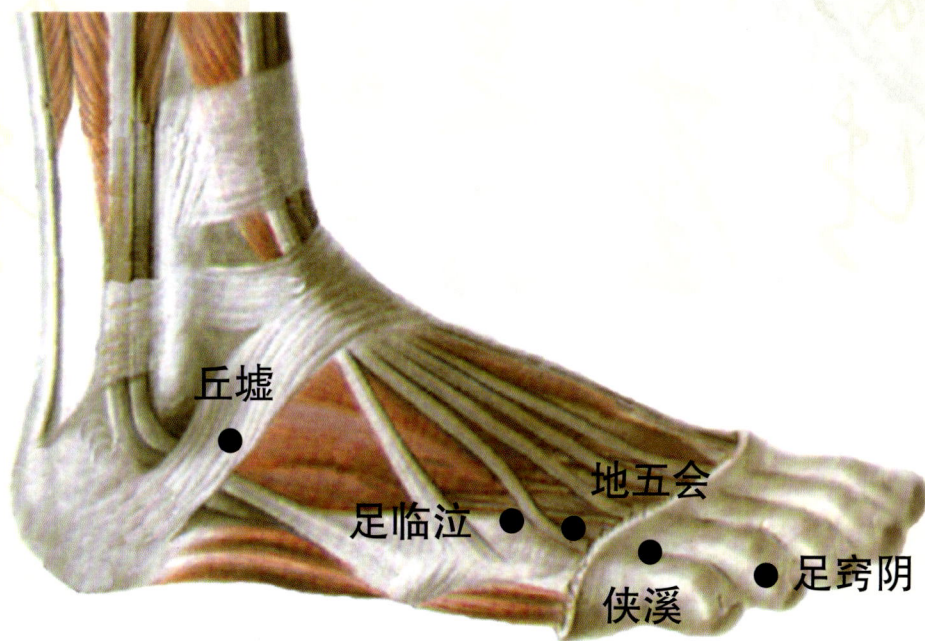

丘墟　足临泣　地五会　侠溪　足窍阴

足窍阴（Zúqiàoyīn）（GB 44 经穴）

【穴名来源】足，足部；窍，孔窍；阴，阴阳之阳。肾和肝均属阴脏，开窍均属耳目，穴在足部，治疗耳目诸病。

【定　　位】在足趾，第4趾末节外侧，趾甲根角侧后方0.1寸(指寸)。

【功　　能】清热解郁，通经活络。

【主　　治】偏头痛，目赤肿痛，耳鸣，耳聋，喉痹。胸胁痛。足跗肿痛。多梦，热病。

【刺 灸 法】刺法：浅刺0.1～0.2寸，或用三棱针点刺放血。灸法：艾炷灸3～5壮，艾条灸5～10分钟。

第十三章　足厥阴肝经

经脉循行

肝足厥阴之脉，起于大指丛毛之际，上循足跗上廉，去内踝一寸，上踝八寸，交出太阴之后，上腘内廉，循股阴，入毛中，环阴器，抵小腹，挟胃，属肝，络胆，上贯膈，布胁肋，循喉咙之后，上入颃颡，连目系，上出额，与督脉会于巅。

其支者：从目系下颊里，环唇内。

其支者：复从肝别，贯膈，上注肺。

循行白话解

足厥阴肝经：从大趾背毫毛部开始（大敦），向上沿着足背内侧（行间、太冲），离内踝一寸（中封），上行小腿内侧（会三阴交；经蠡沟、中都、膝关），离内踝八寸处交出足太阴脾经之后，上膝腘内侧（曲泉），沿着大腿内侧（阴包、足五里、阴廉），进入阴毛中，环绕阴部，至小腹（急脉；会冲门、府舍、曲骨、中极、关元），夹胃旁边，属于肝，络于胆（章门、期门）；向上通过膈肌，分布胁肋部，沿气管之后，向上进入颃颡（喉头部），连接目系（眼球后的脉络联系），上行出于额部，与督脉交会于头顶。

它的支脉：从"目系"下向颊里，环绕唇内。

它的支脉：从肝分出，通过膈肌，向上流注于肺（接手太阴肺经）。

主治病候

本经腧穴主治肝病，妇科病，前阴病及经脉循行位置的病症。如腰痛，胸满，呃逆，遗尿，小便不利，疝气，少腹疼痛等症。

经穴歌诀

LR十四是肝经，起于大敦期门终，肠腹诸疾前阴病，

五脏可治胆亦良，大敦拇趾外甲角，行间纹端趾缝寻，

太冲关节后凹陷，踝前筋内取中封，踝上五寸蠡沟穴，

中都踝上七寸擒，膝关阴陵后一寸，曲泉屈膝横纹上，
阴包膝上方四寸，五里气冲下三寸，阴廉气二动脉中，
急脉阴旁二五分，十一肋端章门是，期门乳下二肋间。

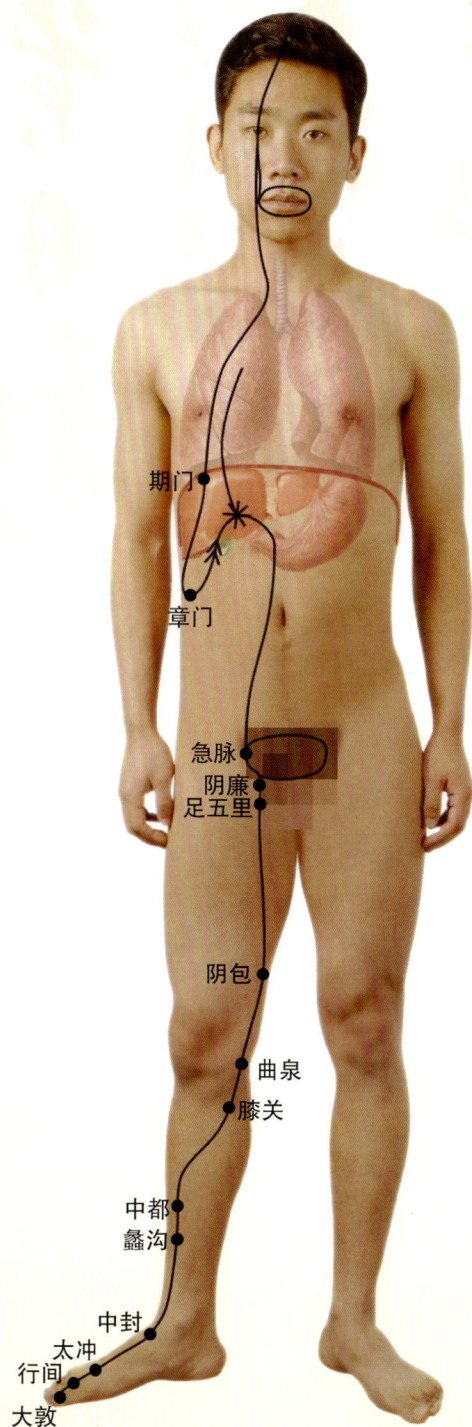

期门

章门

急脉
阴廉
足五里

阴包

曲泉
膝关

中都
蠡沟

中封
太冲
行间
大敦

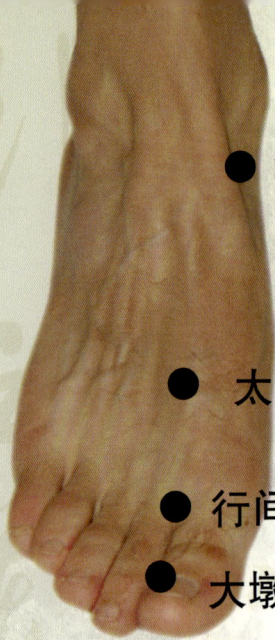

● 中封

● 太冲

● 行间

● 大墩

大敦（Dàdūn）（LR1 井穴）

【穴名来源】大，大小之大，指大趾；敦，敦厚。穴在大趾内侧，局部肌肉敦厚。

【定　　位】在足趾，大趾末节外侧，趾甲根角侧后方0.1寸（指寸）。

【功　　能】回阳救逆，调经止淋。

【主　　治】经闭，崩漏，阴挺。疝气，遗尿，癃闭。

【刺 灸 法】刺法：浅刺0.1～0.2寸，或用三棱针点刺放血。灸法：艾炷灸3～5壮，艾炷灸5～10分钟。

行间（Xíngjiān）（LR2 荥穴）

【穴名来源】行，运行；间，中间。穴在第1、2跖趾关节间，经气行于其间。

【定　　位】在足背，第1、2趾间，趾蹼缘后方赤白肉际处。

【功　　能】平肝潜阳，泻热安神，凉血止血。

【主　　治】头痛、眩晕、目赤痛，青盲，口歪，耳鸣耳聋。胸胁胀痛，咳嗽气喘，心烦，失眠。中风，癫痫，瘛疭。咳血，吐血，鼻衄。阴中痛，淋疾，遗精，阳痿，外阴瘙痒。痛经，崩漏，月经过多，闭经，带下。

【刺 灸 法】刺法：斜刺0.5～0.8寸，局部酸胀。灸法：直接灸3～5壮，艾条灸5～10分钟。

太冲（Tàichōng）（LR3 输穴、原穴）

【穴名来源】太，同"大"字；冲，重要部位。穴居足背，局部脉气盛大，为本经要穴。

【定　　位】在足背，当第1、2跖骨间，跖骨底结合部前方凹陷中，或触及动脉搏动。

【功　　能】平肝熄风，舒肝养血。

【主　　治】阴痛，精液不足，狐疝，遗尿，癃闭，小便赤，淋病，呕吐，胸胁支满，绕脐腹痛，食泄。月经不调，痛经，经闭，崩漏，带下，难产，乳痛。筋挛，腿软无力，脚气红肿，五趾拘急，喉痛嗌干，口中烂，口喝，头昏目痛，头痛。小儿惊风，癫痫，心烦，失眠。腰脊疼痛。

【刺 灸 法】刺法：向上斜刺0.5～1.0寸，深刺可透涌泉穴，局部酸胀或麻向足底放射。灸法：艾炷灸3～5壮，艾条灸10～20分钟。

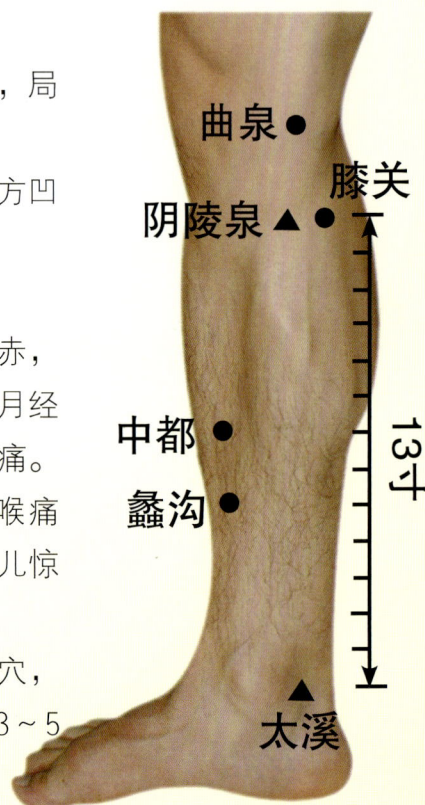

曲泉 ●

阴陵泉 ▲ ● 膝关

中都 ●

蠡沟 ●

13寸

太溪 ▲

中封（Zhōngfēng）（LR4 经穴）

【穴名来源】中，中间；封，聚土成堆。穴在内外踝之间，如在土堆之中间。

【定　　位】在踝区，内踝前，胫骨前肌腱与拇长伸肌腱之间的凹陷处。

【功　　能】清肝胆热，通利下焦，疏筋活络。

【主　　治】疝气，阴茎痛，遗精。腰痛，小便不利。胸腹胀满，黄疸。内踝肿痛，足冷，少腹痛，嗌干。

【刺 灸 法】刺法：直刺0.5～0.8寸，局部酸胀。灸法：艾炷灸3～5壮，艾条灸5～10分钟。

蠡沟（Lígōu）（LR5 络穴）

【穴名来源】蠡，贝壳；沟，水沟。腓肠肌外形酷似贝壳，穴在其内侧沟中。

【定　　位】在小腿内侧，内踝尖上5寸，胫骨内侧面的中央。

【功　　能】舒肝理气，调经止带。

【主　　治】疝气，遗尿，癃闭，阴痛阴痒，强阳不倒，少腹痛，腰痛。月经不调，赤白带下，阴挺，崩漏。足寒胫酸。

【刺 灸 法】刺法：平刺0.5～0.8寸，局部酸胀。灸法：艾炷灸3～5壮，艾条灸5～10分钟。

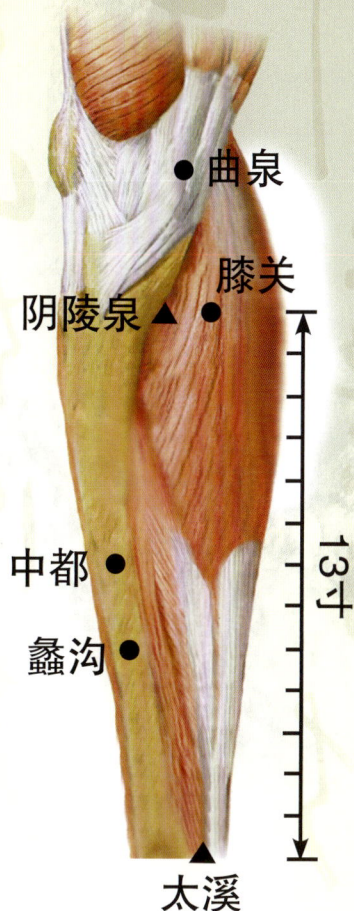

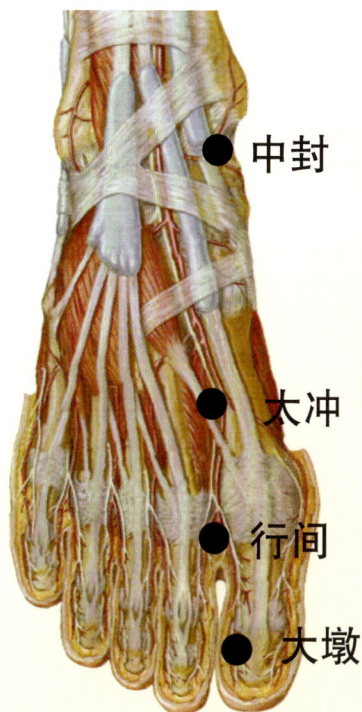

中都（Zhōngdū）（LR6 郄穴）

【穴名来源】中，中间；都，会聚。穴在小腿内侧中间，为肝经之气深聚之处。

【定　　位】在小腿内侧，内踝尖上7寸，胫骨内侧面的中央。

【功　　能】舒肝理气，调经止血。

【主　　治】腹胀，疝气，遗精。崩漏，恶露不尽。胫寒痹痛，小腹痛，胁痛。

【刺 灸 法】刺法：平刺0.5～0.8寸，局部酸胀。灸法：艾炷灸3～5壮，艾条灸5～10分钟。

急脉 ●

阴廉 ●
足五里 ●

18寸

阴包 ●

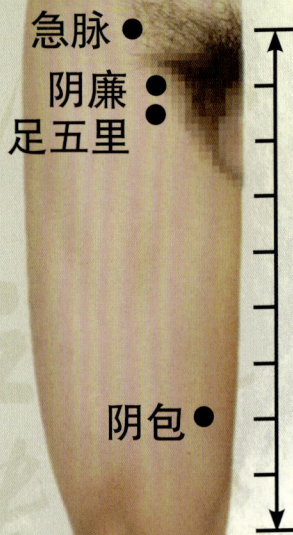

膝关（Xī guān）（LR 7）

【穴名来源】膝，膝部；关，关节。穴在膝关节内侧。

【定　　位】在膝部，胫骨内侧髁的下方，阴陵泉后1寸。

【功　　能】祛风除湿，疏利关节。

【主　　治】膝髌肿痛，历节风痛，下肢痿痹等。

【刺 灸 法】刺法：直刺0.8～1.0寸，局部酸胀。灸法：艾炷灸3～5壮，艾条灸10～20分钟。

曲泉（Qūquán）（LR 8 合穴）

【穴名来源】曲，弯曲；泉，水泉。穴在腘窝横纹内侧端，屈膝时局部凹陷如泉。

【定　　位】在膝部，腘横纹内侧端，半腱肌肌腱内缘凹陷中。

【功　　能】疏肝理气，调经止痛。

【主　　治】月经不调，痛经，白带，阴梃。疝气，阳痿，遗精。小便不利。头痛，目眩，癫狂。膝髌肿痛，下肢痿痹。

【刺 灸 法】刺法：直刺1.0～1.5寸，可透膝阳关，局部酸胀，可扩散至膝关节，并有麻电感向下传导。灸法：艾炷灸3～5壮，艾条灸5～10分钟。

阴包（Yīnbāo）（LR 9）

【穴名来源】阴，阴阳之阴，内为阴；包，通"胞"字，在此指子宫。穴在大腿内侧，主治子宫疾病。

【定　　位】在股前区，髌底上4寸，股内肌与缝匠肌之间。

【功　　能】利尿通淋，调经止痛。

【主　　治】月经不调，腰骶痛引小腹等。

【刺 灸 法】刺法：直刺0.8～1.0寸，局部酸胀。灸法：艾炷灸3～5壮，艾条灸10～20分钟。

足五里（Zúwǔlǐ）（LR 10）

【穴名来源】足，下肢；五，基数词；里，古代有以里为寸之说。穴在下肢，约当箕门上5寸。

【定　　位】在股前区，气冲(ST 30)直下3寸，动脉搏动处。

【功　　能】疏肝理气，清热利湿。

【主　　治】小便不通，小腹胀痛，睾丸肿痛，嗜卧，四肢倦怠，阴挺等。

【刺 灸 法】刺法：直刺0.5～0.8寸，局部酸胀。灸法：艾炷灸3～5壮，艾条灸5～10分钟。

阴廉（Yīnlián）（LR 11）

【穴名来源】阴，阴阳之阴，内为阴；廉，边缘。穴在大腿内侧阴器的边缘。

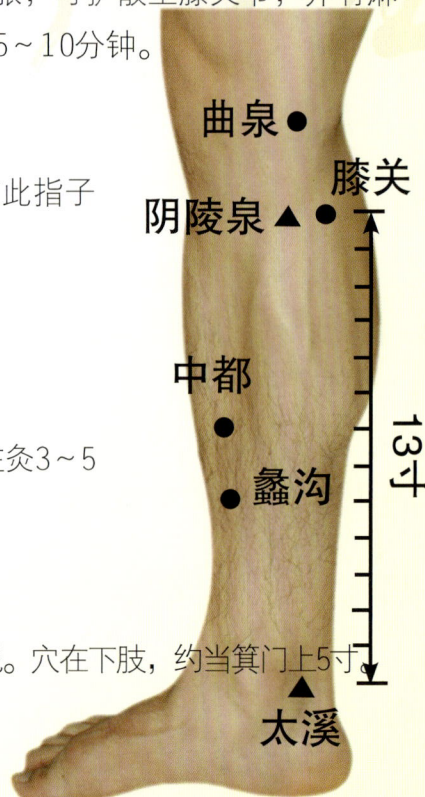

曲泉 ●
膝关
阴陵泉 ▲ ●

13寸

中都 ●

蠡沟 ●

太溪 ▲

【定　　位】在股前区，气冲(ST 30)直下2寸。

【功　　能】调经止带，通经活络。

【主　　治】月经不调，赤白带下，少腹疼痛。

【刺 灸 法】刺法：直刺0.8～1.0寸，局部酸胀。灸法：艾炷灸3～5壮，艾
条灸5～10分钟。

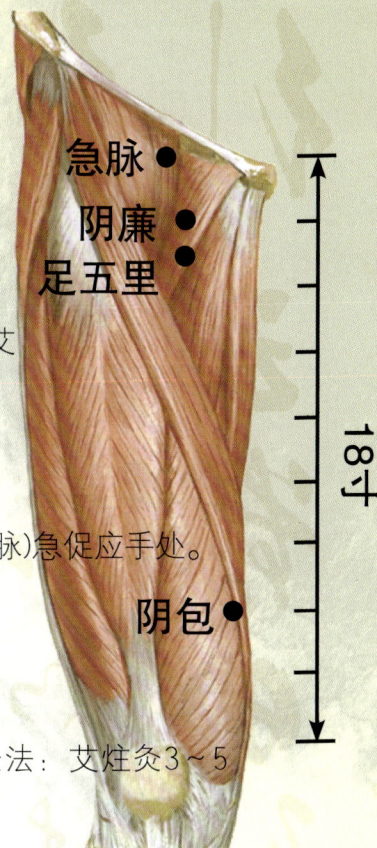

急脉（Jímài）（LR 12）

【穴名来源】急，急促；脉，动脉。穴在大腿根部内侧，局部动脉(股动脉)急促应手处。

【定　　位】在腹股沟区，横平耻骨联合上缘，前正中线旁开2.5寸处。

【功　　能】疏肝胆，理下焦。

【主　　治】少腹痛，疝气，阴茎痛等。

【刺 灸 法】刺法：直刺0.8～1.0寸，局部酸胀，可扩散至外阴部。灸法：艾炷灸3～5
壮，艾条灸5～10分钟。

章门（Zhāngmén）（LR 13 脾募穴、脏会穴）

【穴名来源】章，同"障"字；门，门户。穴在季肋下，如同屏障内脏之门户。

【定　　位】在侧腹部，第11肋游离端的下际。

【功　　能】疏肝健脾，降逆平喘。

【主　　治】口干，食噎，呕吐宿汁饮食不化，脘腹胀满，肠鸣泄泻，久痢不止，大便
秘结，四肢懈惰。癖块积聚，腹肿如鼓，疝气，胸胁支满。咳嗽，喘息。
血尿，白浊，腰痛，奔豚。惊恐，善怒，癫，狂，痫，心烦，惊风。

【刺 灸 法】刺法：斜刺0.5～0.8寸，侧腹部有酸胀感。灸法：艾炷灸5～9壮，艾条温和
灸10～20分钟。

期门（Qīmén）（LR 14 肝募穴）

【穴名来源】期，周期；门，门户。两侧胁肋如敞开之门户。穴在胁肋部，经气
运行至此为一周期，故称期门。

【定　　位】在胸部，第6肋间隙，前正中线旁开4寸。

【功　　能】平肝潜阳，疏肝健脾。

【主　　治】蛔心痛，胸胁支满，胸中热，咳嗽气喘，短气。心下切痛，饮食不
下，呕吐呃逆，伤食腹坚，霍乱泄注，下利脓血，奔豚上下。妇人
热入血室，难产，乳少，乳癖。卧不安，谵语不止，目眩，面赤，
项强，暗不能言，时寒热，伤寒过经不解。

【刺 灸 法】刺法：沿肋间方向平刺0.5～1.0寸，局部酸胀。灸法：艾炷灸5～9
壮，艾条灸10～20分钟。

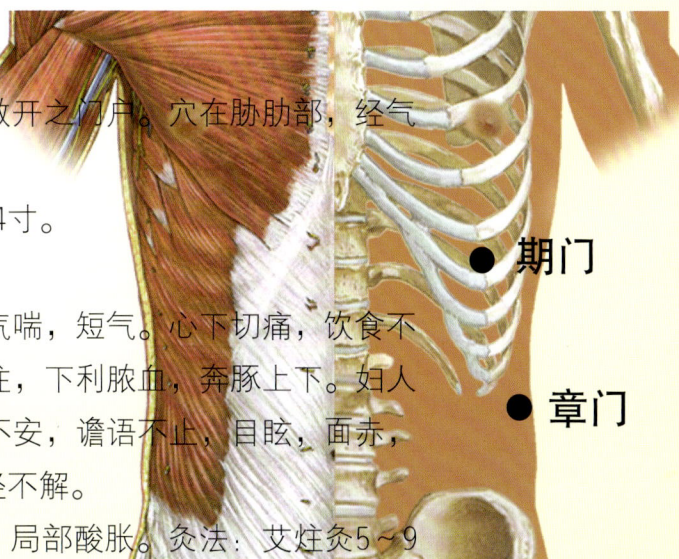

第十四章　督　　脉

经脉循行

督乃阳脉之海，其脉起于肾下胞中，至于少腹，乃下行于腰横骨围之中央，系溺孔之端。男子循茎下至篡，女子络阴器，合篡间，具绕篡后屏翳，别绕臀，至少阴与太阳中络者合少阴，上股内廉，由会阳贯脊，会于长强穴。在骶骨端与少阴会，并脊里上行，历腰俞、阳关、命门、悬枢、脊中、中枢、筋缩、至阳、灵台、神道、身柱、陶道、大椎，与手足三阳会合，上哑门、会阳维、入系舌本，上至风府，会足太阳阳维，同入脑中，循脑户、强间、后顶，上巅，历百会、前顶、囟会、上星、至神庭，为足太阳督脉之会，循额中至鼻柱，经素髎、水沟，会手足阳明至兑端，入龈交，与任脉、足阳明交会而终。

循行白话解

督脉为阳脉之海，其经脉起始于肾下的胞中，到达少腹部，向下经过腰部中央，到达尿道口。男子循阴茎向下到达肛门部，女子络阴部，会合于肛门，均绕到肛门后的会阴，又经过臀部，在足少阴肾经和足太阳膀胱经交会处合于足少阴肾经，再向上经过大腿内侧，从会阳贯穿脊柱，交会于长强穴。在骶骨末端与足少阴肾经交会，并脊柱内上行，经过腰俞、阳关、命门、悬枢、脊中、中枢、筋缩、至阳、灵台、神道、身柱、陶道、大椎，与手足三阳经会合，向上经过哑门，与阳维脉交会，向内联系舌本，向上到达风府穴，与足太阳膀胱经和阳维脉交会，共同进入脑中，经过脑户、强间、后顶，上达巅顶部，经过百会、前顶、囟会、上星，到达神庭，与足太阳膀胱经和督脉交会，沿前额正中到达鼻柱，经素髎、水沟，与手足阳明经交会，到达兑端穴，进入龈交穴，与任脉、足阳明胃经交会而到达终点。

主治病候

本经腧穴主治神志病，热病，腰骶、背、头项局部病症及相应的内脏病症。如脊柱强痛，角弓反张等症。

经穴歌诀

GV督脉二八良，起长强止龈交上，脑病为主次分段，急救热病及肛肠，尾骨之端是长强，骶管裂孔取腰俞，十六阳关平髋量，命门十四三悬枢，十一椎下脊中藏，十椎中枢九筋缩，七椎之下乃至阳，六灵道五神道穴，三椎之下身柱藏，陶道一椎之下取，大椎就在一椎上，哑门入法五分处，风府一寸宛中当，粗隆上缘寻脑户，强间户上寸半量，后顶再上一寸半，百会七寸顶中央，前顶囟会俱寸五，上星入法一寸量，神庭五分入发际，素髎鼻尖准头乡，水沟鼻唇沟上取，兑端唇上尖端藏，龈交系带齿龈交，经行背头居中行。

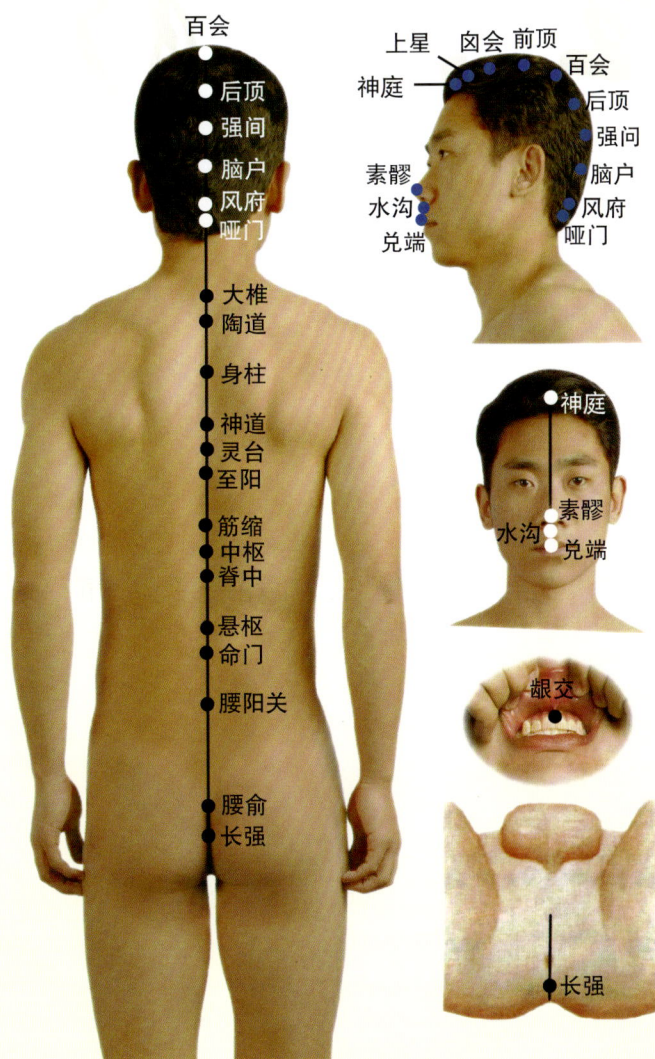

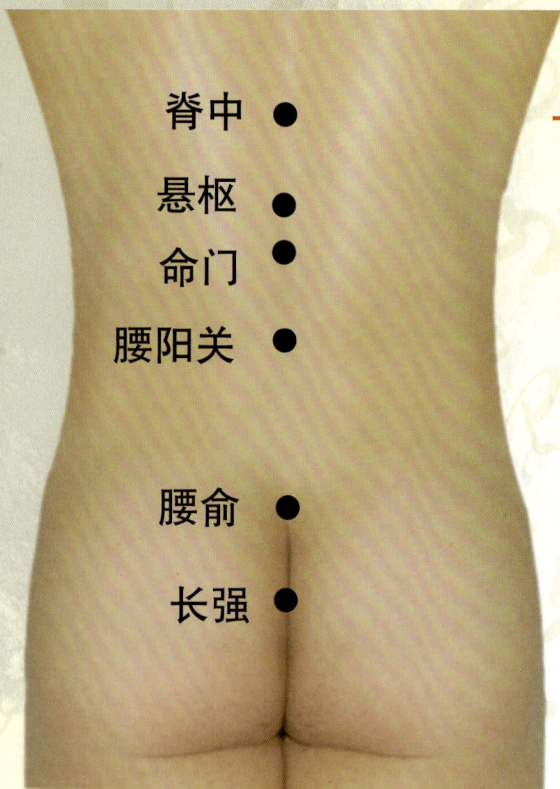

脊中 ●
悬枢 ●
命门 ●
腰阳关 ●

腰俞 ●

长强 ●

长强（Chángqiáng）（GV 1　络穴）

【穴名来源】长，长短之长；强，强弱之强。脊柱长而强韧，穴在其下端。

【定　　位】在会阴区，尾骨下方，尾骨端与肛门连线的中点处。

【功　　能】育阴潜阳，益气固脱。

【主　　治】泄泻，便秘，便血，痔疾，脱肛。

【刺 灸 法】刺法：向上斜刺0.5～1.0寸，贴近尾骨前缘，沿尾骨和直肠之间缓慢刺入，局部酸胀，可扩散至肛门或尾骨部，或用三棱针点刺出血。灸法：本穴一般不灸。

腰俞（Yāoshū）（GV 2）

【穴名来源】腰，腰部；俞，输注。穴在腰部，是经气输注之处。

【定　　位】在骶区，正对骶管裂孔，后正中线上。

【功　　能】补肾调经，强健筋骨。

【主　　治】泄泻，便秘，便血，痔疾，尾骶痛。

【刺 灸 法】刺法：斜刺0.5～1.0寸，局部酸胀，针感可扩散至腰骶部。灸法：艾炷灸3～5壮，艾条灸5～10分钟。

腰阳关（Yāoyáng guān）（GV 3）

【穴名来源】腰，腰部；阳，阴阳之阳；关，机关。督脉为阳，穴属督脉，位于腰部转动处，如腰之机关。

【定　　位】在脊柱区，第4腰椎棘突下凹陷中，后正中线上。

【功　　能】补益下元，强壮腰肾。

【主　　治】腰骶痛，下肢痿痹，遗精，阳痿，月经不调。

【刺 灸 法】刺法：直刺或斜刺0.5～1.0寸，局部酸胀。灸法：艾炷灸3～7壮，艾条温灸10～20分钟。

命门（Mìngmén）（GV 4）

【穴名来源】命，生命；门，门户。"肾为生命之本"。穴在肾俞之间，相当于肾气出入之门户

【定　　位】在脊柱区，第2腰椎棘突下凹陷中，后正中线上。

【功　　能】固精壮阳，培元补肾。

【主　　治】遗精，阳痿，不孕，白浊，赤白带下。遗尿，小便不利，泄泻。腰骶、腰脊强痛，虚损腰痛，下肢痿痹。汗不出，寒热疟疾，小儿发痫。

【刺 灸 法】刺法：直刺0.5～1.0寸，局部酸胀。灸法：艾炷灸5～7壮，艾条灸10～20分钟。

悬枢（Xuánshū）（GV 5）

【穴名来源】悬，悬挂；枢，枢纽。穴在腰部，仰卧时局部悬起，为腰部活动的枢纽。

【定　　位】在脊柱区，第1腰椎棘突下凹陷中，后正中线上。

【功　　能】强腰益肾，涩肠固脱。

【主　　治】腹痛，腹胀，完谷不化，泄泻，腰脊强痛。

【刺 灸 法】刺法：直刺或斜刺0.5～1.0寸，局部酸胀。灸法：艾炷灸3～7壮，艾条温灸5～15分钟。

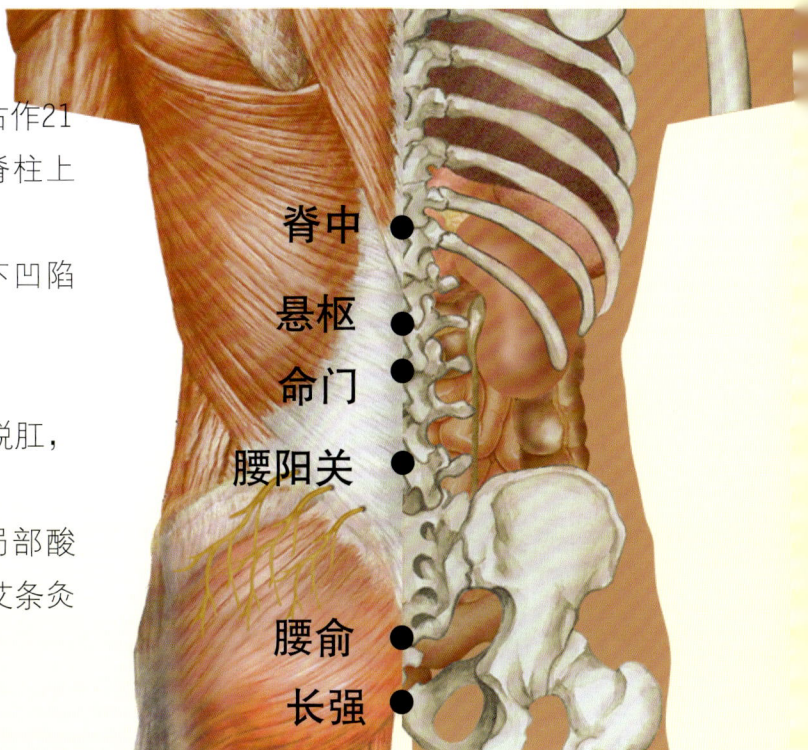

脊中（Jǐzhōng）（GV 6）

【穴名来源】脊，脊柱；中，中间。脊柱古作21椎；穴在第11椎下，正当脊柱上下的中点。

【定　　位】在脊柱区，第11胸椎棘突下凹陷中，后正中线上。

【功　　能】调理肠胃，益肾宁神。

【主　　治】腹泻，黄疸，痢疾，痔疮，脱肛，便血，腰脊痛，癫痫。

【刺 灸 法】刺法：斜刺0.5～1.0寸，局部酸胀。灸法：艾炷灸3～7壮，艾条灸5～15分钟。

脊中
悬枢
命门
腰阳关
腰俞
长强

身柱 ●
神道 ●
灵台 ●
至阳 ●
筋缩 ●
中枢 ●

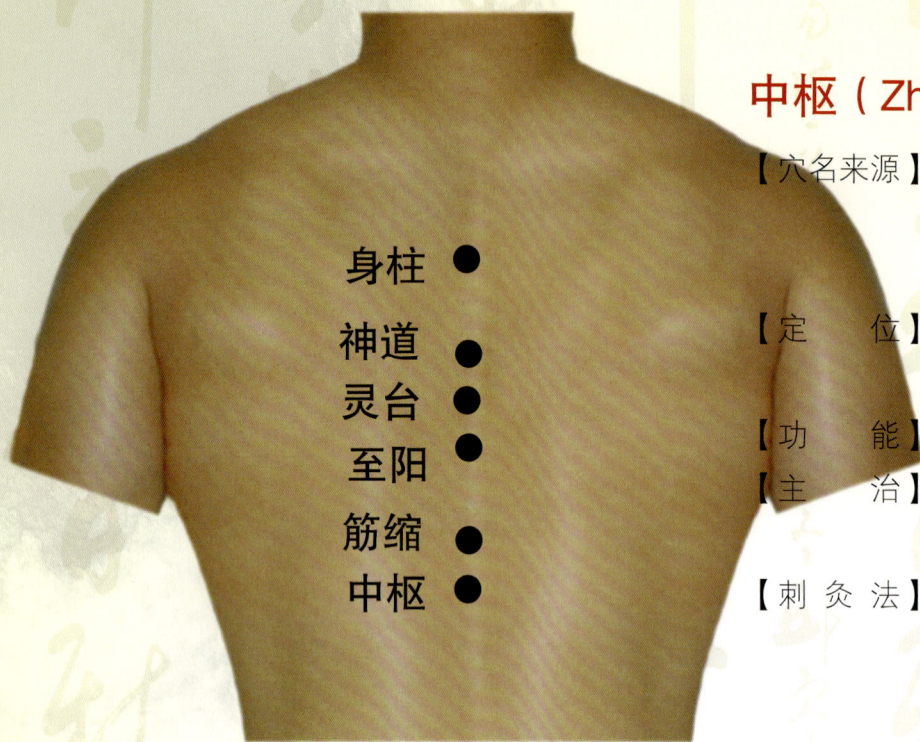

中枢（Zhōngshū）（GV 7）

【穴名来源】中，中间；枢，枢纽。穴在第10椎下，相当于脊柱中部之枢纽。

【定　　位】在脊柱区，第10胸椎棘突下凹陷中，后正中线上。

【功　　能】强腰补肾，和胃止痛。

【主　　治】呕吐，腹满，胃痛，食欲不振，腰背痛。

【刺 灸 法】刺法：斜刺0.5～1.0寸，局部酸胀。灸法：艾炷灸3～7壮，艾条灸5～15分钟。

筋缩（Jīnsuō）（GV 8）

【穴名来源】筋，筋肉；缩，挛缩。本穴通肝气，能治筋肉挛缩诸病。

【定　　位】在脊柱区，第9胸椎棘突下凹陷中，后正中线上。

【功　　能】舒筋壮阳，醒脑安神。

【主　　治】抽搐，脊强，四肢不收，筋挛拘急，癫痫，惊痫等。

【刺 灸 法】刺法：斜刺0.5～1.0寸，局部酸胀。灸法：艾炷灸5～7壮，温和灸10～15分钟。

至阳（Zhìyáng）（GV 9）

【穴名来源】至，到达；阳，阴阳之阳。本穴与横膈平。经脉至此已从膈下阳中之阴到达膈上阳中之阳。

【定　　位】在脊柱区，第7胸椎棘突下凹陷中，后正中线上。

【功　　能】利湿退黄，健脾和胃，止咳平喘。

【主　　治】胸胁胀痛，黄疸，腰痛疼痛，脊强。

【刺 灸 法】刺法：斜刺0.5～1.0寸，局部酸胀。灸法：艾炷灸3～7壮，艾条灸10～20分钟。

灵台（Língtái）（GV 10）

【穴名来源】灵。神灵；台，亭台。穴在神道和心俞两穴之下，故喻为心灵之台。

【定　　位】在脊柱区，第6胸椎棘突下凹陷中，后正中线上。

【功　　能】清热解毒，宣肺定喘，舒筋活络。

【主　　治】疔疮，咳嗽，气喘，项强，背痛。

【刺 灸 法】刺法：斜刺0.5～1.0寸，局部酸胀。灸法：艾炷灸3～7壮，艾条灸10～20分钟。

神道（Shéndào）（GV 11）

【穴名来源】神，心神；道，通道。心藏神，心在心俞旁，如同心神之通道，

【定　　位】在脊柱区，第5胸椎棘突下凹陷中，后正中线上。

【功　　能】镇惊安神，理气宽胸。

【主　　治】惊悸，心痛，怔忡，失眠健忘，癫痫，中风不语，咳嗽，气喘，腰脊强，肩背痛。

【刺 灸 法】刺法：斜刺0.5～1.0寸，局部酸胀。灸法：艾炷灸3～7壮，艾条温灸5～1分钟。

身柱（Shēnzhù）（GV 12）

【穴名来源】身，身体；柱，支柱。穴在第3胸椎下，上连头项，下通背腰，如一身之支柱。

【定　　位】在脊柱区，第3胸椎棘突下凹陷中，后正中线上。

【功　　能】清热宣肺，醒神定痉，活血通络。

【主　　治】咳嗽，气喘，惊厥，癫狂，痫证，身热头痛，疔疮发背。

【刺 灸 法】刺法：斜刺0.5～1.0寸，局部酸胀。灸法：艾炷灸3～7壮，艾条温灸10～20分钟。

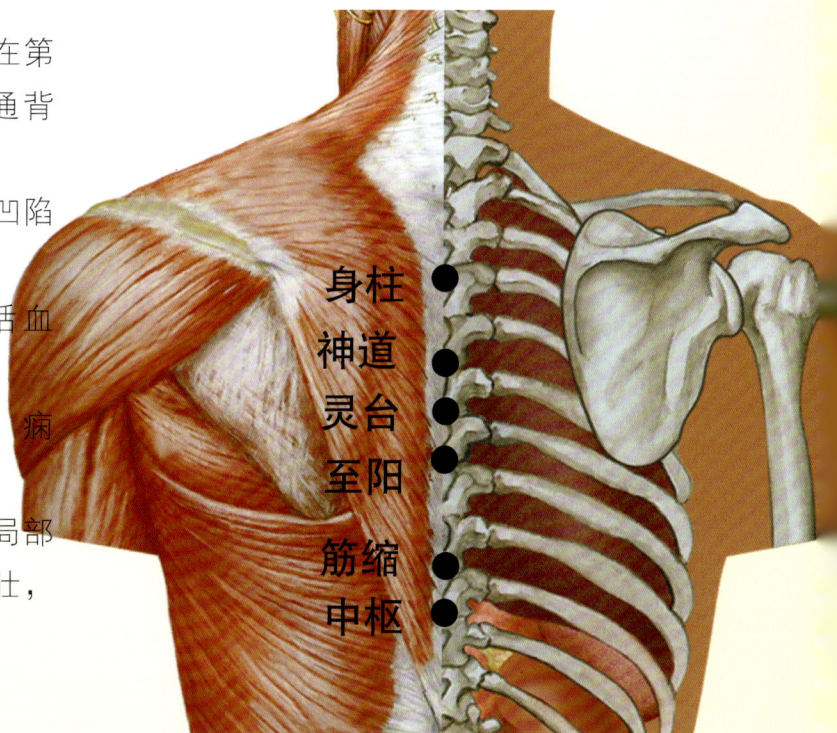

身柱
神道
灵台
至阳
筋缩
中枢

陶道（Táodào）（GV 13）

【穴名来源】陶，陶冶；道，道路。比喻脏腑之气汇集于督脉，由此路上升。

【定　　位】在脊柱区，第1胸椎棘突下凹陷中，后正中线上。

【功　　能】清热解表，安神截疟，疏筋通络。

【主　　治】头痛项强，恶寒发热，胸疼，咳嗽，气喘，癫狂，角弓反张，胸痛，脊背酸痛。

【刺　灸　法】刺法：斜刺0.5～1.0寸，局部酸胀。灸法：艾炷灸3～7壮，艾条温灸10～20分钟。

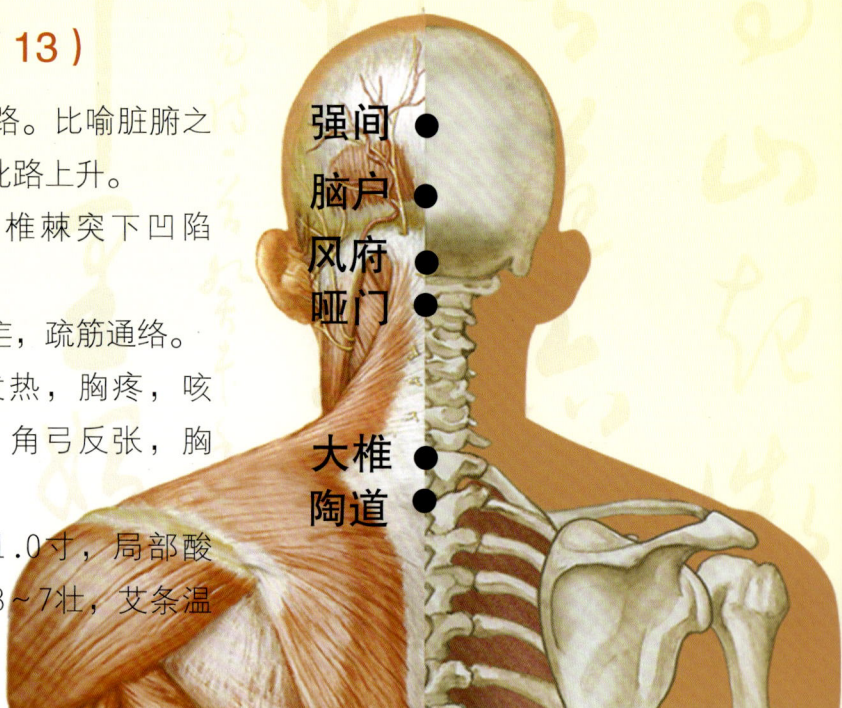

强间
脑户
风府
哑门

大椎
陶道

大椎（Dàzhuī）（GV 14）

【穴名来源】大，巨大；椎，椎骨。古称第1胸椎棘突为大椎，穴适在其上方，故称大椎。

【定　　位】在脊柱区，第7颈椎棘突下凹陷中，后正中线上。

【功　　能】解表散寒，镇静安神，肃肺调气，清热解毒。

【主　　治】发热恶寒，头项强痛，肩背痛，风疹。肺胀胁满，咳嗽喘急。癫狂，小儿惊风。颈项强直，角弓反张，肩颈疼痛。

【刺　灸　法】刺法：直刺0.8-1.2寸，局部酸胀，或用三棱针点刺放血。灸法：艾炷灸5～9壮，艾条灸10～20分钟。

哑门（Yǎmén）（GV 15）

【穴名来源】哑，音哑；门，门户。此穴深刺可以致哑，也可治哑，故比喻音哑的门户。

【定　　位】在颈后区，第2颈椎棘突上际凹陷中，后正中线上。

【功　　能】开喑通窍，清心宁志。

【主　　治】喑哑，舌缓不语，重舌，失语。头风头痛，项强不得回顾，脊强反折。癫疾。

【刺　灸　法】刺法：直刺0.5～0.8寸。灸法：艾条温和灸3～5分钟。

风府（Fēngfǔ）（GV 16）

【穴名来源】风，风邪；府，处所。可治风邪为病之穴，也是易为风邪侵袭的部位。

【定　　位】在颈后区，枕外隆突直下，两侧斜方肌之间凹陷中。

【功　　能】清热熄风，醒脑开窍。

【主　　治】太阳中风，头痛，振寒汗出。颈项强痛，目眩，鼻塞，鼻衄，咽喉肿痛，中风舌强难言。狂走，狂言，妄见。

【刺 灸 法】刺法：伏案正坐位，头微前倾，向下颌方向缓慢刺入0.5～1.0寸。灸法：艾条温和灸3～5分钟。

脑户（Nǎohù）（GV 17）

【穴名来源】脑，脑髓；户，门户。督脉循脊上行入脑。穴在枕部，相当于脉气入脑的门户。

【定　　位】在头部，枕外隆凸的上缘凹陷中。

【功　　能】清头明目，镇痉安神。

【主　　治】癫狂，痫症，眩晕，头重，头痛，项强等。

【刺 灸 法】刺法：平刺0.5～0.8寸，局部胀痛。灸法：艾条温灸5～10分钟。

强间（Qiángjiān）（GV 18）

【穴名来源】强，强硬；间，中间。穴当顶骨与枕骨结合之中间，能治项部强痛。

【定　　位】在头部，后发际正中直上4寸。

【功　　能】宁心安神，通络止痛。

【主　　治】头痛，目眩，口㖞，痫症等。

【刺 灸 法】刺法：平刺0.5～0.8寸，局部胀痛。灸法：艾条温灸5～10分钟。

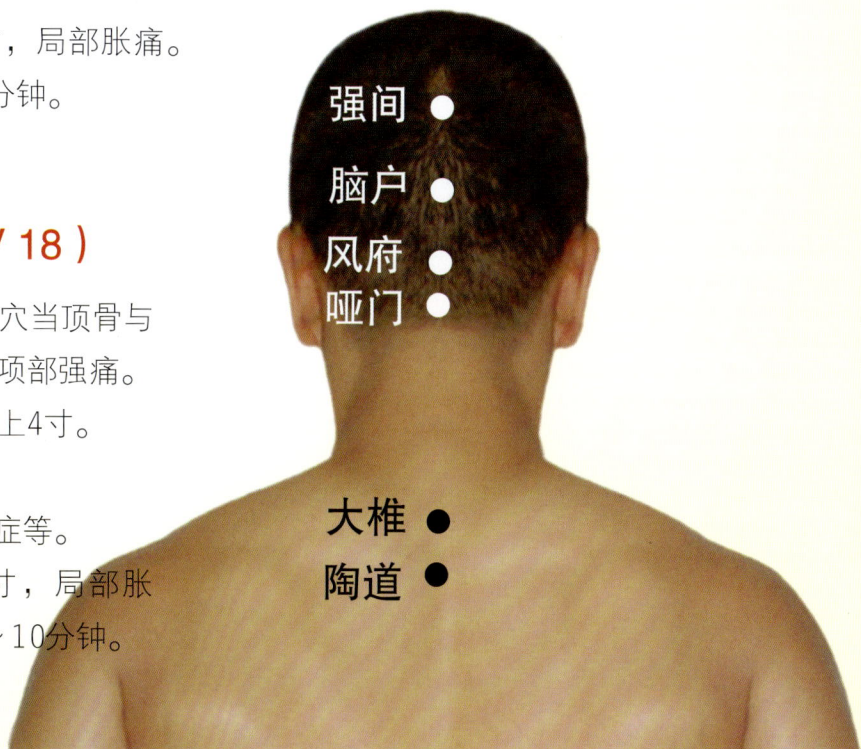

强间
脑户
风府
哑门
大椎
陶道

后顶（Hòudǐng）（GV 19）

【穴名来源】后，后方；顶，头顶。穴在头顶百会穴之后方。

【定　　位】在头部，后发际正中直上5.5寸。

【功　　能】清热止痛，宁心安神。

【主　　治】项强，头痛，眩晕，心烦，失眠等。

【刺 灸 法】刺法：平刺0.5～0.8寸，局部胀痛。灸法：艾条温灸5～10分钟。

百会（Bǎihuì）（GV 20）

【穴名来源】百，多的意思；会，交会。穴在巅顶部，是足三阳经、肝经和督脉等多经之交会部位。

【定　　位】在头部，前发际正中直上5寸。

【功　　能】升阳固脱，开窍宁神。

【主　　治】尸厥，惊悸，中风不语，瘰疬，癫痫，癔病，耳鸣，眩晕。脱肛，痔疾，阴挺。

【刺 灸 法】刺法：平刺0.5～0.8寸，局部胀痛，也可向四神聪透刺，针感可扩散至头顶部。灸法：艾炷灸7～15壮，艾条灸10～20分钟。

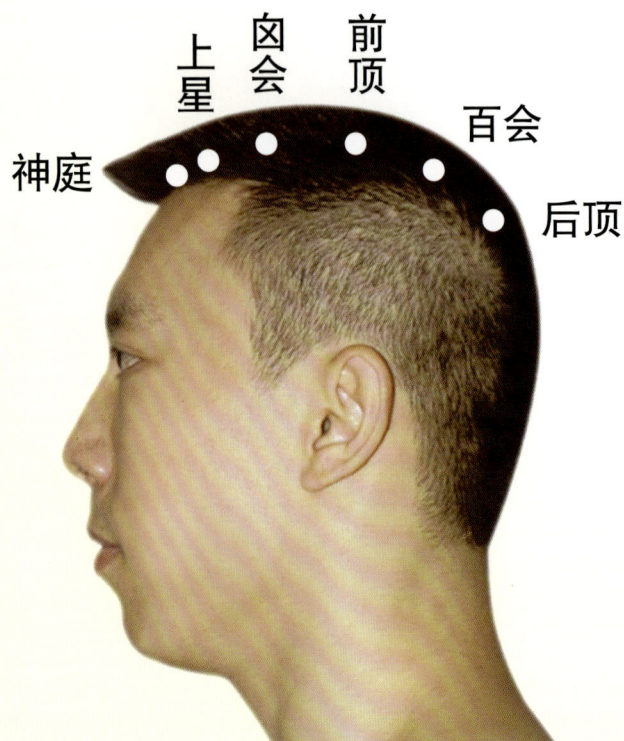

前顶（Qiándǐng）（GV 21）

【穴名来源】前，前方；顶，头顶。穴在头顶百会穴之前方。

【定　　位】在头部，前发际正中直上3.5寸。

【功　　能】清热通窍，健脑安神。

【主　　治】癫痫，小儿惊风，头痛，头晕。

【刺 灸 法】刺法：平刺0.3～0.5寸，局部沉胀。灸法：艾炷灸3～5壮，艾条温灸5～10分钟。

上星　囟会　前顶　百会　后顶　神庭

囟会（Xìnhuì）（GV 22）

【穴名来源】囟，囟门；会，会合。穴当大囟门的闭合处。

【定　位】在头部，前发际正中直上2寸。

【功　能】醒脑开窍，清头散风。

【主　治】头痛，目眩，面红目赤，鼻渊，鼻衄等。

【刺灸法】刺法：平刺0.3～0.5寸，局部胀痛。灸法：艾条灸5～10分钟。

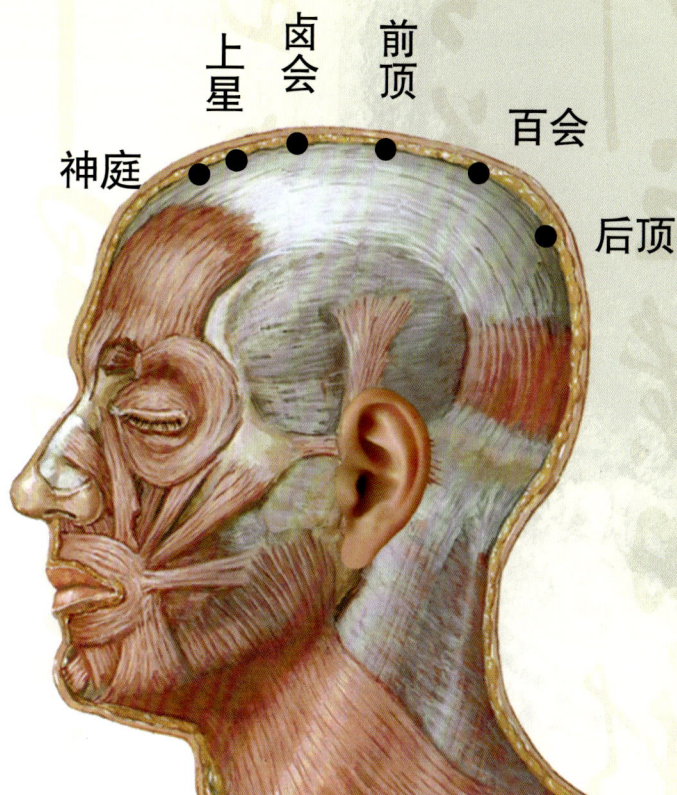

上星（Shàngxīng）（GV 23）

【穴名来源】上，上方；星，天上之星。人头形圆像天，穴居头上，如星在天。

【定　位】在头部，前发际正中直上1寸。

【功　能】散风清热，宁心通窍。

【主　治】头痛，眩晕，目赤肿痛，鼻衄，鼻痛。

【刺灸法】刺法：平刺0.3～0.5寸，局部胀痛。灸法：艾条温灸5～10分钟。

神庭（Shéntíng）（GV 24）

【穴名来源】神，神明；庭，前庭。"脑为元神之府"，神在此指脑。穴在前额部，如脑之前庭。

【定　位】在头部，前发际正中直上0.5寸。

【功　能】潜阳安神，醒脑熄风。

【主　治】角弓反张，癫狂，痫证，惊悸，失眠。头晕，目眩，鼻渊，鼻衄，鼻塞，流泪，目赤肿痛，目翳，雀目，吐舌。

【刺灸法】刺法：平刺0.3～0.5寸，局部胀痛。灸法：艾条温灸5～10分钟。

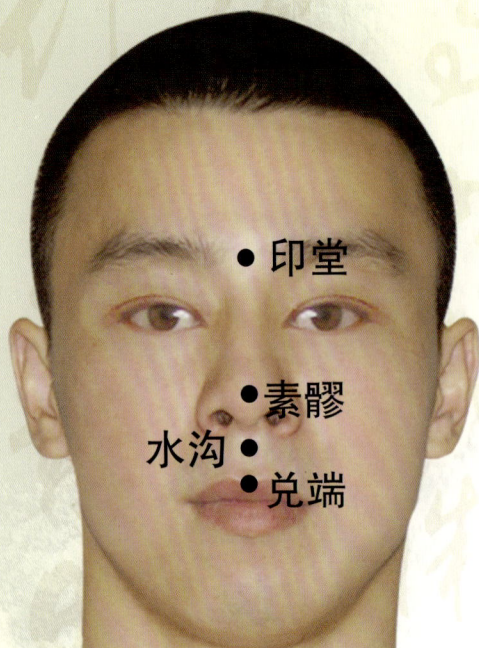

素髎（Sùliáo）（GV 25）

【穴名来源】素，鼻茎；髎，骨隙。穴在鼻茎下端的骨隙处。

【定　　位】在面部，鼻尖的正中央。

【功　　能】通利鼻窍，开窍醒神。

【主　　治】惊厥，昏迷，新生儿窒息，鼻塞，鼻衄，鼻流清涕，鼻中瘜肉等。

【刺　灸　法】刺法：向上斜刺0.3～0.5寸，局部胀痛，或三棱针点刺出血。

水沟（Shuǐgōu）（GV 26）

【穴名来源】水，水液；沟，沟渠。穴在人中沟，人中沟形似水沟。

【定　　位】在面部，人中沟的上1/3与中1/3交点处。

【功　　能】醒脑开窍，通经活络。

【主　　治】昏迷，晕厥，中暑，癫痫，急慢惊风，牙关紧闭，瘟疫，黄疸，霍乱。齿痛，喝僻，风水面肿，鼻塞，鼻衄等。脊膂强痛，挫闪腰痛等。

【刺　灸　法】刺法：向上斜刺0.2～0.3寸，局部以痛感为主，捻转时可有酸胀感，或用三棱针点刺放血。灸法：艾炷灸3～5壮，艾条温灸5～10分钟。

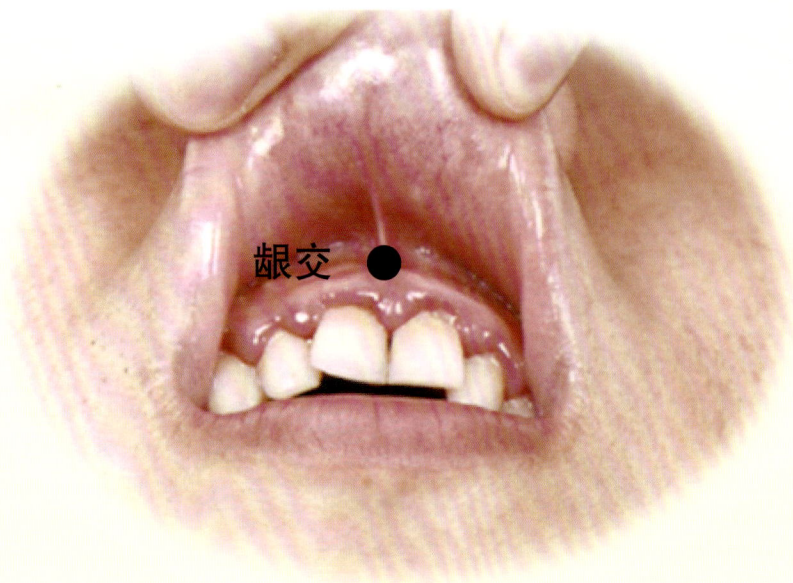

龈交（Yínjiāo）（GV 28）

【穴名来源】龈，齿龈；交，交会。穴在上唇系带的根部。上唇系带与上齿龈之交界处。

【定　　位】在上唇内，上唇系带与上牙龈的交点。

【功　　能】活血清热，安神定志，舒筋止痛。

【主　　治】头额痛，颊肿，面部疱疹，口臭，牙龈肿痛，牙关不开，齿衄，鼻痔，多眵赤痛。癫狂，心烦，癔病。腰扭伤，颈项强。

【刺 灸 法】刺法：向上斜刺0.2～0.3寸，局部胀痛。或用三棱针点刺放血。

兑端（Duìduān）（GV 27）

【穴名来源】兑，指口；端，尖端。穴在口的上唇尖端。

【定　　位】在面部，上唇结节的中点。

【功　　能】开窍醒神，散风泻热。

【主　　治】昏迷，晕厥，癫痫，癔病，口疮臭秽，齿痛，口㖞唇动，口噤，鼻塞等症。

【刺 灸 法】刺法：斜刺0.2～0.3寸，局部胀痛。灸法：艾炷灸1～3壮，艾条灸3～5分钟。

印堂（Yìntáng）（GV 29）

【穴名来源】印，印染；堂，居所。印堂指眉间的位置。本穴正位于印堂处，故名。

【定　　位】在头部，两眉毛内侧端中间的凹陷中。

【功　　能】镇惊安神，活络疏风。

【主　　治】失眠，健忘，癫痫，头痛，眩晕等；鼻衄，目赤肿痛，三叉神经痛等。

【刺 灸 法】刺法：提捏进针，从上向下平刺0.3～0.5寸，得气时局部胀痛，或用三棱针点刺出血。灸法：艾炷灸3～5壮，艾条灸5～10分钟。

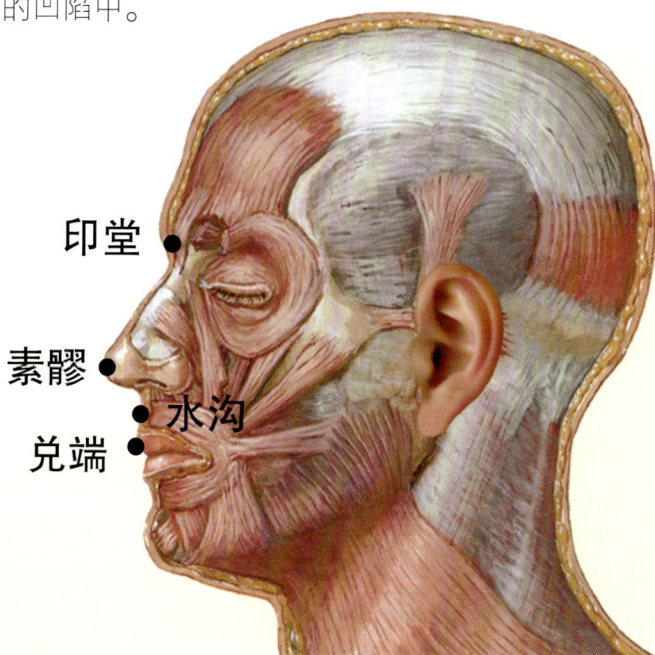

印堂
素髎
水沟
兑端

第十五章　任　脉

经脉循行

任为阴脉之海，其脉起于中极之下，少腹之内，会阴之分，上行而外出，循曲骨、上毛际、至中极，同足厥阴、太阴、少阴并行腹里，循关元，历石门，会足少阳、冲脉于阴交，循神阙、水分，会足太阴于下脘，历建里、会手太阳、少阳、足阳明于中脘，上上脘、巨阙、鸠尾、中庭、膻中、玉堂、紫宫、华盖、璇玑、上喉咙，会阴维于天突、廉泉，上颐、循承浆与手足阳明、督脉会，环唇上至下龈交，复而分行，循面系两目下之中央，至承泣而终。

循行白话解

任脉为阴脉之海，其经脉起始于中极下、少腹内的会阴部，向上走行并外出，沿曲骨穴，上过毛际，到达中极穴，与足厥阴肝经、足太阴脾经、足少阴肾经一同并行腹里，沿关元穴，经过石门穴，与足少阳胆经、冲脉交会于阴交穴，沿神阙、水分，与足太阴脾经交会于下脘穴，经过建里穴、与手太阳小肠经、手少阳三焦经、足阳明胃经交会于中脘穴，向上经过上脘、巨阙、鸠尾、中庭、膻中、玉堂、紫宫、华盖、璇玑，再向上经过喉咙，与阴维脉交会于天突、廉泉，向上经过下颌部，经过承浆与手足阳明经、督脉交会，环绕口唇，到达下龈交穴（在下齿龈缝中，其位置与承浆内外相应），往复并分为两支，经过面部，联系两目中央的下方，至承泣穴而到达终点。

主治病候

本经腧穴主治腹、胸、颈、头面部的局部病症及相应的内脏器官疾病，少数腧穴可治疗神志病或有强壮作用。如疝气，带下，腹中结块等症。

经穴歌诀

CV任脉二四呈，起于会阴承浆止，强壮为主次分段，

泌尿生殖作用宏，会阴两阴中间取，曲骨耻骨联合从，

中极关元石门穴，每穴相距一寸均，气海脐下一寸半，

脐下一寸阴交明，肚脐中央名神阙，脐上诸穴一寸匀，
水分下脘与建里，中脘上脘巨阙行，鸠尾岐骨下一寸，
中庭胸剑联合中，膻中正在两乳间，玉堂紫宫华盖重，
再上一肋璇玑穴，承浆唇下宛宛中。

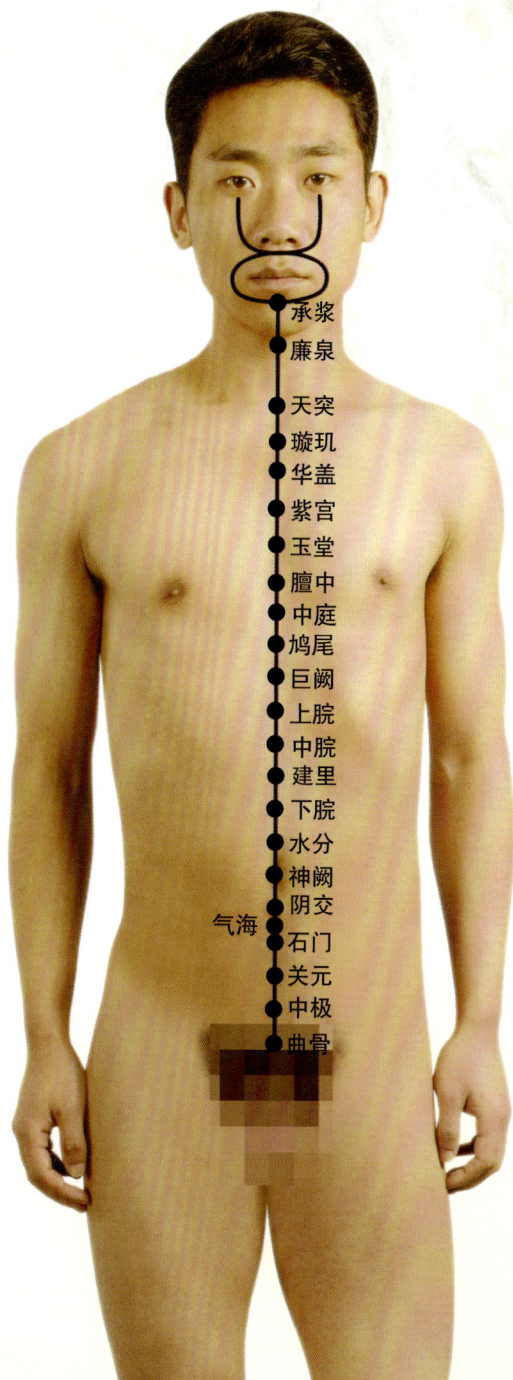

承浆
廉泉
天突
璇玑
华盖
紫宫
玉堂
膻中
中庭
鸠尾
巨阙
上脘
中脘
建里
下脘
水分
神阙
阴交
气海　石门
关元
中极
曲骨

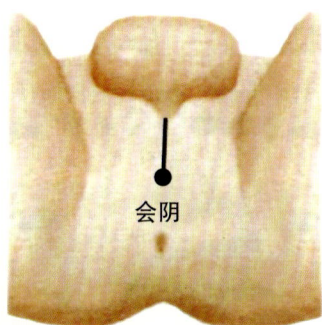

会阴

会阴（Huìyīn）（CV1）

【穴名来源】会，交会；阴，阴阳之阴。穴正位于会阴部两阴
　　　　　　窍之间，故名。

【定　　位】会阴区，男性在阴囊根部与肛门连线的中点，
　　　　　　女性在大阴唇后联合与肛门连线的中点。

【功　　能】醒神开窍，通利下焦。

【主　　治】阴痒，阴痛，阴部汗湿，阴门肿痛，小便难，
　　　　　　大便秘结，闭经，疝气。溺水窒息，产后昏迷
　　　　　　不醒，癫狂。

【刺 灸 法】刺法：直刺0.5～1.0寸，局部胀痛，可扩散至前、后阴。灸法：艾条灸
　　　　　　5～10分钟。

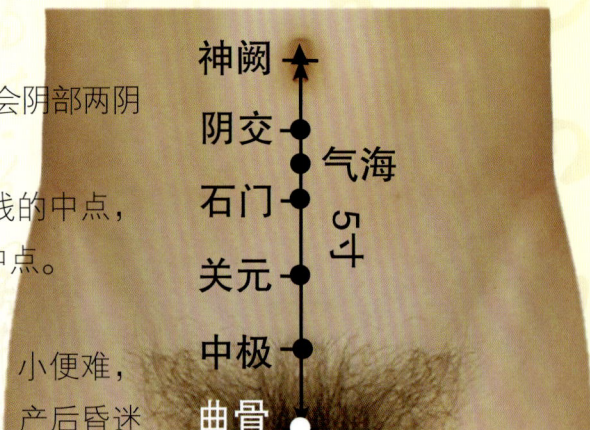

神阙　阴交　气海　石门　5寸　关元　中极　曲骨

曲骨（Qūgǔ）（CV2）

【穴名来源】曲，弯曲；骨，骨头。曲骨，中医古代解剖学名词，指耻骨。穴正当耻骨
　　　　　　联合上缘。

【定　　位】在下腹部，耻骨联合上缘，前正中线上。

【功　　能】涩精举阳，补肾利尿，调经止带。

【主　　治】遗精，阳痿，月经不调，痛经，遗尿，带下，少腹胀满。

【刺 灸 法】刺法：直刺0.5～1.0寸，局部酸胀。灸法：艾炷灸3～5壮，艾条温灸5～15
　　　　　　分钟。

中极（Zhōngjí）（CV3 膀胱募穴）

【穴名来源】中，中间；极，正是。此穴位正在人身上下左右之中间。

【定　　位】在下腹部，脐中下4寸，前正中线上。

【功　　能】清利湿热，益肾调经，通阳化气。

【主　　治】小腹热痛，脐下结块，奔豚。疝气偏坠，遗精，阴痛，阴痒，子门肿痛，
　　　　　　带下，产后恶露不止，胞衣不下，产后宫缩痛。

【刺 灸 法】刺法：直刺0.5～1.0寸，局部酸胀。灸法：艾炷灸5～7壮，艾条灸10～20分钟。

【备　　注】需排尿后进行针刺，以防刺破膀胱。孕妇禁刺灸。

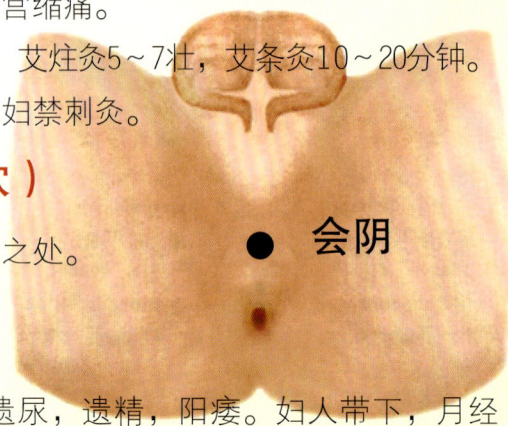

会阴

关元（Guānyuán）（CV4 小肠募穴）

【穴名来源】关，关藏；元，元气。为关藏人身元气之处。

【定　　位】在下腹部，脐中下3寸，前正中线上。

【功　　能】培元固脱，温肾壮阳，调经止带。

【主　　治】脐腹绞痛，癥瘕，鼓胀。小便赤涩，遗尿，遗精，阳痿。妇人带下，月经

不调，经闭，绝嗣不育，阴门瘙痒，阴挺，胞衣不下，产后恶露不止。腹痛，泄泻，痢疾，脱肛。中风脱证，虚劳冷惫，羸瘦无力。

【刺 灸 法】刺法：直刺0.5～1.0寸，局部酸胀。灸法：艾炷灸5～9壮，艾条灸10～20分钟。

【备　　注】需排尿后进行针刺，以防刺破膀胱。孕妇禁刺灸。

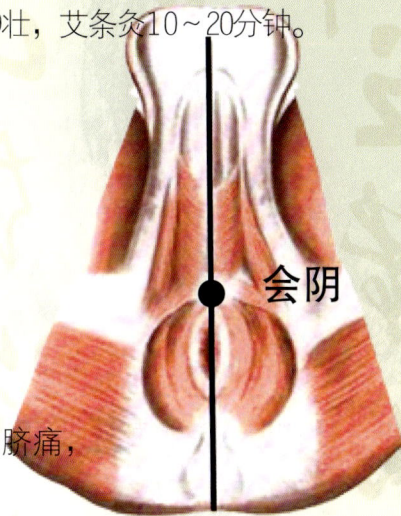

石门（Shímén）（CV5 三焦募穴）

【穴名来源】石，岩石；门。门户。石有坚实之意，本穴能治下腹硬块之石积病，并有绝孕之说。

【定　　位】在下腹部，当脐中下2寸，前正中线上。

【功　　能】健脾益肾，清利下焦。

【主　　治】腹胀坚痛，小腹绞痛，阴缩入腹。疝气，奔豚，绕脐痛，水肿，小便不利，遗精，阳痿。经闭，带下。

【刺 灸 法】刺法：直刺0.5～0.1寸，局部酸胀。灸法：艾炷灸5～9壮，艾条灸10～20分钟。

会阴

气海（Qìhǎi）（CV6 肓之原穴）

【穴名来源】气，元气；海，海洋。穴在脐下，为人身元气之海。

【定　　位】在下腹部，脐中下1.5寸，前正中线上。

【功　　能】补气健脾，调理下焦，培元固本。

【主　　治】腹胀坚痛，小腹绞痛，阴缩入腹。遗尿，淋证，癃闭，疝气，奔豚，绕脐痛，水肿，小便不利，遗精，阳痿。月经不调，痛经，崩漏，阴挺，恶露不止，胞衣不下，不孕等。绕脐腹痛，水肿鼓胀，腹胀，便秘，水谷不化，泄泻，痢疾等。中风脱症，脏气虚惫，形体羸瘦，四肢乏力。

【刺 灸 法】刺法：直刺0.8～1.2寸，局部酸胀。灸法：艾炷灸5～14壮，艾条温灸20～30分钟。

阴交（Yīnjiāo）（CV7）

【穴名来源】阴，阴阳之阴；交，交会。为任脉、冲脉和足少阴脉交会处。

【定　　位】在下腹部，脐中下1寸，前正中线上。

【功　　能】利水消肿，调经理血，温补下元。

【主　　治】遗尿，淋证，癃闭，疝气，奔豚，绕脐痛，水肿，小便不利，遗精，阳痿。月经不调，痛经，崩漏，阴挺，恶露不止，胞衣不下，不孕等。绕脐腹痛，水肿鼓胀，腹胀，便秘，水谷不化，泄泻，痢疾等。

神阙
阴交
气海
石门
关元
中极
曲骨
5寸

【刺 灸 法】刺法：直刺0.5～1.0寸，局部酸胀。灸法：艾炷灸3～5壮，艾条温灸10～20分钟。

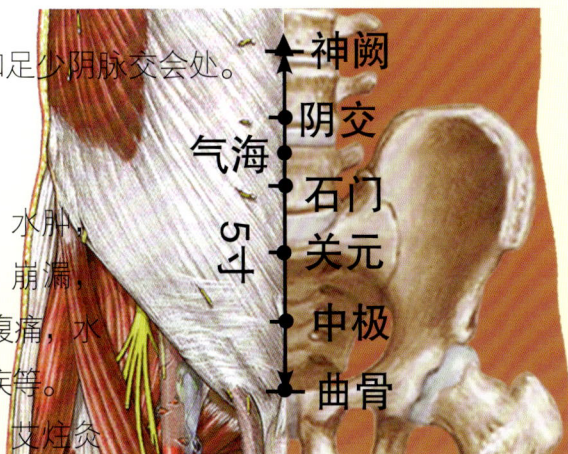

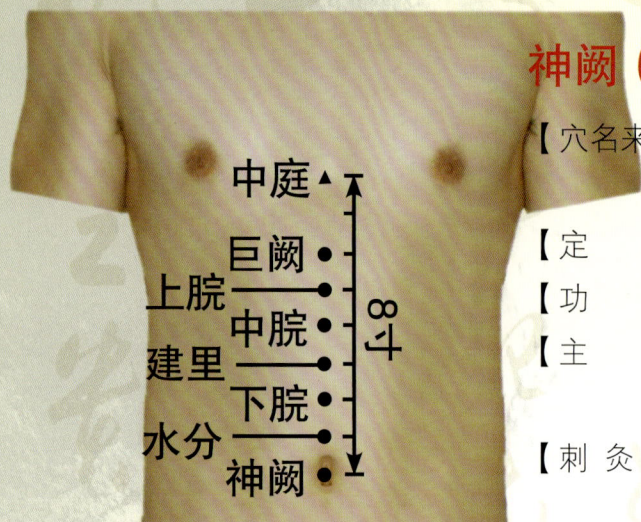

中庭 ▲
巨阙 ●
上脘 ●
中脘 ●
建里 ●
下脘 ●
水分
神阙 ●

8寸

神阙（Shénquè）（CV 8）

【穴名来源】神，神气；阙，宫门。穴在脐中。脐为胎儿气血运行之要道，如神气出入之宫门。

【定　　位】在脐区，脐中央。

【功　　能】温阳救逆，利水消肿。

【主　　治】各种脱症，虚寒厥逆，月经不调，崩漏，遗精，不孕，小便不尽等。

【刺 灸 法】刺法：不宜针刺。灸法：艾炷灸（隔姜、盐等物）5～15壮，艾条温灸20～30分钟。

水分（Shuǐfēn）（CV 9）

【穴名来源】水，水谷；分，分别。内应小肠，水谷至此分别清浊。

【定　　位】在上腹部，脐中上1寸，前正中线上。

【功　　能】利水消肿，健脾和胃。

【主　　治】水肿，泄泻，小儿陷囟，腰脊强急，腹胀，肠鸣，反胃，腹痛等等。

【刺 灸 法】刺法：直刺0.5～1.0寸，局部酸胀。灸法：艾炷灸7～9壮，艾条温灸15～20分钟。

下脘（Xiàwǎn）（CV 10）

【穴名来源】下，下方；脘，胃脘。穴当胃脘之下部。

【定　　位】在上腹部，脐中上2寸，前正中线上。

【功　　能】和胃健脾，消积化滞。

【主　　治】腹痛，腹胀，呕吐，呃逆，食不化，泄泻，虚肿，痞块等。

【刺 灸 法】刺法：直刺0.5～1.0寸，局部酸胀。灸法：艾炷灸7～9壮，艾条温灸15～20分钟。

建里（Jiànlǐ）（CV 11）

【穴名来源】建，建立；里，里部，穴在中、下脘之间，有助于建立中焦里气。

【定　　位】在上腹部，脐中上3寸，前正中线上。

【功　　能】和胃健脾，降逆利水。

【主　　治】胃脘痛，呕吐，食欲不振，肠中切痛，腹胀，水肿等。

【刺 灸 法】刺法：直刺0.5～1.0寸，局部酸胀。灸法：艾炷灸3～5壮，艾条温灸5～15分钟。

中脘（Zhōngwǎn）（CV 12 胃募穴、腑会穴）

【穴名来源】中，中间；脘，胃脘。穴当胃脘之中部。

【定　　位】在上腹部，脐中上4寸，前正中线上。

【功　　能】和胃健脾，温中化湿。

【主　　治】腹痛腹胀，胃脘痛，反胃吞酸，呕吐，呃逆，完谷不化，肠鸣，泄泻，赤白痢疾，霍乱，便秘，肠痈，黄疸，疳积。中暑，脏躁，癫狂，尸厥，头痛。喘息不止，月经不调，经闭，妊娠恶阻。

【刺 灸 法】刺法：直刺0.5～1.0寸，局部酸胀。灸法：艾炷灸5～9壮，艾条灸10～20分钟。

上脘（Shàngwǎn）（CV 13）

【穴名来源】上，上方；脘，胃脘。穴当胃脘之上部。

【定　　位】在上腹部，脐中上5寸，前正中线上。

【功　　能】和胃降逆，宽胸宁神。

【主　　治】胃脘疼痛，呕吐，呃逆，纳呆，痢疾。

【刺 灸 法】刺法：直刺0.5～1.0寸，局部酸胀。灸法：艾炷灸5～7壮，艾条温灸10～2分钟。

巨阙（Jùquè）（CV 14 心募穴)

【穴名来源】巨，巨大；阙，宫门。此为心之募穴，如心气出入的宫门。

【定　　位】在上腹部，脐中上6寸，前正中线上。

【功　　能】化痰宁心，理气和胃。

【主　　治】胸痛，心痛，胸满短气，咳逆上气等。惊悸，心烦，健忘，尸厥，癫狂，痫症等。腹胀暴痛，呕吐，呃逆。

【刺 灸 法】刺法：直刺0.5～1.0寸，局部酸胀。灸法：艾炷灸5～7壮，艾条温灸10～20分钟。

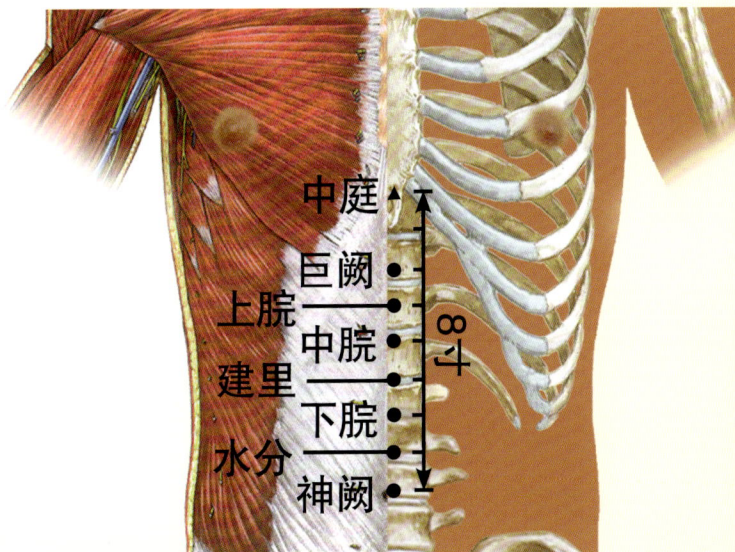

中庭
巨阙
上脘
中脘
建里
下脘
水分
神阙

8寸

鸠尾（Jiūwěi）（CV 15 络穴、膏之原穴）

【穴名来源】鸠，鸠鸟；尾，尾巴。胸骨剑突形如鸠鸟的尾巴，穴在其下，故名。

【定　　位】在上腹部，剑胸结合部下1寸，前正中线上。

【功　　能】宽胸利膈，宁心定志。

【主　　治】胸满咳逆，咽肿，喉痹，胸中痛不得卧。心悸，心痛，癫狂，痫证。胃痛，反胃吐食，呕血，食不下。

【刺 灸 法】刺法：向下斜刺0.3～0.5寸，局部酸胀。灸法：艾炷灸3～5壮，艾条灸10～20分钟。

【备　　注】针刺时除不宜深刺，也不可向上斜刺。

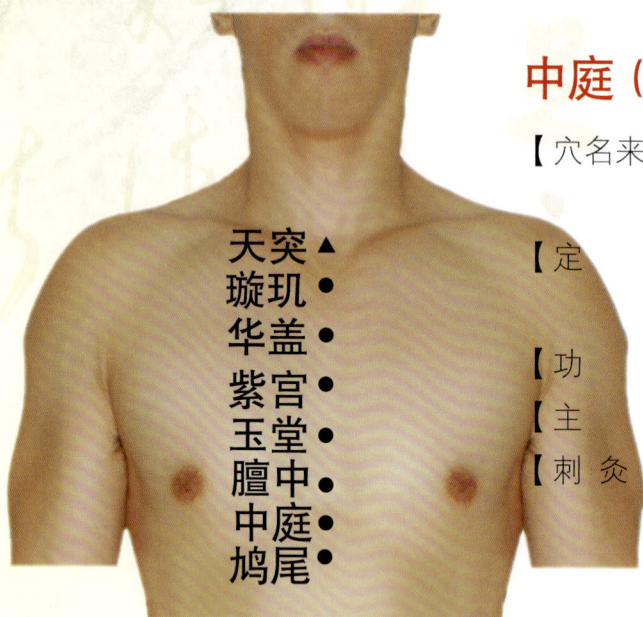

中庭（Zhōngtíng）（CV 16）

天突▲
璇玑●
华盖●
紫宫●
玉堂●
膻中●
中庭●
鸠尾●

【穴名来源】中，中间；庭，庭院。穴在心下，犹如在宫殿前庭院之中。

【定　　位】在胸部，剑胸结合中点处，前正中线上。

【功　　能】宽胸理气，降逆止呕。

【主　　治】心痛，胸满，呕吐等。

【刺 灸 法】刺法：平刺0.3～0.5寸，局部酸胀。灸法：艾炷灸3～5壮，艾条温灸5～10分钟。

膻中（Tánzhōng）（CV 17 心包募穴、气会穴）

【穴名来源】膻，袒露；小，中间。胸部袒露的中间部位古称膻中，穴当其处。

【定　　位】在胸部，横平第4肋间隙，前正中线上。

【功　　能】理气宽胸，平喘止咳。

【主　　治】胸闷，气短，咳喘，咳唾脓血；心悸，心烦，心绞痛。噎膈，产妇乳少，小儿吐乳。

【刺 灸 法】刺法：平刺0.3～0.5寸，局部酸胀。灸法：艾炷灸5～9壮，艾条灸10～20分钟。

玉堂（Yùtáng）（CV 18）

【穴名来源】玉，玉石，堂，殿堂。玉有贵重之意，穴位所在相当于心脏部位，因其重要，故比之为玉堂。

【定　　位】在胸部，横平第3肋间隙，前正中线上。

【功　　能】止咳平喘，理气宽胸，活络止痛。

【主　　治】咳嗽，气短喘息，呕吐寒痰，膺胸疼痛，两乳肿痛，咽喉肿痛。

【刺 灸 法】刺法：平刺0.3～0.5寸，局部沉胀。灸法：艾炷灸3～5壮，艾条温灸5～10分钟。

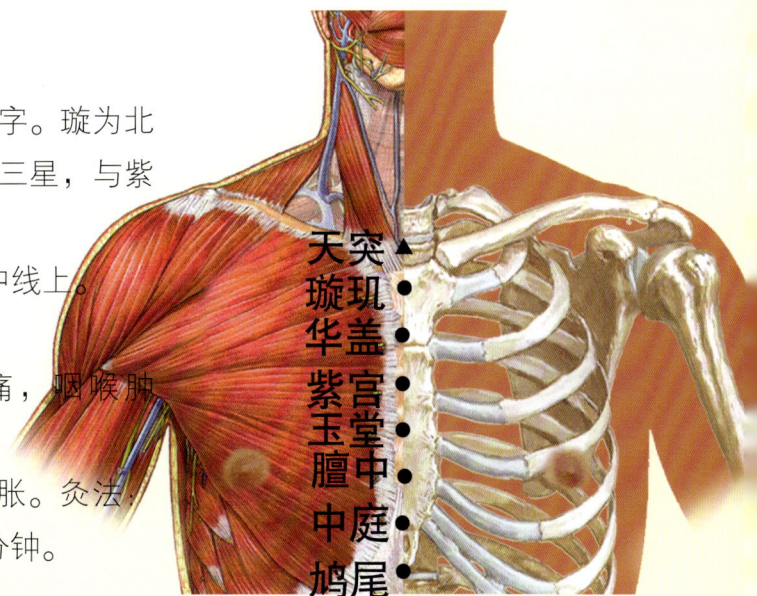

紫宫（Zǐgōng）（CV 19）

【穴名来源】紫，紫色；宫，宫殿。紫宫，星名，在此代表帝王所居之所。该穴正对心脏部位，心为君主之宫，故名。

【定　　位】在胸部，横平第2肋间隙，前正中线上。

【功　　能】理气平喘，止咳化痰。

【主　　治】咳嗽，气喘，胸胁支满，胸痛等。

【刺 灸 法】刺法：平刺0.3～0.5寸，局部沉胀。灸法：艾炷灸3～5壮，艾条温灸5～10分钟。

华盖（Huágài）（CV 20）

【穴名来源】华盖，星名，在此指帝王所用盖伞。穴位所在相当于肺脏部位；肺在心之上，犹如心之华盖。

【定　　位】在胸部，横平第1肋间隙，前正中线上。

【功　　能】止咳平喘，利咽止痛。

【主　　治】咳嗽，气喘，胸胁支满，胸痛等。

【刺 灸 法】刺法：平刺0.3～0.5寸，局部沉胀。灸法：艾炷灸3～5壮，艾条温灸5～10分钟。

璇玑（Xuánjī）（CV 21）

【穴名来源】璇，同"旋"字；玑，同"机"字。璇为北斗星的第二星，玑为北斗星的第三星，与紫宫星相对，故名。

【定　　位】在胸部，胸骨上窝下1寸，前正中线上。

【功　　能】宽胸理气，止咳平喘。

【主　　治】咳嗽，气喘，胸胁支满，胸痛，咽喉肿痛等。

【刺 灸 法】刺法：平刺0.3～0.5寸，局部沉胀。灸法：艾炷灸3～5壮，艾条温灸5～10分钟。

天突
璇玑
华盖
紫宫
玉堂
膻中
中庭
鸠尾

天突（Tiāntū）（CV 22）

【穴名来源】天，天空；突，突出。穴位所在相当于气管上端，喻为肺气上通于天的部位。

【定　　位】在颈前区，胸骨上窝中央，前正中线上。

【功　　能】宣肺平喘，清音止嗽。

【主　　治】哮喘，咳嗽，咳痰，咯吐脓血。暴暗，咽喉肿痛，瘿气，梅核气。心与背相控而痛，瘾疹。

【刺灸法】刺法：先直刺进针0.2～0.3寸，然后沿胸骨柄后缘、气管前缘缓慢刺入0.5～1.0寸，局部酸胀。灸法：艾炷灸3～5壮，艾条灸5～15分钟。

【备　　注】掌握针刺方向和角度，不要向左右方向斜刺，以防误伤肺尖，也不要直刺太深，以免刺破气管壁，引起剧烈咳嗽、血痰及皮下气肿，也不致伤及心上方动脉。

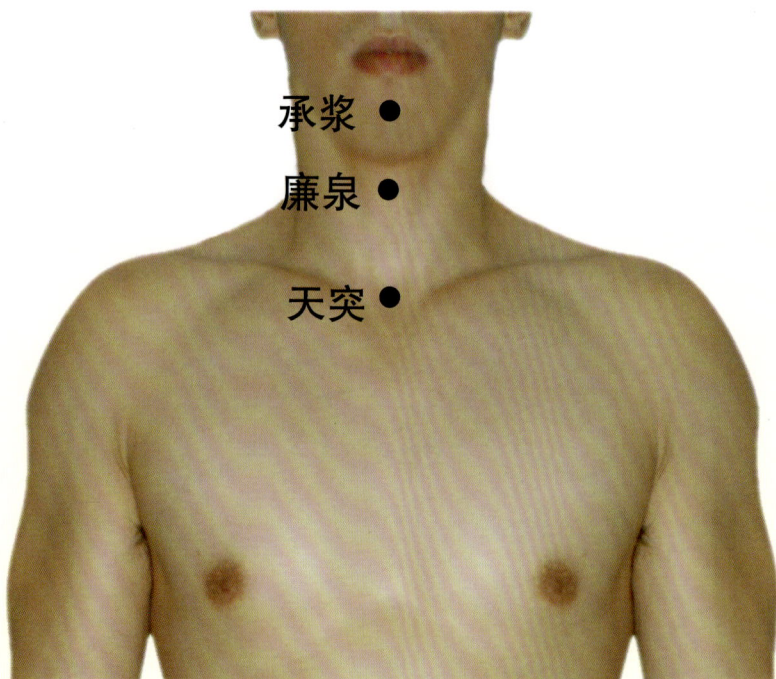

承浆 ●

廉泉 ●

天突 ●

廉泉（Liánquán）（CV 23）

【穴名来源】廉，清廉；泉，水泉。舌下两脉，古称廉泉。穴在结喉上缘，靠近此脉。

【定　　位】在颈前区，喉结上方，舌骨上缘凹陷中，前正中线上。

【功　　能】通利咽喉，增液通窍。

【主　　治】舌下肿痛，舌根缩急，舌纵涎下，舌强不语，暴喑，喉痹，聋哑，口舌生疮等。

【刺灸法】刺法：直刺0.5～0.8寸，局部酸胀，舌根及咽喉部发紧。灸法：温针灸3～5壮，艾条灸10～20分钟。

承浆（Chéngjiāng）（CV 24）

【穴名来源】承，承受；浆，水浆。穴在颏唇沟正中的凹陷处，为承受口中流出的水浆之处。

【定　　位】在面部，颏唇沟的正中凹陷处。

【功　　能】祛风通络，镇静消渴。

【主　　治】中风昏迷，癫痫，口眼㖞斜，唇紧，面肿，齿痛龈肿，流涎，口舌生疮，暴喑不言等。

【刺灸法】刺法：斜刺0.3～0.5寸，局部酸胀。灸法：艾条温灸5～10分钟。

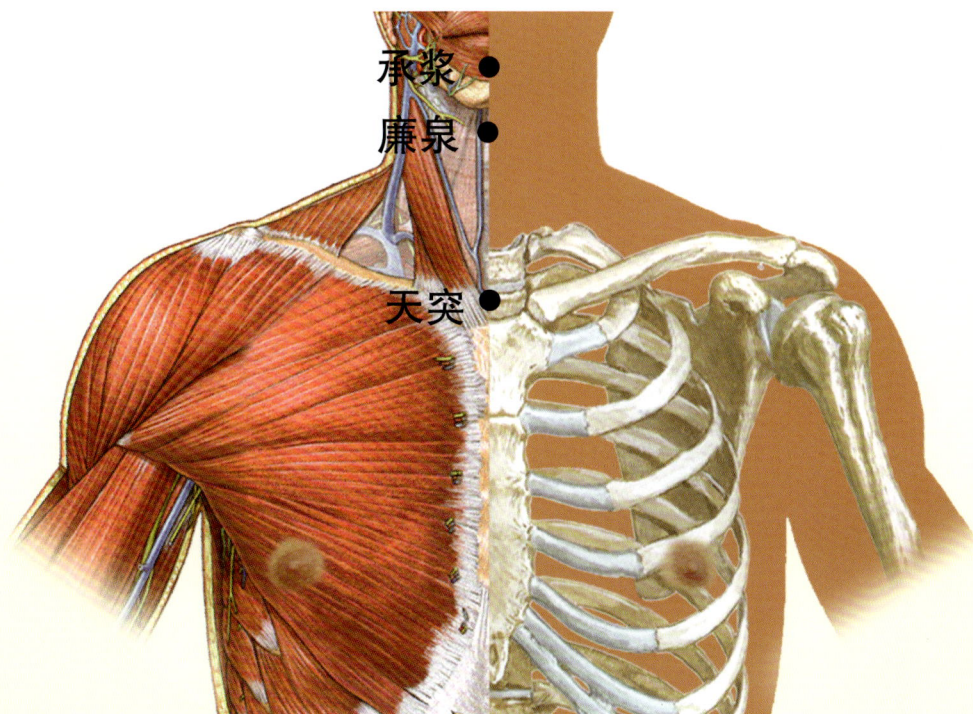

承浆●

廉泉●

天突●